構造構成主義研究 3

# なぜいま医療でメタ理論なのか

西條剛央・京極 真・池田清彦 編著

北大路書房

『構造構成主義研究』刊行にあたって

## 本シリーズを編纂するに至った問題意識

　洋の東西を問わず，学問は日々進歩している。本来，学問は知的好奇心の産物であったため，おもしろそうな話題があれば興味を共有する人の間で適宜交流していけばよかった。しかし，学問の進歩によって専門分化が進み，学問が細分化されるにしたがって，専門分野を少し異にするだけで，他分野の人が何をやっているのか，よくわからないという状況になった。つまり，学問の蛸壺化である。学問の蛸壺化はさらなる細分化を促し，さまざまな分野の知見を関連させて新たなアイディアを生み出していく総合的なアプローチを困難にしてしまった。

　我々の問題意識はまさにそこにある。細分化した専門分野を今一度シャッフルし，狭視化した学問をおもしろくするにはどうしたらよいか。結論からいえば，学問間を縦横無尽に行きかう必要があり，本シリーズはそれを実現するために企画された。しかし，蛸が蛸壺から脱出するのが並たいていではないように，学者が専門分化した分野間の壁を乗り越えるのもまた至難の業である。それゆえ，我々はさしあたり，さまざまな領域をつなぐために体系化された構造構成主義をツールにしようと思う。

　構造構成主義とは，特定の前提に依拠することなく構築された原理論であり，さまざまな分野に適用可能なメタ理論である。現在，この考えはさまざまな学問領域に導入されつつあり，諸分野をつなぐ横断理論として機能しはじめている。

　我々は，構造構成主義を使った個別理論・メタ理論を体系化する論考や，定性的・定量的研究などを歓迎したいと考えているが，必ずしも構造構成主義に固執するつもりはない。そもそも構造構成主義とは，現象をより上手に説明可能とし，難問を解明する構造（理論など）を構成していこうという考えに他ならず，そうしたモチーフに照らしてみれば，優れた領域横断力をもつ理論は何であれ歓迎されるのは当然だからである。

　新たな理論に基づき新しい領域を開拓するという営みは，既存の常識を多少なりとも逸脱することを意味する。つまり，ナイーブな常識的見地からすれば，どこか非常識な主張が含まれるように見えるものだ。我が国の学界ではそうしたラディカルな議論を展開する論文は掲載されにくいという事情がある。特に，それが理論論文であれば，内容を適切に評価し，掲載してくれる学術誌はほとんどない。学問界（特に人文・社会科学系）は常識的な暗黙の規範を保守しようとする傾向を不可避

に孕むため，仕方がないといえばそれまでだが，そうした態度からは新たな学問領域が育つことはないだろう。

## 本シリーズの編集方針
　こうした現状を踏まえると，構造構成主義を，ひいては学問を総合的に発展させるためには，独自のステーションとなる媒体を作る必要がある。それゆえ本シリーズでは，次のような研究を歓迎する。たとえば，質的アプローチと量的アプローチのトライアンギュレーションに基づく実証的研究，学際的なメタ理論を用いた領域横断的な論文，異なる理論を組み合わせ新たなメタ理論を構築する論文，当該領域の難問を解決する先駆性を有している論文など，他誌に掲載されにくい斬新な試みを積極的に評価する。逆にいえば，従来の学会誌に掲載されている単一アプローチによる実証的研究などは本誌では受けつけていないと考えていただきたい。もちろん，後述するように本シリーズは査読システムを導入するため，論文の質に関してはそれなりのレベルが維持されるはずだ。学問的冒険を志すさまざまな分野の人々が，我々の考えに賛同し本企画に参加して下さるようにお願いしたい。

　本シリーズは，学術「書」であり，学術「誌」であるという極めてユニークなスタンスで編集される。従来，書籍は学術書であっても，「査読」という論文の質をあらかじめチェックする学界システムを採用しないのが常であった。

　それに対し，本企画は，書籍という媒体を使っているものの，投稿された論文を査読するという学会誌のシステムを取り入れる。その点では，学術誌と同等の学問的身分を有する。それと同時に学術書でもあるため，学会員以外の人がアクセスするのが難しい学会誌と比べ，一般読者も簡単に購読することができる。さらに，学会誌では論文の掲載料を支払わなければならないケースも珍しくないが，本シリーズでは掲載された論文の著者に印税（謝礼）を支払う。

　つまり，本シリーズは，学術書と学術誌双方のメリットを兼ね備えた新たな「学術媒体」なのである。そもそも学術書と学術誌をあらかじめ分離することは，学問の細分化を促すことはあれ，分野間の交流促進の益にはならない。新しい思想には新しい媒体が必要だ。

　査読は，論文の意義を最大限評価しつつ，その理路の一貫性や妥当性を建設的に吟味するという方針で行う。しかし，論文の体裁や表現は，必ずしも従来の学術論文のように専門用語で護られた硬いものにすることを求めない。従来の学術論文は，一般人には読みにくく，学問の普及や学知の社会的還元といったことを念頭におけば，従来の形式のみが適切な方法とは必ずしもいえないからだ。たとえば，学問の普及や啓蒙といった目的の元で書かれたならば，学的な厳密さ以上に，わかりやすさ，理解しやすさといったことが重要となるため，そのような観点も加味して評価

するのが妥当であろう。

　こうした考えから，本シリーズでは，従来の論文の形式からはずれる書き方も論文の目的に応じて歓迎するつもりである。査読の際には，著者の意図（目的）を尊重したうえで，論文の質を高めるとともに，著者の多様な表現法を活かすようにしたい。もちろん，新たな理論を提示する研究や実証系の研究の場合は，従来の学術論文の形式の方が相応しいことも多いだろうから，そうした形式を排除するということではない。

　構造構成主義は，ア・プリオリに正しい方法はあり得ず，その妥当性は関心や目的と相関的に（応じて）規定されるという考え方をとる。方法が手段である以上，原理的にはそのように考えざるを得ないからだ。本シリーズの査読方針は，この考えを体現したものである。

　また，日本の人文系学術誌では，投稿してから最初の審査結果が返信されるまで半年以上かかることは珍しくなく，時には1年以上かかることもある。それはほとんどの時間放置されているということに他ならない。迅速に査読結果が返却されれば，たとえ掲載拒否（リジェクト）されたとしても他のジャーナルに掲載することも可能だが，返却されない限りはどうしようもない。これは投稿者からすれば迷惑以外の何ものでもないだろう。特に近年は，国立大学の法人化などの影響によって研究者間の競争は激しさを増しており，査読の遅延によって論文を宙釣りにされることは就職や転職，昇進といったポスト争いや，研究費の獲得競争にも関わる深刻な問題である。

　したがって本シリーズでは，論文を受理してから遅くとも1か月以内に投稿論文の審査結果（コメント）をお返しすることをお約束する。ただし，いずれも一定の学的基準を満たしているかを審査させていただくため，必要に応じて大幅な修正を求めることもあれば，掲載に至らない可能性もある点はあらかじめご了承いただきたい。

　通常の学会誌では，投稿者と査読者はお互いに名前がわからないようになっている。少なくとも査読者の名は完全にブラインドされ守られている。つまり自分の名において責任をもたずにすむ査読システムになっているのである。しかし，それでは責任ある建設的な査読は保証されない。したがって本シリーズでは，投稿者に査読者の名前を明かして，お互い名をもつ学者同士真摯にやり取りしていきたいと思う。

　また本シリーズは，従来の学会組織を母体とした学術誌ではないため，投稿論文に対して学会賞などを授与することはない。代わりに，学際性に富んでおり，学知の発展に大きく貢献すると判断した論文の著者に対しては，一冊の本を執筆して頂く機会を提供していきたいと考えている。

## 本シリーズの構成

　本シリーズはさしあたり3部構成とした。第Ⅰ部は特集であり，これは毎巻独自の特集を組む予定である。

　第Ⅱ部では，特定の問題を解決するなど学知の発展を目指した「研究論文」はもとより，特定の論文に対する意見を提示する「コメント論文」や，理論や方法論の普及や，議論の活性化を目的として専門外の人にも理解しやすいように書かれた「啓蒙論文」，さらには，過去に他の媒体に掲載されたことのある論考を再録する「再録論文」なども歓迎する。

　なお，本シリーズは副題で「構造構成主義研究」を謳っているが，構造構成主義に批判的な論文も掲載する。学知の発展のためには，批判に開かれていることは必須の条件であると考えるためである。

　第Ⅲ部では，構造構成主義に関連する書評を掲載する。これは構造構成主義を題名に含むものや，その著書の一部に引用されている本ばかりではなく，広い意味で構造構成主義と関連すると考えられるものを掲載対象とする。自薦他薦は問わないので，ぜひご投稿いただければ幸いである。

## 論文投稿について

　読者からの投稿論文は随時受けつけている。投稿規定は巻末に記載したため，投稿する方は参照していただきたい。なお，投稿規定は随時改定するため，投稿される際にはその最新版を以下の構造構成主義公式ホームページにて確認していただけたらと思う。http://structuralconstructivism.googlepages.com/

　このように本シリーズでは，次世代の学術媒体のモデルとなるべくそのあり方を模索していく。これが新たな試みであるゆえご批判も少なくないと思われる。気がついた点や意見，新たなアイディアなどがあれば，ぜひご一報いただきたい。今後よりよい学術媒体にするための参考にさせていただく所存である。また，本シリーズの試み中で，部分的にでも意義があると思われる箇所があったならば，遠慮なく"いいとこどり"していただければたいへん嬉しい。本書の目的はさしあたって構造構成主義や関連思想の精緻化，発展，普及といったことにあるが，我々の志は学問の発展それ自体にある。したがって本シリーズの試みがそうした資源として活用されたならば本望である。

『構造構成主義研究』編集委員会
西條剛央・京極　真・池田清彦

# 『なぜいま医療でメタ理論なのか』目次

『構造構成主義研究』刊行にあたって

第Ⅰ部　特集　なぜいま医療でメタ理論なのか

Ⅰ-1　［鼎談］医療現場の諸問題を問い直す
　　　——構造構成主義は医療教育現場でどのように使えるか
　　　……………………………… 岩田 健太郎・八杉 基史・西條 剛央
　　自己紹介……………………………………… 2
　　医療現場における信念対立を問い直す……………… 4
　　抗生物質を問い直す………………………………… 8
　　そもそもの目的を問い直す………………………11
　　糖尿病治療を問い直す………………………………13
　　病院の待ち時間と医療予約制度を問い直す………………15
　　尺度を問い直す………………………………………18
　　患者との関係の取り方を問い直す……………………20
　　医療現場の時間とマンパワーを問い直す………………22
　　パーソナリティ障害の難しさ………………………25
　　「警察介入法」が必要な時………………………………26
　　現実的制約を問い直す………………………………28
　　二分法と正しさを求める心性が信念対立を生む………29
　　信念対立に陥らないための現象学的還元という考え方…31
　　同じ経験をすれば同じことを考えるようになるか？……32
　　経験が偏りを生む………………………………………33
　　共感的態度を問い直す………………………………34
　　正しさを追究する態度を問い直す……………………35
　　フッサール現象学のエッセンス………………………38
　　原理的なことは最初から教えないほうが良いか？………40
　　原理的な考え方をいつどのように問い直すのが効果的か？
　　……………………………………………………………42

倫理の授業を問い直す ……………………………… 45
地域と病院における患者の違い …………………… 45
患者にとっての幸せを問い直す …………………… 46
コントロールされたい願望を問い直す …………… 47
医療者に向いている人とはどういう人か？ ……… 48
哲学とメタ理論工学 ………………………………… 51
「解明」の意味 ……………………………………… 53
人間は生きる意味を求める存在 …………………… 54
言葉で伝えられないことをどうやって伝えるか？ ……… 57
「現状維持だけはしない」という方法 …………… 58
医療における平等を問い直す ……………………… 60
最善の医療を問い直す ……………………………… 62
構造構成主義は見栄や嫉妬といった感情の問題に対して
役立つのか？ ………………………………………… 63
信念対立をひき起こすものを問い直す …………… 65
「あえて批判する」・「あえて立ち上げ直す」という方法
 ………………………………………………………… 66
おわりに ……………………………………………… 67

Ⅰ-2 ［参加体験記］看護学教育とSCQRM（構造構成主義） …………石川 かおり
はじめに ……………………………………………… 68
まずワークショップでの体験から ………………… 68
関心相関的なグループダイナミクスが生まれる … 69
SCQRMの視点をグループワークのグランドルールに … 70
私とあなたは違う …………………………………… 71
同じものを見ていても，患者と私の眼差しは異なる …… 72
理解しえないという前提からはじまる対象理解 … 73
「ベスト志向」から「ベター志向」へシフトチェンジする
 ………………………………………………………… 74
曖昧な境界線の隙間から見えてくるもの ………… 75
排除ではなく調和や創造性を目指す思考ツールとして … 76
学生と共に学びあうツールとして ………………… 77
おわりに ……………………………………………… 78

I-3 ［参加体験記］構造構成主義を学びたいすべての学生へ
　　　──自主ゼミを通して考えたこと……………………………井上　恵世留
　　構造構成主義を学びはじめた契機 ……………………79
　　『零度の会』で体験したこと ……………………………80
　　学生が構造構成主義から学んだこと
　　　──『零度の会』を通して ………………………………85
　　学生が構造構成主義を学ぶ際の留意点 ………………88
　　おわりに …………………………………………………90


第Ⅱ部　論文

Ⅱ-1 ［原著論文（研究）］　医療における構造構成主義研究の現状と今後の課題
　　　………………………………………………………………京極　真
　　1節　問題提起 …………………………………………92
　　2節　医療領域で構造構成主義の継承発展が促進された理由
　　　……………………………………………………………93
　　3節　医療における構造構成主義研究の「曙」 ………94
　　4節　構造構成主義が医療に与えた影響 ………………95
　　5節　医療における構造構成主義研究の課題 …………99
　　6節　まとめ …………………………………………106

Ⅱ-2 ［原著論文（研究）］　現象学によるデューイ経験哲学のアポリアの克服
　　　………………………………………………………………苫野　一徳
　　1節　本稿執筆にあたっての問題意識 ………………110
　　2節　問題設定──デューイ経験哲学のアポリア ……112
　　3節　デューイ経験哲学のアポリア
　　　──先行研究における論争から ………………………114
　　4節　現象学の基本的方法 ……………………………121
　　5節　デューイ経験哲学のアポリアの克服
　　　──志向的分析の方法 …………………………………130
　　6節　今後の課題 ………………………………………132

Ⅱ-3　［原著論文（研究）］関心相関的妖怪論による妖怪学における信念対立の解消
　　　　――当該領域の総合的な研究方法論の構築に向けて ……………甲田　烈
　　1節　問題設定 ……………………………………137
　　2節　「妖怪」研究をめぐる2つの信念対立 ……139
　　3節　井上妖怪学と柳田民俗学における「妖怪」の意味
　　　　　……………………………………………146
　　4節　関心相関的妖怪論の原理 …………………153
　　5節　今後の課題 …………………………………156

Ⅱ-4　［原著論文（研究）］契機相関性の定式化へ向けて
　　　　――構造構成主義におけるその都度性の基礎づけ………………桐田　敬介
　　1節　問題提起 ……………………………………159
　　2節　本論の目的 …………………………………161
　　3節　方法 …………………………………………161
　　4節　原理的生成論としての契機相関性の構築 …163
　　5節　契機相関性の理論的射程 …………………175
　　6節　まとめ――契機相関性の意義と限界 ……179

Ⅱ-5　［原著論文（研究）］構造構成的-教育指導案構成法の提唱
　　　　――実践知の伝承・継承・学び合いの方法論………………………山口　裕也
　　1節　はじめに
　　　　　――「教育」という営為と，その「伝承」「継承」
　　　　　「学び合い」 ……………………………183
　　2節　公教育の継承機能の低下危機 ……………184
　　3節　継承機能の強化に向けて
　　　　　――「継承環境」と「継承方法」の観点から …185
　　4節　本稿の問題意識
　　　　　――「いまあるもの」の価値を再度問う ………187
　　5節　教育指導案の機能と現状の教育指導案作成法の課題点
　　　　　……………………………………………187
　　6節　本稿の目的 …………………………………190
　　7節　目的の達成に当たる課題と解決の方向性
　　　　　――構造構成主義 ………………………190
　　8節　教育指導案メタ作成法の体系化
　　　　　――構造構成的-教育指導案構成法の提唱 ……191

9節　構造構成的-教育指導案構成法の射程
　　　　　——モデル提示を通して …………………198
　　10節　おわりに——公教育の「継承」と「恩送り」……207

Ⅱ-6　[原著論文（啓蒙）] 構造構成主義によるブルデュー理論の問題の克服試論
　　　——社会学における信念対立の解消へ向けて………吉崎　一・苫野　一徳
　　1節　社会学における信念対立 …………………212
　　2節　ハビトゥス理論とその問題 …………………215
　　3節　構造構成主義によるハビトゥス理論の克服 ……222
　　4節　今後の展望と課題 ……………………………225


## 第Ⅲ部　書籍紹介

Ⅲ-1　『共存の哲学』……………………………………230

Ⅲ-2　『看護における理論構築の方法』………………233

Ⅲ-3　『ライブ講義　質的研究とは何か』ベーシック編／
　　　アドバンス編 ……………………………………235

　投稿規定………………………………………………237

　編集後記………………………………………………241

# 第Ⅰ部

特集

# なぜいま医療でメタ理論なのか

鼎談

# I-1 医療現場の諸問題を問い直す
## ——構造構成主義は医療教育現場でどのように使えるか

岩田 健太郎・八杉 基史・西條 剛央

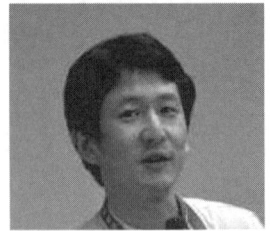

▲岩田健太郎氏

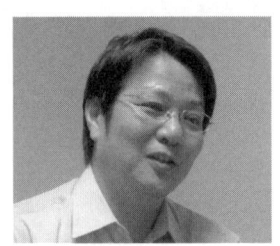

▲八杉基史氏

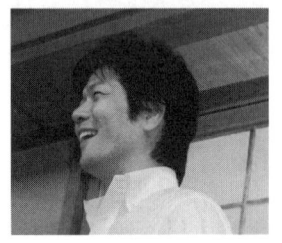

▲西條剛央氏

◆自己紹介

西條　こんにちは。お二人ははじめてだと思うので，簡単な自己紹介とともに構造構成主義を知り，関心をもつに至った経緯についてお話いただければと思います。

八杉　どうもはじめまして。

岩田　はじめまして。

八杉　岩田さんおいくつですか？

岩田　37です。

八杉　お若いのにすごいですね。今日部下にこんな人と鼎談するんだ，って言ったら，部下がネットで調べてくれて，そうしたらたくさん業績が出てきて，すごい人だと話していたんです。

岩田　いや西條さんのほうがお若いのにすごいですよ。

八杉　西條さんを知ったきっかけは，も

ともとは，僕の恩師の愛弟子について，ちょっと調べていたんですよ。京極真君という人なんですが，彼について調べていると，やたらと「西條剛央」という名前が出てくるんです。それで，どんな人だろう？と思っていろいろ見てみたら，これがなかなか面白い。内容は難しいんだけど，なぜかすごく惹かれて，印象に残っていたんです。そうしたら，その後たまたま，岡山県立大学で西條さんの講演後，岡山市内のカフェでも講演があるという情報が入ってきまして。それならぜひ，うちの病院に寄ってもらってくれと部下に言って，それで……あれは，どこでしたか？

**西條** そうですね，ピエニ・カフェというところで講演があったので，そこで。

**八杉** そう。そこでコネクションを持ってもらって，次の日にうちに来てもらった。そうしたらもう，会ってみたらすぐに意気投合しまして。また東京へ行ったら，お会いしましょう，ということで。それで次に東京へ行って，今度は京極君も入れて，三人で飲んだんですよ。その時も話が結構弾んでね，面白かったですね。

**西條** そうですね。それで次の構造構成主義の特集など鼎談を一緒にやりましょう，というお話になりまして。

**八杉** 岩田さんは，西條さんとはどういうきっかけで知り合われたんですか？

**岩田** 実は，このあいだ知り合ったばかりなんですが（笑）。私は2008年4月から神戸大学に来ているんですが，その前は亀田総合病院というところで，ずっと医者をやっていたんです。我々の領域ですごく有名な人に，名郷直樹先生という方がいらっしゃって，EBM（エビデンス・ベイスド・メディスン）を日本で最初に紹介された方の一人で。私はアメリカでEBMを学んで，帰ってきた時に，EBMを日本に普及させようと頑張っている人がいるということで，何回か講演会をやっていただいたりして，それでお話をして。そうしたら，名郷先生も，昔からEBMだけの人なのかと思ったら，結構，哲学の本を読むのがお好きで，僕が哲学の本とかあまり興味ないな，と思っていた頃から，デリダとか，ああいう難解な本を読んで，「難しい！」みたいな話を延々としている人だったんです。

僕はその時は，よくわからないな，くらいに軽く思っていたんですけど，一昨年だったかな，一緒にご飯を食べていたら，「今，池田清彦っていう人にすごくはまっているんだ」と言うんですね。それで，へえ，そんなに面白いんですか，どんなところが面白いんですか？と聞くと，いやこれが何とも面白いんだけど，うまく説明できない，と言われまして（笑）。「構造と，言葉と，私と……」って，キーワードはいろいろ出てくるんですけど，よくわからない（笑）。でも，とにかくすごく面白い，ということだけは伝わってきて，これは読んでみないといかんな，ということで，その時にたまたま買ったのが，『構造主義科学論の冒険』だったんです。あれを読んで私はすごくびっくりして，最初はあまりよくわからなかったんですが，生物学者が，素

粒子論とか，量子力学とか物理学とか，ここまで広範囲にものを語れるものなのかって，そのことにまずびっくりして。その先の内容はよくわからないんですが，すごい人だなあということはわかって，それでいくつか本を読んで，いつかお会いできるといいなと思っていたんです。

　それから，名郷先生に講演会を開いていただいて，その時に池田先生とお会いしたんですが，私は感染症屋ですから，生物学者の池田先生といろいろ話も噛み合って。で，そうこうしているうちに，西條さんとの対談集で『科学の剣　哲学の魔法』という本を読んで，西條さんというお名前がそこではじめて出てきて，池田先生が絶賛されているので，どういう人なんだろうと思って，構造構成主義の本を読んで，ああなるほどな，と。それでもう一回，『構造主義科学論の冒険』を読み直したら，やっと何となく，ちょっとだけ伝わってきたな，というところで，このあいだ西條さんの質的研究ワークショップに参加させていただいて，いろいろ勉強させていただいたと，そういう感じです。

八杉　そうですか。僕はね，このあいだ西條さんに『ライブ講義・質的研究とは何か』の本をいただいて，帰りの新幹線で読んだんですよ。あれはものすごくわかりやすいですね。あの本は，西條さんがいろんな学生の意見を踏まえながら，みんなで一つの研究を形にしていくという内容で，授業そのもの，研究プロセスそのものを本にしているので，ものすごくわかりやすい。それで，ああ，こういうのもやっているんだなと思ってですね。というのも，彼のほかの本を読むと，難しくて難しくて……僕にはちょっとわかりにくいんですよ（笑）。

◆医療現場における信念対立を問い直す

八杉　それで，今は「関心相関性」と「信念対立」というのが，自分の頭の中にひっかかっているんです。僕は臨床をはじめて，もう27年目になるんですけど，信念対立はもう臨床では当たり前なんですね。それをまあ，どうやって克服するかということをね，彼は本の中で説いているんだけど，その，理屈通りにはやっぱりいかない。なかなかね。それをね，どうやって現場で解消していけばいいのかなと，思っているところなんです。
岩田　信念対立は，よくありますよね。
八杉　臨床では当たり前のようにあります。
西條　医療の現場での信念対立には，具体的にどういったことがありますか？
岩田　たぶん，あれじゃないですか，コメディカルとドクターとのコミュニケーションで，信念対立って多いですよね。
八杉　あります，あります。やっぱりこれはもうハッキリしているんですけど，医療の中で，お医者さんに求められていることは，病気を治すことなんです。戻すことなんです。ところが，もとに戻らないものってたくさんあるんですね。
岩田　はい。
八杉　リハビリテーションの，我々の視点から言えば，病気を治すということは，

一義的なものではないんですよ。病気によって，二次的に生ずる障害というのがありますよね。ですけど我々，コメディカルは病気を治すことはできませんが，可能な限り障害が残らないように心身の機能や社会的機能に働きかけます。その結果，たとえ障害が残っても我々が関わることによって，ああ，生きてて良かったと以前の自分よりも，もっと自分らしく生きるようになる，というのが，究極的には私の求めることなんですね。でも，障害が残ってしまうとどうしても，マイナス思考になってしまうんです。

だから，その障害の受容ということが一番のカギになってくると思うんです。私は，障害の受容がうまくできている人と，亡くなるまでできなかった人がいると思うんですね。で，うまくできた人というのは，まわりの支援者の人たちの影響っていうのがたくさんあると思うんです。ご自分の努力もあるかもしれないけど，まわりの支援者たちの影響が随分ある。我々も，人と出会うことによって変わることはありますね。それと同じように，障害を持たれても，我々医療の中のコメディカルと出会うことによって，ああ，この人たちと出会えて良かったなと思ってもらえるような関わりをしたいと考えている。

**岩田** なるほど。障害は生じたけど，そういう人たちとの出会いがあったのは，むしろポジティブにとってもいいんじゃないかと。

**八杉** そうです。で，やはりさっきも言いましたように，医療というのは，患者さんにしてみれば，第一義的には，もとに戻りたいというニーズを持っておられるんです。

**岩田** そうですね。

**八杉** ところが，どうしてももとに戻れない病気っていうのはあるんですね。そこの部分で，お医者さんとの間でいろいろなことが生じてきます。お医者さんが求められるものっていうのは，お医者さんが処方する薬であるとか，要するに，患者さんの症状を軽減する，というふうなものだと思うんですけども，それはあくまで病気に対するアプローチの一つであるような気がします。

**岩田** どういうことでしょうか？

**八杉** 僕はもう，精神科の畑にしかいないので，精神科のことしか知りませんけども，やはり何と言っても，薬物療法が治療の主流ですね。ところが，薬物療法で一つあるのは，エビデンスに基づいて処方されるわけなんですよ。いろんな治験を経て，こういう方にはこういう薬がいいと，処方されるわけです。けれども，その薬だけではもとに戻れない人たちがたくさんいます。じゃあどうするんだということになるんですね。

で，ずっと以前は，お薬を処方しても，処方するのとあわせて，精神科では集団の作業療法があったんです。とくに，内職的な作業療法。それは，やはり慢性期の維持期にある患者さんたちに，病院での療養生活を維持する，入院生活を維持する，というふうな形で，集団作業があったわけですけども，それでも，いくらやってもいくらプログラムを増やしても，

退院できないんです，患者さんは。

**岩田** なるほど。

**八杉** ええ。患者さんを看た時に，会話もできるし，お金だって使える。あるいは，服だって着替えている。なぜ，この人たちが病院にいるのかと思うんですが，現実的に，なかなか社会に出ていけない。その背景には，やはりその社会の受け皿の問題がある。長期入院によって，病気は安定したけど住居が見つからない，支援者がいないから退院できないという人が今，全国に約7万人いると言われます。じゃあ，7万人の精神障害者の，これからの生活をどうしていくのかという大きな課題があってですね，国のほうでも，各都道府県に対して，その人たちがうまく地域に移行できるように指導していっているところなんですけども。

**岩田** よく，補助金を出したりなんかしていますね。

**八杉** そうです。ところがですね，精神病で入院されている方っていうのは，生活障害っていう，非常に生活しづらさというのがあって，なかなかその，対人関係がうまくいかない。コミュニケーションがうまくできないということがあって，自分が困っていても，なかなかうまく伝えられないんですよ。7万人の人たちを社会に返すには，住居の問題があります。あわせて，ご本人の，生活能力の問題があります。あるいは，社会の受け皿，社会参加の問題があります。

入院されている方を，どんどん社会に返していきたいと思っているんですけども，その社会に返していくための人材が足りない。病院にはたくさんのマンパワーがあるんですが，地域には絶対数が足りないんです。制度が先行して人がいないんです。それが今大きな問題になっています。

**岩田** あの，ちょっとまだわからないんですけど，先ほどのお話で，障害のある方でも，障害を得たことによって，出会いとかでポジティブな側面を得られることができるとか，社会に出たいんだけど制度上の問題がある，ということに関して言うと，たぶん多くのドクターは，それについてはわりと納得されて，とくに反対もされないような気がするんですけど，どのへんが対立しているんでしょうか？

**八杉** そうですね，ただ，お医者さんでも，お薬主体で患者さんの状態を考えてしまうことがあるんですね。お薬の効きはどうか，とか。そういうお医者さんもいますよね。ただその，病院というのは，お医者さんだけではなくて，いろんな人が関わっている。看護師さんももちろんそうですし，コメディカルもそうですし，清掃をされている方々も，病棟でいろいろ患者さんとお喋りをされているわけです。誰の影響で良くなっているのかっていうのは，ハッキリとは証明できないところがあるんですよ。

**岩田** そうですね。

**八杉** ただね，患者さんが良くなって，変化していくと，薬が効いたから，とか，誰々のかかり方が良かったからだと，ついつい結論づけたくなる。まあ，そうでもしないと，医療職というのは，元気が

出ないかもわからないんだけど。
**岩田** （笑）。元気を出すために。
**八杉** だけど，その，精神科の病というのは，お薬だけで良くなるんであれば，医者と看護師だけでいいんですよ。お薬を投与する。その後の様子観察をするのが看護師さんだけで治るんであればね。ところが，必ずしもそうではなくて，精神病になると，いろんなまわりの方々を困らせてくるわけです。家族も大変な状況を抱えている。場合によっては，地域の住民たちも，大変困ってしまっている。そういう問題を抱えての入院というのがあるんです。だから，精神科の病院なんかは，ある意味では社会防衛的な役割も随分果たしてきたと思うんですね。
**岩田** なるほど。
**八杉** ところが，じゃあ，病気がよくなったと，まあ最近の薬は良いですから，症状は速やかによくなるケースが結構あって，それでもすぐには帰れない人もいるんです。それはなぜかと言うと，まわりの人を困らせてきているからです。やっぱりそのほとぼりが冷めるまでというか，そういう期間が必要なのかもしれない。
**岩田** あるいは受け皿ですね，先ほどおっしゃった。
**八杉** そうですね。
**岩田** どれぐらいの患者さんがいらっしゃるんですか。
**八杉** 今，私の病院の病床数は252床です。加えてデイケアもあります。実はこの春から，私は作業療法の担当から，今度はデイケアも担当することになって，今はデイケアのほうを中心にやっているんです。すでに70人規模のデイケアをやっているんですけど，今は，主に統合失調症の方々が65，66名参加しています。
**岩田** なるほど，そうですか。
**八杉** 岩田さんは，コメディカルとの関係はどうですか？
**岩田** コメディカルとの関係は，難しい……難しいってことはないですけど，いろいろですね。手を替え，品を替え。私自身は，ずっとアメリカで，医療をやってきたので，まあ日本の場合，コメディカルのエンパワーメントがすごく足りないなっていうことは実感していて，もうちょっと意思決定とかに参画してほしいなあと思っています。そうすれば，医者も楽になれるのに，と。医者が下手な意地を張って自分たちの職域を守ろうとしてしまうので，しんどいんですよ。僕は早く楽になりたいので，他の人に渡したいなあと思っているんです。

その一方で，職域同士の，ギルド的と言いますか，とくにナースに多いように思いますけど，ガチガチに固まって，ちょっと他とは違う，ここはナースの世界だから口出ししないで，ということはたまに感じます。僕は感染症をやっているので，たとえばナースのプラクティスとかでも，これは感染症的に言うと間違っている，というようなことが結構あるんです。で，僕らが口を出そうとすると，「いやいや，ナースのことはナースが決めるから」みたいな感じで言われて，そういう時には，信念対立と呼ばれるべきものがたぶん存在すると思うんです。そ

ういう時に、どう話を持っていくか。基本的には、ドクターがものを言うよりも、感染症担当のナース自身にやっていただくのが一番いいんです。だけど、ある時に「これは明らかにおかしいんですけど」って言ったら、「いや、私は15年前からこうやっていますから」って言うんですね。そうなると、「いや、あなたは15年前から間違っているんですよ」みたいな話になるわけで（笑）、実際にはそうは言わないですけど、そのへんで、話をちょっとしづらいな、難しいな、と感じる時はありますね。

リハ病院なんかでも、感染管理というのはすごくゆゆしき問題で、あそこなんか、みんながあっちこっちで空間を共有しますので、ひとたび感染症が入ってくると、ワーッと流行っちゃうんです。たとえばインフルエンザとか、ノロウィルスとか。そういうのが発症しやすいので、リハ病院の先生とか、スタッフとはよくコミュニケーションをとって、普段から何かあった時には、すぐ対応できるように、っていうところは一所懸命しなきゃいけないなっていうことがあります。この場合、対立とかはとくに起きていないんですが、リハ病院の設定を無視して、一般の病院みたいなことを要求すると、たぶん対立が起きるかもしれません。逆に言えば、そういうことをしなければ、あんまりトラブったりはしないかなと。

僕らはもう、ほとんどすべての医療職の人と話し合って、掃除のおばちゃんから、ナース、PT（理学療法士）、OT（作業療法士）、保健所の人たちとか、ほとんどすべての医療職、ほとんどすべてのセクション、医療機関のほとんどすべての場所に、ゴミ箱からトイレから、全部出入りするので、基本的には、そういうところとのコミュニケーションをいかに上手にやっていくか、というところが感染症屋の力の見せどころであるとは思っています。あるいは医者、他科の先生とのコミュニケーションもそうですね。大体、どこの科の先生でも抗生物質を使いますから。

◆抗生物質を問い直す

八杉　使いますよね。精神科でも、内科的疾患にはもちろん使いますからね。

岩田　でも、大抵間違っているんですよ。これぐらい汎用されてこれぐらい間違っている薬っていうのは、抗生物質のほかにはないでしょう。ダントツ一位ですね。というのも、専門家が使っているわけではないからです。精神科の薬は、精神科の先生が使いますよね。だから、もちろん薬の使い方はわかっている。痙攣の薬は痙攣の専門家が使うし、不整脈の薬は心臓の専門家が使う。抗ガン剤はガンの専門家が使う、という具合に、大体、棲み分けができているんですが、抗生物質は、何科の先生でも出している。

八杉　そうですよね。

岩田　普遍的な薬ですけど、そうであるがゆえに、皆きちんとは勉強をしてこなかったので、すごく間違って使われる、ということがありますね。ここをどうひっくり返すかっていうのが、僕のこれか

らの課題なのですが。

**八杉** 抗生物質というのは，使っていない人にとっては，風邪でもよく効くように思うんですけど，どうなんですかね？

**岩田** なかなか難しいんですが，抗生物質というのは，昔は魔法の薬だったんですね。あれを最初に開発したのは，日本人とドイツ人のエーリッヒという人で，サルバルサンというのを開発したんです。その日本人は泰さんという人で，ちなみに岡山の人なんです。

**八杉** へえ。

**岩田** あ，生まれは島根県なんですけども，私の郷土で（笑）。で，岡山の医学校で，サルバルサンという，砒素が入った，まあ今だと毒ですけどね，それで梅毒菌を殺すっていう薬を開発して，その数十年後に，フレミングという人が有名なペニシリンという薬を開発したんです。フレミングという人は，休暇中にほったらかしていた実験道具にカビが生えていて，そのまわりのバイ菌が死んでいて，そのカビが抗生物質を作っているというのを発見して，それがペニシリンだったというわけです。で，医療現場が劇的に変わったんです。

昔は，たとえば南北戦争の時代とかは，足が切れたら，もう，そこにウジがわいてバイ菌が入って腐ってすぐに，バタバタ人が死ぬんです。戦争では，実は大体が感染症で死ぬんです。ところが，第二次世界大戦前後にペニシリンが発見されて，感染症っていうのはあらかた抗生物質で治せるっていうことになって，今までなら死にいたってた人が全然死ななく

なって，劇的に医療現場が変化したんです。ちょうど当時のイエール大の病院の医師の回想があって，ある患者が，このままではもう間違いなく死ぬであろうと，ヨーロッパで発見されたペニシリンを輸入するんですね。当時はすごく高価なお薬で，この人死ぬ，っていう時にそれを使ったら，ボーンと生き返って元気になって，退院したと。これが劇的に治ったので感動して，あまりにも高価なのでもったいなくて，その人のおしっこを全部集めて，もう一回ペニシリンを抽出して使ったっていう（笑）。それぐらい貴重な薬だったらしいです。だから，ようするに死ぬ病気を死ななくするという，当時の医療のパラダイムそのものを，かなり根底からひっくり返す効果があったんです。

ところが，これは日本でもそうで，日本でペニシリンって言ったらすごく高価な薬で，TVドラマなんかを見ていると，戦後，子供が肺炎になったりすると，家とか畑とかを売ってペニシリンをもらって奇跡的に生き延びたとか，そういう美談が残っているぐらいだったんですけど，今度は国民皆保険が入ってきて，すべての人が等しく医療を受けられるようになるわけですね。

で，当時は出来高払いで，抗生物質は高かったんですよ。そうすると，開業医の先生とか病院の先生が抗生物質を出す。で，売れる。売れると儲かる。その分が全部儲けなんですね。それは製薬メーカーもそうで，売ると儲かる。だから日本の製薬メーカーって，基本的に抗生物

質で儲かってきた会社が多い。で，当然，製薬メーカーはどんどん使えと言うし，お医者さんも使えば使うほど儲かるので，今までは死ぬ病気をひっくり返すはずだった薬が，それだけじゃ儲からないので，じゃあ軽い肺炎にも出しておこうと。ノドがちょっと痛くても出しておこうと。熱がちょっと出ても，鼻水が出ても出しておこうと。なんか会社で落ち込んで……じゃあとりあえず抗生物質でも飲んでおけば，みたいな。

　そうしてかなり拡大解釈するようになり，抗生物質の相対的な価値っていうのはだんだん下がってきて，誰にでも出すようになって，そうやって普遍的に，無批判に使うようになったので，それで出てきたのが，副作用の問題と，耐性菌の問題です。それで，ペニシリン・ショックっていう問題が出てきて，結局，抗生物質を出すことによって得られる利益と，被る不利益，すべての薬品には当然，利益と不利益があるんです。でも，そのバランスがとれなくなってきて，死ぬような病気にだけ使っていればよかったんだけど，鼻水が出てる人にまで出して，ショックで死んじゃうようになったら，ちょっといただけないですよ。

**八杉**　そうですよね。

**岩田**　そういうひっくり返し現象が起きて。で，今度は耐性菌が出てきて，今まで使ってきたものが効かなくなって，また別の抗菌薬を開発して使って，といういたちごっこになってしまったんです。でも，だんだんこのいたちごっこも追いつかなくなって，メーカーさんが抗生剤を作るスピードと，耐性菌ができるスピードでは，明らかに耐性菌ができるスピードのほうが速い。たとえば風邪っていうのはウィルスが起こす感染症で，抗生剤が効かないんですけど，大体のお医者さんが出すわけですね。それで耐性菌が増えて，結局，本当に治さなきゃいけない，死ぬような病気になった時に，効かなくなる。

　このあいだ，痛恨の思いをしたんですけど，2歳になる子供が白血病で，熱が出て，バイ菌が培養で生えたら，抗菌薬が全然効かない菌が出てきて，まあ，いつかは出るだろうと思っていたんですけど。その時に，出せる薬がゼロになっていたんです。ちょうど，アメリカで最初にペニシリンを使った時みたいに，みんなが出せる薬がなくて，死ぬのを待っていた状態に逆戻り。で，結局亡くなっちゃったんですけど，その子は。歴史の皮肉で，死ぬのをひっくり返す薬だったのに，濫用しているうちに，またそういうので死んじゃうっていう世の中に戻ってきたんですね。これだけインパクトのある薬なのに，いい加減に使っていることで，ここ何年かでひっくり返されたという話なんです。

**八杉**　なるほど。

**西條**　今の話をお聞きしていて，抗生物質のように汎用性が高いものは汎用性が高ければ高いほど絶対化していく，まさにその典型だなって思いました。とりあえず出しとけばいい，となってしまった結果，効かない人が出てきたりと新たな問題が出てくる。もちろん薬とかを開発

して，投与することによって治ったりすることもあるわけですが，目的を達成するための手段だったものが自己目的化すると，失われるものが大きくなってしまうわけですよね。

◆そもそもの目的を問い直す

**西條** そうならないためには，そもそも本来の目的は何なのかとか改めて考え直す必要があって，そういう場合に原理的に考えることや関心相関性といったことが役に立つのかな，と思うんです。

**岩田** とっても役立つと思いますね。私が感染症をずっとやっていてすごく思ったのは，そもそも感染症って何だろう？っていうのが，だんだんわからなくなってきて，これは勉強すればするほどわからなくなってくるんですよ。たとえば，細菌性の炎症というのがあって，つまり，細菌が炎症を起こす。抗生物質で細菌を殺すと治る，という炎症があって。まあ，そう言われればそうか，っていう感じなんですね。

ところが，急性中耳炎って，耳にバイ菌が入ることがあるんですけど，あれは抗生物質を使わなくても8割ぐらいは簡単に治っちゃうんですよ。だから，「細菌が炎症を起こす→抗生物質で細菌が死ぬ→炎症が治る」っていう図式で一応パターン化していたんですけど，抗生物質を入れないっていう選択をとっても，結局同じことなんですね。だけど，医者は細菌を見たら殺すって決めつけているので，「炎症を治める」「中耳炎をよくす

る」っていう目的がだんだん見えなくなって，とりあえず細菌を殺しとけみたいになっちゃって，それで結局，病院で培養される菌って，全部殺す対象になっちゃうわけです。

でも，そもそも人間ってみんなバイ菌と一緒に暮らしているんですね。僕らの手とか，皮膚とか，腸の中とか口の中とか，全部バイ菌だらけで，バイ菌をなくすことなんて無理なんですよ。その厳然たる事実は誰もが知っているのにもかかわらず，何となくそこは，ナシみたいな感じになって，議論も許さない。そこにバイ菌がいるんだから，抗生剤出すでしょう，みたいな感じになって。なぜ？と聞いても，でも出すでしょう，という感じで，グルグル回っちゃうわけですよ。さっきの，精神科の薬でも，何のために薬を出すのか？っていう，その目指しているものが，見えなくなるということが結構あるんです。

**八杉** そうですね。たとえば，精神科のお薬のこれまでの問題点は，副作用の問題だったんですよ。お薬を飲むことで，手が震えたり，あるいは体の動きが鈍くなったり，あるいは目が吊るとかいった症状が出てくるわけです。ところがそのお薬を飲まないと，今度は精神症状が出てくると。この副作用の問題を巡っては，これから先もしばらく，戦いがあると思います。患者さんというのは，病院で処方される場合は，入院中は全部看護師さんの管理下にあって，飲むわけですよ。ところが，退院されるでしょう？　退院されて本当にきちっと飲んでいる人って

いうのは，以外と少ないんです。

**岩田** そうでしょうね。

**八杉** 病院では朝昼晩と，食後の薬がありますけど，退院されて，その人の生活に戻ると，目が覚めるのは昼頃だったりするわけです。そうなると，朝の薬はもう飲まないわけですね。

**西條** 僕もわかりますね。何も用事がなければ昼過ぎぐらいまで寝ていることもありますから（笑）。そうするとそもそも生活に朝というカテゴリーがないから，朝ご飯がなくなっちゃうんですよね。

**八杉** そういった中で，薬がついついおろそかになってしまうんですよね。当然，退院された患者さんも，お薬が好きで飲むわけじゃないんですよ。飲みなさいって言われているから飲むんで，ただ，飲むと手が震えたり目が吊ったりという症状があるので，本当は飲むのはイヤなんですよね。お薬が好きで好きで，という患者さんはあんまりいないでしょう。まあ実際には，再発でもすると，さすがに飲まないと，やっぱり入院するんだなとわかるわけで，そういうことをくり返して学習する患者さんもおられるんですけども。

**岩田** ちょっと教えていただきたいんですけども，統合失調症の患者さんって，薬を飲まないと，自分は主観的に苦しいんですか？　たとえば，入院させられるから，というような二次的な不利益は置いておいて，薬を飲まないでいる状況そのものが，患者さんにとって苦痛なのか，それとも，薬を飲んでいると，なんて言うんですかね，まわりの人には都合がいいけど，本人にとってはあまり変わりがなくて，実は目が吊っていて苦しんでいるだけ，みたいな，そういうことってあるんでしょうか。

**八杉** そういう患者さんは何人もいますよ。飲みなさい，飲みなさい，ってまわりから言われて，しょうがなくて飲んでいる患者さんが何人もいるように思います。

**岩田** それはつらいでしょうね。

**八杉** つらいでしょう。患者さんの，病気に対する認識，これは病識って言うんですけどね，そういうものをよく持っておられる患者さんは，結構お薬をきちんと服薬されるんですけど，そのあたりが曖昧な方っていうのは，たとえば訪問なんかすると，もう，薬がいっぱい溜まっているわけですよ（笑）。で，寝るためのお薬は必要なんだけど，たとえば朝起きたら飲まなきゃいけないとか，昼になったら飲まなきゃいけないとか，そういうところはあんまり感じない。

**岩田** なるほど。わかるような気がしますね。

**八杉** ですから服薬指導に関して言えば，我々のコメディカルの役割というのは，お薬を飲まなければこうなりますよ，とか，お薬を飲むことでこういう効果があるんですよ，とかいうSSTとかを，心理教育とかでアプローチしていくんです。

**岩田** すいません，SSTというのは？

**八杉** ソーシャル・スキル・トレーニングっていうんです。まあ，うまく自分が生きていくために，身につけるスキルなんですけども。

岩田　なるほど。

八杉　とにかくその，頭が非常に混乱した状態では，人とコミュニケーションがとれませんから，やはりさっきも言ったように，精神科のお薬は，その症状を抑えてくれるわけですが，生活スキルを上げてくれるわけではないんですよね。もともとの，その人が持っている能力を生かすことを考えていかなくちゃ。

岩田　そうですよね。

八杉　だから，コメディカルなんかが，そういうアプローチをしていくわけなんですね。

岩田　うーん，なるほど。何となくわかってきました。そうかそうか。

◆糖尿病治療を問い直す

八杉　おそらく，糖尿病の治療なんかもそうだと思うんですよ。糖尿病の薬を飲んでいたら，血糖値は非常に上がりにくい。お薬を飲んで，運動療法をして，食事療法をしていれば，結構健康は保たれる。ところが，うっかりそれを怠ると，また血糖値はドンと上がるでしょう。

岩田　そういえば，大学で教育入院ってことをやるんですけど，教育入院をしているあいだに，みるみる血糖値が下がってきて，インスリンがばっちり効いて，研修医が喜んでいるんですね。でも，そんなのは入院中に限ったことで，どうせ帰ったら同じことなんだから，何が楽しいんだっていうことがあって。

八杉　そうなんですよ。病院の給食っていうのは，個人のニーズに必ずしも応えているわけではなくて，好きなものなんか食べさせてもらえないわけですから。普段の我々の生活っていうのは，お茶漬けを食べたり，ラーメンを食べたり，ある時にはご馳走を食べて，メリハリをつけて生きているわけですが，入院生活というのは一定なんですよ。

岩田　疑似空間ですからね。でも入院中に血糖値が下がると，みんな喜ぶんですね。何かがうまくいったような，達成感があるのか。

西條　それが医療の文脈においては，糖尿病がよくなったかどうかの指標になっているわけですからね。

岩田　まあ，入院中って検査値とか，血圧とかもそうですけど，全部目に見えるので，要するに可視化していると。これは名郷（直樹）先生もよくおっしゃっているんですけど，お家にいるあいだって，そういったことが目に見えないから，よくわからないんですよ，どうなっているか。

じゃあ，訪問診療だったらいいかというとそうでもなくて，訪問診療したところで，それは，我々自身がプライベートな部分をそうそう人には見せないように，患者さんだって，医療者に見せてくれないんですね。だから，お家での血圧はどうなんだっていうのは，なかなか謎というか，ブラックボックスで，でも本当はそこで勝負しないと，入院しているあいだはこんなに下がりましたよって喜んでいても，しょうがないんですね。

西條　本来は糖尿病を治すことが目的なわけで，血糖値という指標は，ツールと

しては役に立つと思うんですが，役に立つがゆえに，その指標そのものを下げることが目的になってしまって，だから退院したらすぐもと通りになる可能性があるとか，そういうことは思いが到らずに，数値が下がったから万々歳というふうになるのかもしれませんね。

**岩田** もっと言うと，場合によっては，糖尿病って本当に治す必要があるのか，なぜ治さなくてはいけないのかって，そこまで考えないといけないんですよね。

このあいだ，85歳のおじいちゃんが入院してきて，ある病気になってステロイドを使うということになったんです。ステロイドを使うと，血糖値が上がるんですね。この血糖をコントロールしなきゃいけないって言って，研修医が一所懸命考えて，プランを立てて，インスリンをこれだけ使って，ってもう細かく計算していたんですけど，僕が「何でこの人の血糖下げるの？」って聞いたら，「血糖高いからです」って言うんです。「だから，なぜ下げるの？」って聞いても，やっぱり「いや，高いからです」って，堂々巡りになっちゃう。「このおじいちゃんは85歳でしょう。そもそも糖尿病って，なぜ治療するの？」「それは将来，網膜症とか神経症とか血管障害とか心筋梗塞とかを予防するためです」「何年後に？」「10年，20年後です」って。「この人いくつ？」「85歳」って。一体何を目指しているの，あなたは？っていう話なんですね。このおじいちゃんは，たとえば血糖値180とかだったら，あとはおいしいものを食べさせて，好きなものを食べて楽しく生きてもらうほうがいいんじゃない？って。

**八杉** そうなんですよね。

**西條** 患者が置かれている文脈を無視して，「治療方法」が自己目的化することで，本末転倒になってしまうこともある，ということですね。

**岩田** まあ，たしかに糖尿病って悲惨な病気で，我々もたくさん糖尿病患者を診ているので，たとえば，40，50代でほったらかしておくと，足を切ったりとか，目が見えなくなったりとか，片手，片足が動かなくなったり，そういう事態はもちろん，ほとんどの患者さんは望んでいないと思うので，そういうのを予防する価値というのはあると思うんです。

ただ，やっぱり血糖値が高いとかいうことが，いつの間にか焦点の矛先になってしまって，85歳のおじいちゃんの血糖値を正常にしなきゃって，その研修医本人はもちろん一所懸命頑張っているので，それはおかしい，みたいなことを言うと，「なんで俺はこんなに頑張っているのに」みたいな気持ちに当然なるわけで，これも一種の信念対立ですよね。

**西條** そうかもしれません。もっとも岩田さんの場合は自他の考え方を対象化したうえで，「そもそもこれが本来の目的なんじゃないの」とおっしゃっていて，盲目的に何らかの正しさを主張しているわけではないので，正確に言えば，構造構成主義で言っている信念対立とは違うところもありますが，そもそもの目的を見失ってしまって，目的がズレてしまうことによる対立とはいえるかもしれませ

ね。大きな目的に近づけていくためにいろんな手段があるのであって，「そもそも何のために？」っていうことを考えないと，やっぱりおかしなことになりますよね。

**岩田** そもそも何のために，って，何度も考えさせられますよね。僕らは癌の患者さんをよく看るんですけど，癌の患者さんって，よく感染症になるんですね。今癌になって感染症になって，化学療法をやって免疫が抑制されて，熱が出て，治すと。そのへんはまだいいんですけど，いよいよターミナルになって，この人は緩和ケアです，となった時にどうするか。

たとえば，胆道系の癌というのは，胆管が詰まっているんですが，そうすると，そこにバイ菌が入って胆管炎を起こすんです。胆管炎は，胆管の詰まりをなくせば治りますが，でも，そこに癌があって詰まりは解除できない。その状況からは逃れられないんですね。だから，一回は抗生剤を使って熱が下がっても，また再発する。で，熱が出て，お腹が痛くなり，苦しくてひいひい言って，抗生剤を使うと，熱が下がる。そんなことを5回も6回もくり返すんですよ。あれは一体何なんだろうと思って。自分が同じ立場だったら，それは絶対イヤだな，と思う。

そもそも「感染症になった＝抗生剤で治療」という図式そのものも，本当かなって一回疑ってみる必要があると思うんです。実際，アメリカのトワイクロス先生っていうのは，緩和ケアでの感染症は治すなって言っているんですね。

**八杉** ああ，そうなんですか。

**岩田** それがたとえ死期を早めるとしても，本当にそれが患者さんの望んでいるものなのか。それは，いわゆる延命と同じですから，たとえば心臓マッサージとか気管内送管とかは，最近コンセンサスがとられてきて，それはやらない，という話になっているんですけど，抗生剤は何となく免罪されているんです。なぜか知らないけど，抗生剤はとりあえずいっとけ，みたいな。究極的に，なぜ抗生剤は容認されて，気管内送管は容認されないんですか？って言うと，そこには根源的な理由はないんですよ。まあ，そうなっているから，そうなっている。

患者さんにとっては，どちらも苦しいんですよ。なので，そこはもうちょっと考えてもいいんじゃないかなと思いますね。もちろん，制度上の問題とか，刑事裁判がうんぬんとかもありますけど，それはそれとして，本当にこの人は抗生物質が欲しいのか？　よしんば使ってどうなる？みたいなことを僕はよく考えます。時々，「熱下げてください」って主治医から相談が来るので，「本当にこの人に必要ですか？」と言うと，すごくイヤな顔をされるんですけど（笑）。

◆**病院の待ち時間と医療予約制度を問い直す**

**西條** ちょっと話は変わりますが，僕は前々から思っていたんですけど，大学病院って，すごく人を待たせたりしますよね。

**岩田** そうなんですよ。そういうことを

平気でやるんです。あれは，わざと待たせるようにつくってあるとしか言いようもないほど，「待たせる」構造がそこにあります。もうちょっとそこは，何とかするべきなんです。うちの大学でも，検査の種類によってあちこち異なる部署で検査をしたりします。そんなの一回でやっちゃえばいいのに，全部自分たちの都合でやっていて，患者さんの都合を考えていない。

**西條** 僕はほとんど病院って行ったことないですけど，たまたま大学病院に行ったときびっくりしました。やむを得ない部分もあるんでしょうが，朝に来て昼過ぎまで待たせられると，さすがになんでこんなにも待たせるのかなあと。なんかおかしいですよね。

**岩田** 今はさすがに許されなくなってきていますけど，たとえば国立大学でいうと，「さすがに国立大学病院はつぶれない」っていうおごりがあるんでしょうね。それを強く感じます。

**八杉** それはユーザーが，困っているからなんですよ。困ってるから，待つ。たとえば美容院だったら，そんなには困っていないんだから，そこに行かなければいい，で済むでしょう。

**岩田** 美容院のお客さんは苦しんでいないですからね。苦しんでいる人を何時間も待たせるのは，良くない。

**西條** ちょっと非人道的かもしれませんよね。

**岩田** でも，白状すると，私もそうだったんです。私の理屈で言うと，以前は結構外来で待ってもらっていたんです。その代わり，患者さんの話を30分も40分も真剣に聞いていたんです。だから，それで待ち時間が長いなんて，わがまま言わないでほしいなって思っていたんです。そうしたら，外来のコメディカルたちがかわいそうで，実は彼女たちがお弁当食べる部屋の壁に，患者さんの意見書っていうのが壁一面に貼られていたんです。そういう部屋でお弁当を食べさせられているんですね。

**八杉** かわいそうだね。

**岩田** ええ。そこには，僕もたまにしか行かなかったので，よくわかっていなかったんですけど，ある時ふと気づいたのは，壁一面に貼られている意見の90％は，「待たせすぎ」というものなんです。お医者さんが話を聞いてくれないとか，そんなことはどこにも書いていないんです。僕はその時に，自分がいかに，自分の思い込みで，それは患者さんによかれと思ってやっていたけど，全くの勘違いだったことに気づかされて，それからは，いかにして待たせないかってことを意識するようにはなりました。

で，どうすれば待ち時間が減らせるだろうって考えて，わかったのは，検査をやめればいいっていうことだったんです。できるだけ検査をしなければ，待ち時間は減る。実際，「しなくていい検査」っていうのは本当にたくさんあるんですね。患者さんって，診療時間そのものより，検査で待つんですよ。あとは薬を待っている時間もあるんですが，それも実は，薬を減らせば済むこともあるんです。

逆にアメリカなんかは完全予約制で，

患者のほうが30分以上遅刻したらもう診ない。予約なしで来ても診ない。でも，ここから先は厳しいところで，日本の場合は，そうは言っても医療者側が優しいので，予約がなくても，そこは人情で診てくれるんです。それもなかなかの良し悪しで，つまりドライに，「予約を取ってください。一番最初は3週間後です」というふうにできればいいんですが，やっぱり目の前で患者さんが「胸が痛くて」とか訴えていたらそうはいかない。これが仮に美容院なら，飛び込みで行って，どうしても今日はダメです，って言われれば，じゃあ他へ行くかってことになるのです。その点では，病院っていうところは，少なくとも日本の病院は，苦しんでいる人は見捨てられない。良心がそうさせている部分があるんですね。

ですから，苦しんでいる人を放っておけないから多少の待ち時間はやむを得ない，という本来の考えから，だんだんまあ，病院は待たせるものだろうっていうふうに自己目的化していったという面があるんです。でも，美容院と病院は，同じようにはならない。名前は似ていますけど（笑）。

**西條** なるほど，良心ゆえにそうなっている部分もあるということですね。本来，救急医療は飛び込みに対応するためのものだと思いますが，ここ数年のニュースを見ているとどうもそれが機能していないようにも思うのですが，そのあたりはどうなんでしょうか。

**岩田** システムとしては，ファースト・トラック制度といって，飛び込みの人だけを診るところをつくることもあるんですけど，そうすると今度は，みんなそっちに飛び込んじゃって，結局渋滞が起こる。渋滞学っていう学問があるらしいんですけど，どうも車間距離を30メートル空けると，車の渋滞というのは，理論上起こらないはずらしいんです。でも渋滞が起きてしまうのは，結局，人間が理論通りには動かないからで，ちょっとでも車間距離が空いていると，みんな前に詰めてしまう。それで渋滞になってしまうらしいんです。同じように，ウォーク・インっていう，予約なしの人が来られるトラックをつくると，必ずそこが混んで，結局渋滞は起こるんですね。

**西條** なるほど。

**岩田** スーパーのレジもそうですよね。最近のスーパーでは5品目しか買わない人のためのレジとかがあって，便利は便利なんですけど，じゃあ，それでレジ待ちがなくなるかと言うと，そうはいかない。だから，これは厄介な問題です。

**西條** 要は，現実問題として待ち時間をゼロにすることはできないけど，システムをどこまで改善していけるかっていうことですよね。

**岩田** そうです。どこまでできるかは，もっともっと追求できるはずです。僕らはかなりさぼっているので，まだできる。ただ，待ち時間ゼロにすることは，弁護士さんとか美容院とかっていうタイプの世界，おそらく医療の世界はまず実現が不可能であり，原理的に不可能だと思います。

**西條** その不可能性を踏まえたうえで，

どこまで最適化できるか，ということですよね。大学病院は，なぜか朝の早い順みたいなところがあって，診察受け付けを開始する1時間，2時間前からみんな待っているんですよね。それこそ，普通に始まる時間なんかに行ったら大変なことになる。

**岩田**　粘り勝ち，みたいなところがあって，早く来ていたからって理由で，結局割り込めるんですよね。もう一方の問題としては，患者教育があると思いますね。患者さんというレッテルを貼られると，すべてのわがままが通用する，みたいな認識を持ってしまう人もいて，それもやっぱりおかしい。患者さんと言っても社会人なんだし，病院といっても社会の一部にすぎませんから，約束を守らないとか，そういうのはおかしいので。病気はもちろん気の毒ですが，だからってルールを破ってもいい，ということはないですから。でも，やっぱりそういうふるまいも時々あってですね，今はモンスター・ペイシェントなんて言い方もあります。

**西條**　なるほど，それもそうですね。そういう人がわがまま言って割り込んできたりしたら他の人はもっと待たされることになりますもんね。患者教育という観点から患者リテラシーを上げて，必要のない検査はしないなど工夫をすることで，予測不可能性に対応できる柔軟性を損なわずに，待ち時間を短縮できるようなシステムになっていくといいですね。

◆尺度を問い直す

**西條**　話は変わりますが，心理学の学部で，臨床心理学をやっていた時に印象深かったのが心理尺度でした。心理学というのは，目に見えないものを何とか可視化して，予測してコントロールしようというところから始まっているので，いかに心理尺度化するか，スケール化するかというところに情熱を傾けてきたところがあります。ですから，尺度をつくるだけで業績になるし，何百という心理尺度があるんです。

で，「鬱尺度」みたいなものの中で，ある尺度でびっくりしたのが，鬱を調べる下位項目に「肩がこる」とか，「眠れない」とか，いろいろあるんですけど，それらと完全に同じ重みづけで，「死にたいと思う」というのが入っていて，それも同じように1から5の間の尺度をつけるんです。えっ，この5は「肩が凝る」の5と一緒なの？と驚いたんですね。「死にたいと思う」が5だったとしたら，あとは全部1だったとしても，ヤバイでしょう，と。「死にたいと思う」と「肩がこる」と同じポイントでそれを足すことができるわけですが，そこが5でも，他が低ければ鬱じゃないってことになるので，統計的には妥当なのかもしれないけど，なんかおかしいなと思ったんです。

**岩田**　妙に数値化されると，悩みが増えますよね。それで，「死にたいと思う度合いが2です」とか言われても，これをどう捉えたらいいんだって。

西條　2でも結構……（笑）。
岩田　2ぐらい死にたいのかなあって（笑）。
八杉　作業療法の世界でも，いろんな評価尺度があるんですけども，僕はやっぱり，自分の目の尺度。観察というか，感じ方というか，この尺度を，自分の中では一番信用することにしているんです。
岩田　自分の目。患者さんの自己評価よりもですか？
八杉　そうですね。
西條　たしかに，とくに精神科の場合は，それこそスケール，尺度に書き込んでもらうとか，いろいろあるにしても，まずは話してみるとか，見た目とか，その全体的な情報が大事になるんじゃないかと思うんです。会った時の情報って，すごく豊かじゃないですか。僕も研究をする時とか，本を出版する時とか，重要な仕事をする時には，パートナーとなるような人に会わないで仕事を決めるっていうことはまずないですね。やっぱり，会って，目で見て，話をする。そうやって全体で判断する情報は，あまりにも大きいですよね。
八杉　大きいですね。
西條　本やカルテでもいいんですけど，書かれていることにもその人がどういう人か判断するための情報はあると思うんですけど，やっぱり情報としては二次元というか，部分的なことしかわからないから，人間性の部分とか人柄とか全体的なことはあまりわかりませんよね。それに対して，実際に会うっていうのは時間や文脈を含む全体としての現象としてかかわっているわけですからね。医療現場でも，全体的な情報が大事なのは言うまでもないと思うのですが，時間軸がなければ全体的な情報になりようもないわけです。尺度の欠点って，基本的にはその一回の計測に関しての，一時点の計測なんですね。それがある程度正確であったとしても。
岩田　そうなんですよ。
西條　時間軸みたいなことを，岩田さんが『思考としての感染症，思想としての感染症』（中外医学社）の中の名郷先生との対談でもおっしゃってましたけど，そういったことについて，お二人の考えを聞いてみたいなと思っているんですが。
岩田　時間軸に関する話はすごく面白いんですけど，まず，会ってみるということについては，私はよくメールで症例相談を受けるんです。ただ，すごく自信がないので，患者さんを診ずに臨床判断をするということは極めて困難なので，「検討違いのことを言っているかもしれませんけど」という条件つきで，回答するんですね。「まったくわからないから，自分で考えてくれ」というのも不親切ですから，あえて言うならこんな感じですけど，自信はありませんよ，っていうふうに。やっぱり患者さんに会わずに何かを言うっていう状況からは，結構逃げたいんです。とりあえず緊急避難的なことをやっておいて，患者さんを診てから判断しましょう，みたいなことを言って。やっぱり会わないとわからないですよね。
八杉　僕はさっきも言ったけど，何を一番信用するかっていうと，観察なんですよね。いろんな評価尺度が，医療現場で

も作業療法でも，いっぱいありますよね。だけども，臨床をやっている中で，本当にこの尺度で，すべてこの人を語れるかと。あるいは，そういう尺度があるのかと言えば，ないんですよね。さっきの関心相関的な観点でいけば，この患者さんのこういう側面なら，こういう尺度を使えばわかるだろうと，そういうのはあります。そうやって場合に応じて使っていけばいいんだと思うんだけど，柱として，その患者さんの見立ての部分っていうのは，やっぱり自分を信じるしかないと思うんです。

岩田　介護保険の意見書で，おかしいなと思うのは，尺度が目的化していませんか？

八杉　そうなんですよ。

岩田　先に尺度ありきで。

八杉　項目がたくさんチェックしてあるんですけどね，チェックをいっぱい見てもね，この患者さんはこうだな，なんて臨床図は浮かばないんです。

岩田　浮かばないですね，あれは。問診票もそうで，チェックリストで，「熱がある」「咳あり」なんて並んでいても，じゃあこの患者さんは何者？っていうと，全然わからない。

八杉　だから，あくまでも評価尺度っていうのは，自分が欲しい情報の中で，それを補足するような部分での尺度として使うようなものとしてはいいと思うんですけど，やはり学問の世界に行くと，かなり評価尺度っていうのは重要視される。

岩田　数値化されたものって，再現性がありますからね。

八杉　そうなんです。評価尺度に基づいて論文が書かれていますけども。

岩田　でも，あれもインチキなんですよ。数値化されると，客観的かな，っていう印象があるんですけど，時間軸がないので，たとえば，OT（作業療法士）のなんとかスケールってあっても，効果的なリハビリを加えて直後にその影響があったのか，それとも徐々に這い上がってそうなったのか，途中でバシッと切っているので，わからないんですね。だから，時間軸が入っていれば，流れのコンテクスト，経緯，あるいはこれからどうなるのか，という予測もある程度つくじゃないですか。それを抜きにして，今この人は数値がこうです，とだけわかっても，そこからは何も語れないんです。

◆患者との関係の取り方を問い直す

八杉　それで言うと，僕が現場で求めている作業療法士っていうのは，たとえば評価尺度に基づいて患者さんを評価して，それに基づいて作業療法を行なうっていうのではなくて，やっぱり患者さんとじっくり付き合ったうえで作業療法士自身の観察眼を生かして評価のできる人材を求めているんですね。じっくり付き合うというのは，一対一の人間関係，基本的な人間関係の中で，相手がどう思っているのか，その本音の部分を聞けるぐらい，ということです。実際，そういうふうに患者さんが語るまでには時間がかかるんですよ。

岩田　そうでしょうね。

八杉　人間っていうのは，初対面の人に，私はこんなことで困っているんです，なんて言わないです。

岩田　本当に困っていることは言ってくれないでしょうね（笑）。

八杉　精神科の現場では，夕方になると電話が増えるんです。眠れそうにないとか，ちょっと調子が悪いんです，とかいって電話をしてくるんですけど，本音は，職員の誰かと話したいんですよ。寂しいから話したいんです。でも，寂しいから話をしてって言っても，職員たちも忙しい仕事が終わって，さあ帰ろうかって時なので，なかなか相手をしてくれないわけです。だから電話をして症状を言って，場合によっては，怒ったりもする。ところが，ここで「いつでも話をしていいよ」ということを言うと，意外と満足されるんです。

岩田　私も，自分の患者さんには名刺を渡していて，繋がる電話番号と，メールアドレスを載せておいて，困ったことがあったらいつでも連絡していいよって言っているんです。そう言うと，他のお医者さんから「え，そんなことしたら夜中に呼び出されて大変なことになるだろう」って言われるんですけど，意外や意外，そういうことをしてくる人はほとんどいなくて，むしろ名刺まで渡されて，たとえば夜中の2時に電話をかけたりとか，そんなことをすれば人間関係を壊すので，夜中に理不尽な呼びつけとかは，ほとんどないですね。逆に，つっけんどんな態度をとって，「あんまり電話はかけてこないで」などと言うと，「またかけてきた，この人！」みたいなことがあったり（笑）。

八杉　日中，いかに我々が患者さんを安心させるかでしょうね。患者さんにしっかり関わっていれば，夜の電話も減ってきますよ。

岩田　患者さんから逃げちゃダメですね。逃げると追っかけてくるんです。

八杉　そうですね。僕はよく若い作業療法士や学生たちに言うんですけど，患者さんというと，問題点をいっぱい探そうとするんだけど，そうではなくて，自分が関心がある人，自分が好きな人という目で見てごらんって言うんです。そうすると，結構学生にしても，新米の作業療法士にしても，病気のところよりも，その人の良いところ，私はグッド・ポイントと言うんですけど，いいところを見つけようとする。この人は，こういう問題はあるかもしれないけども，こんないいところもあるんです，というふうに，いいところの話題でスタッフ同士の会話が弾んでくる。人間なんてアラを探せば，いくらでもあるんですよね。でも，いいところを探していくと，その部分でその人を認めることができる。

　患者さんも，患者さんとしてありたいのかというとそんなことはなくて，普通の人として見てほしいんですよ。やっぱりそこには，患者と職員という，サービスの受ける側と提供する側という，どうしても越えられない壁があるんですが，彼らが望んでいるのは，本当はフェアな立場です。いわゆる自分と水平な立場の人を求めているんだけど，なかなかそ

の水平な立場にはなれないことを彼らは知っているから，どうしても自分が病人になることによって，我々に付き合いを求めてくる。だから，そうではなくて，そんなことはもういいから，我々は24時間，365日付き合いましょう，というメッセージを送るんです。

それが言えるようになるためには，作業療法士自身も，普段から，自分の生活の中に彼らがいる，彼らの中に我々がいると認識することですね。たとえば，私の生活の中に西條さんはいますよ。だから，いつでも連絡をとろうと思えばとれる。ところが，私がサービスを受ける側になって，西條さんが提供する側になってしまえば，遠慮して，なかなか普通には連絡できなくなるでしょう。何か屁理屈をつけてアプローチするしかない。患者さんにとっては，「サービスを求める」ということが，コミュニケーションをとるための手っ取り早い方法なんです。私も患者になることはあります。風邪をひいたり，お腹が痛くなったりします。それで，何となく顔色が悪くなったりするんですね。そこでは，お医者さんという立場と，患者さんという立場を，取り合うんでしょうね。

岩田　取り合う？

八杉　お互いが，医者と患者の立場を取り合っている。

岩田　なるほど。

八杉　僕が臨床の中で目指しているのは，自分の中に彼らがあって，彼らの中に自分があるんだと，そういう気持ちというかスピリッツというか，そういうものを自分の中で咀嚼できるようになることで，実際，それで随分患者さんとの付き合いがラクになりました。

岩田　それはすごいですね。

◆医療現場の時間とマンパワーを問い直す

八杉　さっき，岩田さんが連絡先を渡すと言われたけども，私も電話番号を渡しますよ。でも，かかってこないです。

岩田　かかってくるのは医者だけです（笑）。

八杉　私も，そのことを知り合いに言うと，「よく番号を教えられるなあ」って言われるんです。でも，かかってきても大した用事ではないです。向こうも，すぐ切りますよ。

岩田　ただ，その場合，パーソナリティ障害（人格障害）の人とかだと注意が必要ですよね。

八杉　はい。まあ，パーソナリティ障害を病気と捉えるかどうか，ということになるとまた議論になるかもしれませんが，境界型パーソナリティ障害ですね。彼らの場合はね，私も困ったことがあります。あるけれども，パーソナリティ障害でも，相手を困らせるパーソナリティ障害と，そうでもない人とがいます。こちらからきちんとメッセージを送ることで，安定するパーソナリティ障害の方もいるんですね。私が，ある女性のパーソナリティ障害の方から学んだことがあって，本当に病院では困らせ者だったんですが，実生活でちゃんとした恋愛をして，人に愛されているという実感を持ったら落ち着

かれたんです。

**岩田** そうですね……ただ、実はそれに関しては、女性がパーソナリティ障害で、たとえば恋人ができたり、結婚をした時に、だんだん旦那さんが耐えられなくなってくることがあるんですよね。最初のうちはいいんですけど、パーソナリティ障害って、定義的に、一般の人と噛み合わない人たちじゃないですか。だから、夫婦の生活を送っていて、やっぱりうまくいかないことが多くて、もて余しちゃう。場合によっては、旦那さんが溺愛すればするほど噛み合わないというか、愛しているのに空回りしてしまうということがあって、そっちになってくると、臨床医的には、あまり良いことは言えません。率直に言って私は、パーソナリティ障害の方に、あんまりどっぷり浸からないようにしているんです。ある程度距離をとらないと、自分がつぶれちゃう、ということで。

**八杉** それは、お医者さんの場合、時間が足りないからですよ。その人だけに一日何時間とか取れないでしょう。精神科の場合、お医者さんは時間を取れないですけど、私たち作業療法士の場合、なんとか確保できるように努めています。

**西條** 今のお話で面白いと思ったのは、立場というよりも、やっぱり現実的制約みたいなものによって、取るべき手段が変わってくる、ということですね。

**八杉** 変わってきます。とくにお医者さんの場合は、時間が足りなさすぎる。病院の中って、忙しいんです。我々も、病院の中では忙しいです。だから患者さんと、さっきも言った、本音のさらに本音の部分を把握するまでには随分時間がかかると思うんですね。やはり時間に追われるんです。時間に追われた人を患者さんが見た時に、本当にその人に、自分の本音の部分をじっくり話す気になるかどうか。我々も、現場ではドタバタドタバタ動いてますからね。患者さんはやっぱり、見ているんです。僕も、患者さんに「忙しいねえ」なんて言われるんですけど、それは遠慮されている証拠なんです。

**岩田** そうでしょうね。

**八杉** たとえば、ある患者さんが困っている時に、我々にいろんな要望を伝えてくるんだけど、さらに困っている患者さんが来た時には、それまでいた患者さんが遠慮します。僕の対応を見ているんですね。患者さんが患者さんを見る時に、何を見るかというと、自分よりも大変な人かどうか、ということを見ていますから、やはりそういう患者さんは、そういった時には自分の時間を譲ります。

　それで思うのは、患者さんにももちろん、いわば良心というものがあるんですね。当たり前の話かもしれないけど、みんな幸せになりたいんですよ。これは笑い話みたいかもしれないけれど、ある閉鎖病棟で、週一回、ビンゴゲームをやるんです。そうしたら、ビンゴゲームの1番で上がったといって、普段は全然笑わない患者さんが、笑うんですよ。笑顔を見せる。それを幾度も見ているうちに、ある看護師と話をして結論づけたんですけど、やっぱり、みんな幸せになりたいんだよね、と。みんな幸せになりたい、

というのは，患者さんも私たちも変わらない。誰しもが，万人がみんな幸せになりたい。だから，いくらビンゴゲームで最後になった人でも，最後までクジで当たるように，みんなでおめでとうって言うように心がけたんです。たかがビンゴゲームと言われるかもしれませんが，ゲーム一つの中に，その人の笑顔があったりするわけです。

その笑顔っていうのは，我々が「笑いなさい」と言って笑う笑顔ではないんです。本当に幸せな時にしか出ない笑顔というのがあるんです。だから僕なんかは，退院された患者さんが，たとえ障害が残ったとしても，笑顔で暮らし，生活してほしいなと思います。その本当の笑顔でいてもらうためには，障害の受容というところをきちんとしていただかなくちゃいけないですから，じゃあ，その障害の受容のためにはどうすればいいかということを考えなくてはならないんですけどね。

でもまあ，これは本当に難しい課題で，入院中に，スタッフにいろんな手当てをしてもらいますよね。手当てをするっていうことは，退院後の，その人が幸せになるための準備なんですよ。これから障害を持って，退院後には，その人なりの山を登っていかなければいけない。だから，入院中に我々のほうで，その人が登る山にナビゲートしていかなければならないから，その人のリュックの中に，こんなものを揃えたらいいよって，アドバイスをします。お医者さんはお医者さんの立場で，こんなことに気をつけてください，ってことを言います。看護師さんは看護師さんで，こういうことに気をつけましょうね，というアドバイスをします。OTはOTでこんな練習をしておきましょうと一緒に外出して生活をイメージしてもらう，ケースワーカーはケースワーカーで，こういう制度を利用しましょう，と言います。いろんな職種の立場で，リュックの中にいろんな荷物を入れるんです。

だけど，その山に登っていくのは，患者さん本人です。といっても，最初にも言いましたけど，退院後に一人で山を登っていくのは，なかなか大変なんですよね。だから，そのためには伴走者が必要だと思います。しかし伴走者は，精神科の場合，非常に人材が少ないんです。

岩田　それは，時間がないからですか？

八杉　いえ，退院後の人材というのは地域にいるはずなんです。地域の中に人材が，マンパワーが全然足りないんです。むしろ病院のほうには人材は多いんですよ。

岩田　え，精神科領域ってそうなんですか。

八杉　そうなんです。

岩田　病院のほうには医者は多いんですか？

八杉　もちろん，そうです。

岩田　もちろんなんですか。それは驚きです。他の領域では逆ですよね。

八杉　最近でこそ，クリニックもたくさんできてきましたけど，病院の中のほうが断然多いです。精神科の小さいクリニックでも，一人か二人いるところがせい

ぜいでしょう？

**岩田** それは驚きですね。というのも，普通の医者のパターンって，勤務医が枯渇して，開業医が……まあ余っているとは言えませんけど，そこそこ充足して，というのが今の医療崩壊の典型的なパターンですよね。病院は，医者が足りない，あるいは科をつぶす，というのが普通じゃないですか。なので，その構図はちょっと意外でしたね。何で精神科だけそうなるんですかね？

**八杉** それだけ，精神科の場合は病院に患者さんが多いということでしょう。統合失調症を積極的にやりますというクリニックも少ないですし。

**岩田** なるほど。

◆パーソナリティ障害の難しさ

**西條** 今のお話で，パーソナリティ障害の人に対して，岩田さんは基本的に距離を取る，八杉さんは距離を取らないとおっしゃられていましたが，やっぱりそれもどっちが正しいということではなくて，現実的には制約も違いますし，感染症医と作業療法士ではそもそも主要目的が違いますよね。

**岩田** でも，パーソナリティ障害の患者さんって，感染症とかはあんまり関係ないんですよ。たとえば，エイズの患者さんとかで，パーソナリティ障害の人がいるという場合，まあエイズってすごく総合的なケアを必要とするので，ウィルスを殺すと何かいいことが起きるかというとそんなに甘いものではないですよね。

アメリカでもそうですし，日本でも，どこの世界でも一定の割合でパーソナリティ障害の人はいるわけで。でもいずれにせよ，パーソナリティ障害の患者さんは……難しいです。

**八杉** 難しいです。それは同感です。

**岩田** 「これは楽勝！」とか言っている人は，いまだに見たことがありませんね。

**西條** 主目的が違うことによって，求められる仕事の質が違うということではないんですか。

**岩田** いや，ただパーソナリティ障害の人は，求めるんですよ，結構。我々がそう認識しなかったとしても……たぶんそれがいろんな問題の火種になることが多いんです。まあ，僕なんかは，八杉さんほど覚悟ができていないので，正直言って24時間仕事漬けっていう気分にはならないです。なので，たとえ夜中に電話がかかってきても，それは切り換えて，今は医者モード，みたいにしているので，聖職者みたいに，365日いつでも医者っていうよりは，今はプライベート・モード，っていうのがあって，時々切り換えていると。夜中に呼び出されても切り換える，という感じですけど，パーソナリティ障害の人というのは，そういう観念を全く持ち合わせていないので，すべて私のため，みたいな感じです。

　要するに，岩田という医者はすべて私の医者で，他の患者さんを差し置いても私を診てほしい，という人がいて，私のためにすべてを犠牲にしても，たとえば，Aさんのために，いついかなる時でも対応すると。症状の強い方になると，そう

いう人がいるんです。私のまわりでも5人ぐらいかな，見たことありますけど。実は，私のところに，パーソナリティ障害の患者さんがよく集まってくるんですよね。というのも，他の医者が匙を投げて回してくるからなんです。まあ……ラクではないですね。

**八杉**　まあ，そういうね，最近はモンスター・ペイシェントと言われる人たちの中にも，やっぱりそうしたパーソナリティ障害の方がたくさんいると思いますね。で，一般の総合病院の中でも，スタッフを困らせる患者さんは，やっぱりいらっしゃると思います。で，このパーソナリティ障害というのは，治療して治るものではないんですよ。治療の対象にはならない。そもそも。

**岩田**　まあ，病気なのかな……まあ，病気なんでしょうけど……。

**西條**　病気と"みなしている"んでしょうけど，それこそ，医療や教育，あらゆる場面を越えて問題化する症状ですよね。

### ◆「警察介入法」が必要な時

**八杉**　うちの医者なんかは，はっきりしてて，医療現場でそういう人たちが問題を起こせば，警察にお願いするんですよ。パーソナリティ障害の人は責任能力は当然あるわけですから，大きな問題を起こすと，警察のお世話になる。そちらのほうが解決は早いですよね。

**岩田**　まあ，そうですね。難しいですね……いや，私の患者さんでも，警察に捕まっちゃった人がいて。酔っぱらって暴れ出して，夜中に救急に来て「岩田を出せ！」って。結局，私に連絡が来る前に警察に行っちゃって，刑務所に入っちゃいましたけども。このあいだ刑務所から手紙が来ましたけどね。私はもう，かなり筋金入りの人を見てきたので，正直言ってそんなに綺麗ごとは通用しないと思っていて。結構，裏切られるんですよ。こっちが善意で尽くすと。よかれと思ってやっても全部裏切られるので，普通の医療者はそれで大体参っちゃって。

だからもう，私は「あんまり真面目にやるな」って言っているんです。僕と一緒にやっていた研修医が本当に人間不信に陥っちゃって。こんなに私は一所懸命にやっているのに，何でこんなにひどい目に遭うんだって。私はある精神科医にその人のことを相談したら，「それは何か見返りを求めるからそうなるんで，あんまり一所懸命やっても，所詮は医者だから。所詮はあなたは医者で，別に世の中が変わったり，人間を変える力はないから，しょうがないよ」みたいな感じで言われて。まあ，この人が治らなかったからといって，責任を負う必要もないし，みたいな感じになったら，ちょっとだけラクになったというか。まあ正直言って，警察沙汰になったり暴れたりする人の責任まで取れないですよね。

**西條**　そうでしょうね。方法っていうのはあくまでも目的を達するための手段ですから，その目的に照らして有効性が決まりますよね。ただそれだけじゃなくて，方法というのは必ず特定の状況，現実的制約の中で使われますよね。ですから，

方法の有効性は,「現実的制約」を踏まえたうえで「目的」に照らして判断されると考えています。方法に対する原理的な考え方としてはこれだけだと思うんですよ。基本は。

八杉　うん,うん。

西條　ですから,時間がないとか,暴れる人には対処しようがないといった現実的制約を無視して正論を言っても,それは無意味なことですよね。

岩田　そうですね。

西條　そう考えた時に,八杉さんのお話で面白いと思ったのは,警察を呼ぶ,という話ですね。敢えて言うなら「警察介入法」とでもいいますか(笑)。そうしないと治らないというか,そうすることで,劇的に何かが収まるということはあるんでしょうか？　どういった時に,呼ぶんでしょうか？

八杉　要するに,病院も社会なんですよ。当たり前の社会なんです。当たり前のルールがある。そのルールは,病院の外では許されて,病院の中ではダメだとか,そういうものはそんなにないんです。他の患者さんの診察中には,診察の邪魔をしないとか,ごく当たり前のことなんだけども,そういうのを邪魔する人がいるんですね。

岩田　いますね。

八杉　うちの病院でも,リハビリテーションの施設,つまり作業療法の施設,デイケアの作業療法の施設があるんですけど,そこでもですね,人に迷惑をかけようと思って来る人はいないと思うんですよ。困っているから,自分がサービスを受けに来るんだと。それはごく当たり前のことなんです。それは当然,我々もそのつもりでやっているんですが,中には,自分が気に入らないことがあると,さっきも岩田さんが言われていたように,どんどん,自分の要求ばっかりを通そうとする人がいるんですね。そうなると,我々もいろんな制約の中で,その人だけにべったりついているわけにはいかず,また,ほかの患者さんたちもやっぱりサービスを求めてきているわけですから,ほかの患者さんにも応えていかなければならない,という制約があるんですよ。

　だけど,そういう人は自分だけのつもりでサービスを求めてくるので,当然,私の抱えている制約の中で,彼らの要求に応えられない部分が出てくるんです。そうすると,大声を出したり,ほかの患者さんへの迷惑行為をしたりする。あるいは,それが暴力になったり,場合によっては破壊行為に至ったりする。そうなると,ほかの患者さんもお金を払ってサービスを受けに来ているわけですから,私もほかの患者さんに対しての責任があるわけで,そのサービスを壊すようなことがないように,守ってあげなくちゃいけない。ですから,そういう時には警察を速やかに呼ぶ。

西條　僕は専門外ですが,そういうことをあまり本で読んだことがないなと思って,新鮮に感じたんですけど,そういう話というのは,お医者さんの教科書とかに載っているものなんですか？

岩田　載っているものもありますよ。とくにアメリカなんかは,私も経験ありま

すけど，拳銃でカウンセラーさんを脅したりするとかね，ものすごいことをする人がいるので。その人は警察に連れていかれましたけど。

**西條** 日本でもあるんですか？

**岩田** 日本でも，そんなに具体例は載っていませんけど，このあいだちょうど，精神科の先生の本で，そういう事例をどうするかって，たとえば，ロビーで騒ぎだした人をどうするかとか，よくあることなので，やっぱり議論になるんですね。

◆現実的制約を問い直す

**岩田** それで，何点か気づいたことがあるんですけど，あの，「現実的制約」っていうのはあるんですけど，ただ僕らって，現実的制約というのを言い訳にする傾向も結構あって。まあ僕らも，「やっぱり所詮，世の中こんな感じだから」とか，「時間もないし，人もいないし」とか言って，本来だったら，もうちょっと工夫すればできるような，たとえば神戸大学病院だったら，もっと良い病院にできるはずなのに，「時間がない，人がない」で，いつも現状維持なんですよ。本当はもうちょっと工夫すれば，もっともっと良い病院にできるはずなんですよね。

**西條** つまり，現実的制約って言っている，「現実」の部分を，たとえば人を増やすとか新たなシステムを作ることによって，変える努力をするということでしょうか。

**岩田** まあ，自分で制約をつくっちゃっている，ということもありますね。

**西條** 心理的に，ということですか。

**岩田** 心理的に，ということでもありますが，戦略的に，まあ，あえてそうすることによって逃げをつくっているという部分もあると思うんですけど。まあ意識しているにしても，無意識的にやっているにしても，現実的制約という言葉が，錦の御旗になって，動かないことの言い訳になっているっていう部分があるんですね。たとえば，さっきのパーソナリティ障害の人もそうですけど，やっぱりある一線は守らないと，私がいつも言っているのは，ある程度どうしようもなくなったら，刑務所のお世話になっちゃったりするんですけど，その代わり，絶対この人は切らないと。たとえば，私は，診療拒否はしないって言っているんです。

**西條** 診療拒否をしないというと？

**岩田** 診療拒否をする人もいるんです。この人は出入り禁止，とか。私は，診療を求められたら絶対するけど，診療以外のこと，たとえば殴りかかってきたりとか，それはシャットアウト。で，私は所詮，患者と医者のコミュニケーションというのは，人間と人間のコミュニケーションの延長にすぎないと思っているので，医者・患者のコミュニケーションだけは特殊であるっていう考え方自体がおかしいと思うんです。人間同士のコミュニケーションで，いきなり殴りかかるなんてことはあり得ないですよね。従って，患者が医者に殴りかかることは許されるなんてことも当然あるわけはない。ダメですよ，と。

だけど，コミュニケーションを求めてきた場合に，「あんたこのあいだ殴りかかってきたでしょう」と言ってぶったぎることはせずに，本当にコミュニケーションを取ってほしいんだったら，ということで，取ることはあります。それは，何年か経って，改心しました，とお詫びの手紙をくれて，また来るようなこともあるからなんです。その道だけは，「切らない」という逃げ道だけは必ず一個のルールとして，そこは守らなければいけないと。ただ，そういうことが行きすぎちゃうと，「私は聖職者の医者だから，相手が殴りかかってきたら私の頬を差し出すわ」みたいな，それはまた別の話になって，そういうことをやると，一部にはおかしなことになるし，ある意味で偽善的というか。

**八杉** そうですね。

### ◆二分法と正しさを求める心性が信念対立を生む

**岩田** そのへんのバランス感覚は大事にしたいと思っていて。ちょっと前までは，医療倫理の点で，患者さんの自己決定権というと，プライム・インポータンスなんていって，患者さんの自己決定権こそが大事で，医療者というのは，患者さんの求めるものを提供する。まあ「患者さん中心の医療」ということをよく言っていたんですよ。

ところが最近，2007年あたりから「それはおかしいんじゃないの？」って言う人が出てきて，患者さん中心っていっても，患者さんがそもそも全然見当違いの方向を向いていたら，たとえば，それこそ社会的な制約もあるし，医療費も制限があるわけだから，俺のために医療費を無限大に使ってくれ，とか言ってくる患者さんがいたら，それはダメだって言うでしょう？と。制約があるってわかっているにもかかわらず，患者さん中心の医療なんて言って，スローガンばっかり一人歩きして，現実は全然患者さん中心ではないし，それになり得ないと。わかりきっているのにそんなことを言うのは，そもそも偽善的ではないかと。だから，患者さん中心ではない世界だし，そもそも世界というのは，誰かが中心ということはないので，患者さんと一緒にやりましょう，と。

**八杉** そうだね。

**岩田** 僕がよく言うのは，「シェアド・デシジョン・メイキング（shared decision making）」というんですけど，一緒にやりましょう，と。その時に医療者は，患者さんに反対するのもありだと思うんです。「それはおかしいと思うよ，○○さん」と言うのはありだと思います。というのも，さっきも言ったように医療者と患者さんのコミュニケーションというのは，あくまで人と人とのコミュニケーションの延長にすぎなくて，たとえば親友同士とか親子で，その人の意見にすべて賛成するなんてことは，あり得ない話でしょう。それは，おかしな人間関係なんですよ。親子で，親が子の，子が親の言うことを全部，100％聞きます，なんていうのは，いびつな親子だと思うんで

す。だから，医療者であっても患者さんに異議を唱えるのは当然ありだと思うし，それは人と人とのコミュニケーションの延長っていうことからいうと，むしろ自然な姿なんです。

ですから，患者さん中心の医療ということに対しては違和感を持っていて，その先にあるものをもっと見ないといけないなって思います。それが，現実的な制約が本質的にあるこの世界の中で，いかにやっていくか，現実的な制約っていうのは，理想があって仕方なくこう，というのではなくて，むしろ，現実的制約があることが，当たり前なんだっていうところの中でいいものをつくるっていうほうが，あるべき姿としてはいいんじゃないかと思うんです。

**西條** そうですね．それを前提として踏まえるというか．

**岩田** 制約があるっていうこと自体は，そんなに悪いことではないと思うんです．

**西條** 思想的に言えば，反対にいわゆるモダニズムの枠組みと対応するのが，医師中心医療というか，権威的なありかたと言ってもいいかもしれません．その反動としてわりと最近，医師ではなくて，患者中心なんだっていう主張が出てきたわけですよね．『医師アタマ』（医学書院）といった本も出ましたけど，思想的にはポスト・モダン的でもあるなあと思いました．患者さんが何を言ってもそれに対応しようと，とにかく患者中心で患者さんの意思を尊重しましょうって言ってしまうと，何でもありになっちゃうんですよね．

**岩田** そうですね．ポストモダンと「何でもあり」は裏腹な関係だと思います．

**西條** こういう「医師中心じゃなくて患者中心」「右じゃなくて左」といった動き方ってよくありますよね．人間の認識は「右／左」「上／下」「良い／悪い」といった二分法が基本なので，だから人を判断する時も「この人は自分の味方か，敵か」とまず考えてしまったりするわけですね．

で，僕が最近よく思うのは，研究法でも「量じゃダメで質だ」とか，あるいは逆でもいいんですけど，なぜそうなりやすいかっていうと，自分の経験が重要だといわれるんですが，この経験というものがかなりくせ者なんだと思うんです．たとえば自分のやりたいことは量的研究ではできないから，質的研究をやってみたらとてもうまくいったとすると，だから質は正しいんだと思うようになってしまうわけです．その「だから正しいんだ」というところには飛躍があるんですけど……．

**岩田** 実際には，正しいというより，腑に落ちるって感じですね．

**西條** そうですね．そうやって関心にぴったりあった時に，僕らは「これが正しいんだ」ってふうに思ってしまう．

**岩田** そうそう．

**西條** そういうクセみたいなものがあって，だから信念対立の話に容易になってしまうんですよね．それで「関心相関性」なんて言うと，「そんなのは当たり前だ」という人もいて，もちろんそういうことはいくらでも言えるんですけど，実は，

当たり前で済ますことはできない理由があるわけです。というのも、さっきも言ったように人間の根本的な認識のあり方が二分法を基本としているため、それと「正しさ」を求める心性みたいなものとがあいまって、どうしても「右じゃなくて左が正しい」「左じゃなくて右が正しい」といったように思ってしまいがちなんですね。だから、どの領域でも、どういう営みにおいても、どこかで関心相関的観点のような視点を持っていることが役立ってくるんだと思うんです。

◆信念対立に陥らないための現象学的還元という考え方

**岩田** それは、自分を俯瞰する、もう一人の自分、みたいな態度ということでしょうか。

**西條** そうですね。さっきの話なら自分はなぜ、患者中心ではダメだと思ったのか、あるいは、医師中心ではダメだと思ったのかといったように自分の確信がどのような経験から構成されてきたものなのかを問い直すわけですね。これが現象学的還元の基本的な考え方なんです。

だいたいどちらかの極に振れるじゃないですか。たとえばさっきの『医師アタマ』という著書もとても面白い本だとは思うのですが、題名が「石頭」と掛けていることからもわかるように、医師中心じゃだめだから患者中心であるべきだと反対側に振れているわけですね。もちろん患者の意思を無視したり、ぞんざいに扱うのはおかしいと思いますし、患者を尊重しようとする姿勢はよいと思うのですが、「医師じゃなくて患者中心だ」となるとやはりまずいことも出てくると思うんです。

本のメッセージとしてはわかりやすいほうがよいということもあると思うんですが、何がまずいかっていうと、それを真に受ける人がいるんですよね。良い加減な人は「まあまあ、たしかに医師中心に偏ってきたことを考えれば、こういうところに意味があるし、この部分はたしかに使えるな」とか適度に受け取っていると思うんですけど、真に受けすぎちゃう人、要するに真面目すぎる人は、それを本当に鵜呑みにしてしまって、実際にその通りにやってみたら全然うまくいかないとなってしまったりするわけです。

ひと昔前に、来談者中心療法が入ってきてカウンセリングの考え方が広まりつつあった頃、教育現場の先生がそういう本を読んで、「なるほど」と思って、とにかく無条件の受容と共感的理解で児童たちに接するべきだと思ってやってみたら、そうしたらもう、児童たちが何も言うことを聞かなくなってしまったという話を聞いたことがあります。その時はまだ学級崩壊とかが流行る前ですけど、そういうことになってしまったわけですね。

**岩田** ゆとりか詰め込みか、とかもそうですよね。

**西條** まさにそうですね。人間ってやっぱり反対側にポンって行ってしまって、真ん中で止まることが難しいんですね。さっきも言ったみたいに、右か左かといった二者択一の考え方をするので、その

時に真ん中で止まるためには，偏りを自覚して，真ん中を見定める特殊な装置が必要だと思うんですよ。関心相関的観点や現象学的還元という考え方は，そのための思考法として役に立つわけです。

◆同じ経験をすれば同じことを考えるようになるか？

岩田　なかなか難しいのは，たぶん先駆者というか，最初にそれを考えた人は，たとえば，ゆとりをやって，ゆとりをやって，ゆとりをやって，突き詰めて考えて，これではどうしても行き詰まるから詰め込みも必要，っていうふうに進んでといったように，こうしたプロセスを経て，さんざんそこまで突っ込んで辿り着いた考えだから，ある程度止まれると思うんですけど，傍から見ている人はそれは追体験せずに，いきなり結論を見ているので，ある程度の追体験，同じ思いをしてみないとわからないというか……どうなんですかね。追体験しないで俯瞰できるか，というのは，私には興味深いテーマなんですけど，やっぱり一緒にやってみないとわからないんじゃないでしょうか。

西條　そういう部分もあると思います。ただ逆に，同じ経験をして同じように思うか，といったら，そうともいえないかな，というところがあって。

岩田　それは人それぞれですからね。

西條　ええ，かなり違いがあると思うんです。たとえば，信念対立みたいなものに巻き込まれてイヤな思いをした人や，量的研究者に「質的研究なんて」とか批判されてイヤな思いをした人で，視野が広くなって柔軟になる人もいるんですよ。そういう経験をすることで，いろんな枠組みに理解を示せるようになる人もいる。でも，そうならない人もいるんですよ。同じ質的研究者でも自分と違う立場の質的研究者を自分と違うからって批判する。これは量的研究者にやられたこととまったく同じことをしているわけです。

だから同じような経験をしたからといって同じようになるわけでもない。その違いというのは，それだけじゃないでしょうけど，やはり関心相関的観点を持っているかどうかというのは，大きいと思います。たとえば「方法は手段である以上絶対に正しい方法などなくて，目的によってどういう方法が有効かは変わってくる」という観点をしっかり持っているかどうかで結構変わってくるように思うんですよね。

岩田　教育学の教科書などを読むと，そういうので，テンデンシーで一番頻度が高いものが正しくて，あとは間違いになって返ってくる。だから，よく引き合いに出すのは，虐待を受けた経験のある子供が，大人になって自分も虐待者になるという話があって，だから虐待はよくないんだって言うんだけど，それがだんだん拡大解釈されて，だから親が子どもを叱ると，子どもが将来自分の子どもをイジメるようになるからそれもダメとかって，それってちょっと，だんだん話が違ってきているんじゃないかなって思うんです。まさに目的によってどういう方法

が有効か，そのコンテクスト（文脈）が大事なのに，そこを抜かして一般化するから，とても教条的になるんだと思います。

このあいだ，知人が，この人は神戸の人で，震災を経験しているんですね。幸い家族は無事だったらしいんですが，家が全部つぶれちゃってすごく怖い思いをしたらしいんです。その人が言うには，あれ以来，ちょっとした揺れでも我慢できないと。そよ風で木がシュッと揺れてもビクッとして，どんなに小さな揺れでも我慢できないぐらいの，心の傷を受けたという話を聞いて，僕もそんな震災を受けたような経験はないから，「そんなにすごい揺れを経験したら，そんな思いをするよね」ってサラッと言ったんですよ。そうしたらその人が「違う！」って言って。その人の弟は全然違って，一度震災で，家がつぶれるぐらいの大きい揺れを経験したら，もう後は，それ以外の揺れは大したことないって。以前は，ちょっとした揺れでも結構怖かったのに，今では，ちょっとやそっとの揺れはそれほどでもないって。全く同じ体験をしている二人が全然逆の認識を持っているという話で，不思議だなって思って。

◆経験が偏りを生む

**岩田** よく医者のあいだでも，こういう体験をするのが医者にとっては大事だっていうような話で議論になるんです。昔の医者は大学院で博士号を取るのが定石だったんですけど，最近は大学院に行かない人も増えてきて。そこで，よくあるのは，大学院に行くべきか行かないべきか，という話になるんです。そこでは，「私は大学院に行ってこんなに良い経験をした，だから大学院には行くべきだ」とか，逆に，「私は大学院に行かなくてこれだけうまくいったから，行かなくていい」とか。でも，それを言ってしまうと，たとえば「俺は若い頃グレてて，親と喧嘩して殴って少年院に入っていたけど，それから改心して今は会社の社長で」みたいな人がいるからって，「じゃあ，みんな少年院に入りましょう」なんて話になるかと言えばそんなわけはないので。過去の体験がなんの根拠にもならないというのは，その捉え方がすべてだと思うんです。

**西條** 経験って，結構やっかいだなって最近よく思いますね。

**岩田** 何の根拠にもならないですよね。

**西條** 根拠にもならないし，偏らせるものにもなるんですよ。もちろん経験を増やしていくことによって，1人よりは10人，10人よりは100人診たほうが，たとえばお医者さんでも，技量が上がっていくという確信に繋がることは多いと思います。それは教育者でも，研究者でも一緒だと思うんですけど，だからと言って，じゃあ100人診たお医者さんと，1000人診たお医者さんがいた時に，1000人診たお医者さんのほうが10倍すぐれているかといえばそんなことはないですね。量で言うなら，ご高齢の医師は全員すごい名医ってことになりますからね（笑）。

**八杉** ははは（笑）。

西條　ずっと野球をやっていれば，全員大リーガーになれるということになりますよね。でも実際はそうではなくて，やっぱり医師にしても，教育者にしても，プロとして，ということを考える場合には，何年やったとかいうのはそこまで本質的なことではないと思うんです。まあ教育する時には，ある程度場数を積んだほうがいい，ということは妥当でしょうけど，だからといって何年やっていなければダメということにはならないし，何年やっていればよいということにもならない。

経験が偏りを生むという意味で言えば，経験を積むことによって反対に見えなくなってしまうものもありますよね。気づかれた岩田さんのほうがむしろすごいと思いますが，患者さんをずっと待たせていても，そのことにまったく気づかない，悪いとも思わないというのは経験的にずっと大丈夫だったからということもありますよね。

◆共感的態度を問い直す

西條　一見正論に見えるものほど絶対化しやすいですよね。
岩田　はい，たとえば医療現場でもよく絶対共感しなければいけない，共感しなければいけない，って言うんですけど，共感できない相手というのはいるんですよね。
八杉　います，います。
岩田　それで，僕がある先生に「共感できない人には，共感する必要はないですよ」とアドバイスされて，すごく救われた思いがして。
八杉　それは，ありますね。
岩田　今まで，共感的態度でいきなさい，共感的態度でいきなさい，って言われて，んー，この人にも共感しなきゃいけないの？とか思ってたんですよ。でも，共感できない人に無理に共感するのは嘘だから，無理なことはできなくていいんだと，共感できるようになってはじめて，というか，共感するためには，コミュニケーションを続ければいいんだと。
八杉　そうですよ。
岩田　たとえば「先生，私，つらいんです」って言われて「ああ，それは大変だね！」って言っても，「先生，何がわかるんですか？」って，逆に反論されることもあるんですね。だから，「先生，私，つらいんです」って言われたら，「じゃあ何がつらいか教えてください」って言って，「いや，実はこういうことがあって……」と散々説明があって，「あ，それならつらいですよね」って，共感できるようになるまでは，共感的態度をとらなくていい，話を聞き続ければいいってその人が言われていたので，あ，それまで共感的態度ってキーワードで押されていたから，共感できなきゃダメか……って思っていたんだけど，共感できるようになるまで待てばいいんだと思って，すごくホッとしたというか，救われた気持ちになったんですね。
西條　そういえば，このあいだ笑い話で，共感的理解が重要だって言っている先生に，そういう話をしたら，怒られたって

おっしゃっていましたよね（笑）。

**岩田** そうですね、ぶち切れられちゃって（笑）。共感できない時にはしなくていいんじゃないですかね、って言ったら、「君は全然教育のことがわかっていない、共感的態度をとるのが当たり前だろう！」って。先生、私、全然共感されてないんですけど、って。

**西條** その人の中では、共感的理解をすることによって、患者さんから感謝されるっていう経験を積み重ねてきたからこそ、絶対化しちゃったんでしょうかね。

**岩田** その人はそんなに共感的態度ではないんですけど。「常に共感的態度じゃなきゃダメだろ！」みたいな。

**西條** まったく共感的じゃない（笑）。その人は、どうだったんでしょう。患者さんに対しては共感的態度をとっていたんですかね。

**岩田** と、思っているんでしょうね。

**八杉** ただ、共感をされているかどうか、っていう答えは、相手の方が決めるわけですからね。

**岩田** まあ、本当のところを言うと、共感できているかどうか、ということは、自分にはわからない、というぐらいの謙虚な姿勢のほうが真っ当だと思うんですけどね。

**西條** そうですね。

**八杉** 僕も、患者さんから言われますよ。いっぱい心を砕いてもね、「まだまだ」という患者さんもいるし、おはよう、とかこんにちは、とか言うだけで「ありがとう」と言ってくれる患者さんもいるしね、これはわからないですよ。

**岩田** 最近は、気にせずにいるんですけど。

**八杉** 全員に共感をしていくというのは到底無理な話で、まあそれを目指していく必要はあるかもしれないんですけど、ただその、結果としては、全員に共感するというのは、現実的には無理な話ですよね。

**岩田** そうですね。目指すのは構わないんですよ。ただそうでなければいけない、というのは、それは問題があると思うんです。

**西條** なんでも絶対的な規範と化した時にヘンなことになりますよね。

◆**正しさを追究する態度を問い直す**

**岩田** 僕がよく出す喩えなんですけど、交通事故はよくない、っていうのはOKなんですよね。交通事故を減らすべきだ、というのもいいでしょう、と。ただ、「交通事故はあってはいけない」「あるはずはない」となってくるとだんだんおかしくなってきて、グチャグチャになっちゃう。そうすると、極端な話、シートベルトなんてやめればいい、交通事故なんて起こるはずがないんだから、というふうに、本末転倒なことになっちゃいかねないわけです。本当は、もちろん交通事故はないに越したことはないんだけど、車社会から逃れられない以上は絶対にあるんだから、エアバッグも付けて、シートベルトも付けましょうね、というほうが、真っ当な議論だと思うんです。

**西條** 最初は、交通事故はみんな不幸に

なる，悲惨だからそれを減らしましょう，減らすためにはシートベルトをして，というふうに進む。そこでやっていた営みは何かと言うと，交通事故を減らすという目的を達成するためにより有効な方法を考える，ということですよね。けど，ある時にどこかでポンと飛ぶんですよ。交通事故などあってはならないとか。要するに有効性の話から，正しさの話に飛ぶんですね。

さっきお話したように，僕らって「何が正しいのか」という問いをよく立てちゃうんですよね。これが厄介なところで。信念対立も「正しさ」を契機としてこじれていくことも結構あるわけです。「15年前からやってきたからこれは正しい」と言われると，岩田さんがおっしゃっていたように「あなたは，15年前から間違っていたんだ」と言いたくなってしまったりして。僕も経験がありますが，この「正しい」「間違っている」という言い方をしたとたんに，全部否定されるような気持ちになってしまって，相手も素直に受け入れられなくなってくる。

**岩田** まあ，そうですね。

**西條** あるいは，「絶対正しいんだ」と言っている人を見ると，素直に聞けなくなってくるということもありますよね。

**岩田** その通り。だからそれで余計に腹が立って，相手の存在自体を否定するような言い方になってしまう。

**西條** そう。それでグルグル回っちゃうというのがあって。だから，その時に関心相関的観点を働かせると，身体とか欲望とかに応じて，価値というものは決ま

っていく。だとすれば，絶対に正しい，間違っているということはないということになって，正しさを奪い合うゲームから，ある現実的制約と目的下においてどちらのほうが有効なのかっていう有効性を追求するゲームに変更していくことができるんですね。

**岩田** 妥当性の追究。

**西條** はい，妥当性，有効性の話になって。この前，岩田さんも参加された質的研究のワークショップ終了後の，ある人の感想の中にもこういうものがありました。SCQRM（構造構成主義）の考え方はグループワークにも役立っていて，というのは，どの考えがこの目的に照らして有効なのか，という議論をすると，そんなのは間違っているとか正しいとかいう話ではないから，すごくスムーズに議論が進んで，感情的な軋轢を生み出しにくくなって，建設的な流れになっていたと思う，と言うんですね。

**岩田** なるほど。

**西條** それってチーム医療とか，あらゆるところに，人間の営みである以上深く関わってくると思うんですよね。関心相関性は，ついついやりがちな「正しさゲーム」から，そうじゃない考え方に変える装置なのかなと。

**岩田** これはでも，難しいですよね，しかし。

**八杉** 難しいね。

**西條** 難しいですね。でも，難しいからこそ必要だと思うんですよね。

**八杉** そうですね。僕は医療現場で長年見てきたんだけど，その時その時で正し

い方法論が変わるんですよ．もちろん，論理も変わりますよ．こうだから，これが正しいから，こうするべきだと．さっきの医師中心主義，患者中心主義じゃないけど，時代によって変わってくるんですね．だから，何が正義かというのは，私は信用しないんですよ．

**西條** そうですね．正しさなんて，どんどん変わりますもんね．

**八杉** 変わります．学問の世界も，パラダイムがどんどん変わっていく世界で，新しいパラダイムがどんどん台頭してきて，以前のパラダイムが新しいパラダイムに負けてしまうと，消されてしまうわけですね．学問が先行して，あるパラダイムを打ち出すとですね，臨床もそれに応じて，後追いのような形で変化していくんですけども，見ていてまことに面白いなと思うんですよ（笑）．

**西條** 正しさを追究するゲームをすると，まさにそうなるんだと思うんです．だから心理学でも，それまで大勢を占めていた精神分析に対して，そんなのはいい加減すぎる，科学としての心理学は観察可能な行動のみを扱うべきだといって行動主義を背景とした行動療法がドンと出てきた．そうなったら少なくともアカデミズムの趨勢としては，精神分析を全否定するような形でそっちに流れて，また逆にそれでもダメだとか言って戻ってきたりとか，そういう極端な動き方をする．それってやっぱり「どっちが正しいのか？」という発想，問い方が根本にあるからだと思うんですよね．

近代の考え方は，モダニズムや客観主義というものがあって，これは基本的に単一の真理主義ですよね．何か一つ正しいものがあると考えていて．その代表が科学だったと思うんです．でも，その後，科学自体が招いた環境問題とか医療の問題とかいろいろ出てきたこともあって，いや，どうやらそうじゃないぞと．それで絶対に正しいものなんて何もないんだというポスト・モダニズムっていうのが出てきて．これは基本的に価値相対主義ですから結局何でもありなんだ，みたいな話に思想的にもなったんです．

「どうやら絶対に正しいものはないらしい」というのはすごく強い考え方で，そう言われるとたしかにそうだなとなってしまう．けれどもその一方で正しいものが何もない，人を殺す人も，生かす人も同じ価値だと言われても，何か腑に落ちないところも残るから，思想的にはそこで完全に行き詰まってしまった．つまり，じゃあ，何をめがけて僕らは生きたらいいのか，わからなくなってしまうので，それはそれで困るわけです．絶対に正しいものを措定せずに，かつ何でもアリにならないための筋道を，どうやって理論的に担保するのかというのが思想上の最大の難問だったわけで，結局，それはポストモダン思想は越えられなかったんですね．研究法で言うと，量的研究から質的研究へっていうのもこの流れなんです．

**岩田** ああ，なるほど．

**西條** 実際，質的研究をやっている人たちは，研究のツールはいろいろあっていいんだと方法論の多様性を謳ったわけで，

そこに大きな功績があると思うのだけど、他方ではどうすれば科学性を担保できるのかとか、何でもありの相対主義に終始していていいのか、という疑問に応える理路を構築できなかった。僕もそういった問題意識を持っていて、じゃあどうしたらいいのかといったことを考えて、いろんな論文や著書を精査していった時に、池田清彦先生の構造主義科学論、竹田青嗣先生の現象学と出会って、それをきっかけにフッサール現象学やソシュールの一般言語論といったように遡っていったんですね。基本的にお二人の先生は同じフッサール現象学的な考え方をしていたので、そういう意味では、構造構成主義はフッサール現象学を継承している流れと言えます。

ともあれ、哲学史上、絶対か相対かという揺れ動きは絶えずしてきたわけで、絶対的な考え方が広まると、その後必ず、「いや絶対なんかない」みたいな感じになって、懐疑主義とか主観主義みたいなものがはびこる。そうすると、「いやいや、だけど正しいものがあるだろう」という考え方もでてきて、といったような動きをずっとしているわけです。

◆フッサール現象学のエッセンス

八杉　西條さんの論文には、フッサールがよく出てきますね。フッサールについて、ちょっと教えてもらえませんか？
西條　ざっくり言ってしまうと、フッサール現象学は根本的な「問い方」を変更したんだと思うんですよ。それまでは基本的にどういう問い方だったかというと「どれが正しい"考え"なのか」というものだった。この"考え"の部分は何にでも入れ換えられるんです。どれが正しい「教育」なのか。どれが正しい「医療」なのか。どれが正しい「研究方法」なのか。どれが正しい「宗教」なのか、といったように。でも、こういう問いの立て方をすると、必ずわかり合えなくなっちゃうんですね。信じるものが違うので。

信じる、という言い方も語弊があるかな。これが絶対に正しい、というのは、その人の生きてきた経験によって裏づけられてきたので、信じようと思って信じているのではないんですね。けど、その信じている中身の違う、同じぐらいの強度の思いを持った人たちが出会った時にはぶつかるしかなくなって、信念対立が生まれる。この結果どうなるかと言うと、極端な話、戦争ですよね。政治的な権力ゲームになるかもしれない。

そうすると、そういう不毛性を目の当たりにした時に、次に人間がとる考え方というのは、「絶対的なものなんてないんじゃないか」というものですね。「絶対に正しいものなどない」と。先ほど触れた現代思想の流れで言えば、ポスト・モダンはこの典型ですよね。じゃあ、何でもありである、となった時に、人々はどうするか。何でもありだとすれば、結局、正しい考えがないのだから腕力勝負になる。だから、結果的にはモダニズムと同じことになっちゃうんですね。

もっとも、フッサールは今したような

話，つまり信念対立を主題としていたわけではなくて，近代哲学がずっと問題にしてきた主客問題をターゲットにしていたわけです。つまり，客観と主観は一致しないんじゃないかと。このコップやテーブルのような客観的な物と，それを認識している主観，これをどうやったら一致させることができるのか。それができないということになると，僕らは正しく世界を把握できない，正しいものを追究できないということになる，ただただ移ろっていくだけでもそれは困る。どういうふうに考えれば，その難問は解けるのか，というのが主観客観問題というわけですね。それを哲学的にちゃんと解いたのが，フッサールだと思うんです。「主客問題」というものを，初めて哲学的に解明したわけです。

　フッサールはその時に，客観や正しさみたいなものを外側に置く，というやり方では主客を一致させることはできないため，問い方を変えたんです。言い換えれば，フッサールは，正しさ，客観，価値，時間，そういったものがどのように立ち現れるのか，というふうに考えるしかないだろうと考えたわけです。いわば，それまではこのコップやこの皿の「どれが正しいのか」って問うたんですよ。でもそれ問う限りは，ぶつかり合って，答えは出ない。出るとしたら多数決，パワーゲームで無理矢理出すしかない。だから「どれが正しいのか」ではなく，「そもそも正しさとは何なのか」「価値とは何なのか」「僕らが客観と呼ぶものは何なのか」といったように原理的に問い直してみたわけです。要は問い方を抜本的に変えたんです。僕らが正しいと感じる条件は何なのか。どういう時に，それを客観と呼ぶのか。そういうふうに，観点を完全に変えて，そうしなければこの問題は解けない，というふうに考えたんですね。

　それを継承して主客問題を，信念対立の問題としてはっきり主題化したのは竹田青嗣先生の功績だと考えています。竹田先生は，フッサールはまずい言い方をいろいろしてしまったこともあって，彼の最高到達点である理路が適切に理解されていないということをおっしゃっていますが，これはフッサールの記述のまずさ以外にもやはりそれなりの理由はあると思うんです。主観・客観問題もそうですけど，人間は，絶対正しいものはあるのか，ないのかって左右に振れて考えるので，フッサール現象学はまさにそれを哲学的に解いているんですけど，結局，主観側にも客観側にも，両サイドに誤解されちゃったんですね。主観側からみれば，厳密な客観的基礎づけをしたのだと批判する人もいるし，反対に質的研究，現象学的な心理学が好きな人の中には，客観に対するアンチテーゼとして受け取ってしまって，主観的記述枠組みとして使っている人もいます。

　どちらにしても，フッサールの最高到達深度の理路は適切に捉えられていないわけですよね。本当は正しさを巡る難問をその根本から解消する力を備えた思想であって，それは構造構成主義もそうなんです。

**八杉**　言ってみれば，両方の間で動くブ

レを止めようとした。

**西條** そうです。どっちが正しいかではなくて，どういう時に相対化することに意味があるのか，あるいは，どういう時には唯一絶対，客観的な外部実在という根本仮説を置いたほうが有効なのか，というように問い方を変えた。絶対的に正しい考えなんかなくて，どういう考え方が有効かは，状況や関心によってかわってくる。だから「○○が正しい」とかではなくて，「○○という考え方は□□という状況で△△する場合に有効になり得る」という言い方になるわけですね。

◆原理的なことは最初から教えない
　ほうが良いか？

**岩田** そうですね。ただ，僕がよく，学生に対して「この場合，どちらが正しい治療ですか？」って言った時に，「そもそも正しいって何？」なんて聞くと，学生としても，この先生はちょっとおかしいんじゃないか，ってことになるので，やっぱり，「Aが正しい」っていう言い方をするんですね。僕はそれを，括弧づけで言っていて。学生さんに，今僕が教えるという文脈の中では，「やっぱり心筋梗塞はアスピリンです」というふうに言い切っちゃったほうが，おそらく妥当だろうと。うまく伝わることが僕の目的なので，あえて，嘘をついているなって自覚しながら，そうやって教えることがある。

**西條** そうですね。研究法を教える時にもそういうことがあって，何かを教えって，結局そういう部分があるじゃないですか。ただ，僕は研究法を教える時に必ず言うことがあって，それは，「理論にも方法にも絶対正しいものはないんだ」ということなんです。そういうのは，人間がつくったものだから，原理上絶対に正しいなんてことはあり得ない。ただ，ある状況でこういう目的を立てた時に，何にもないよりは有効だよと，あるいは，今までのものよりは有効だよ，とそういうことですよね。

そういう "受け取り方" の話はメタレベルの教育の話なんですよね。岩田さんの文脈なら，メタ医療論と言ってもいいかもしれない。医療だと，どれが有効なのか，という話を結局することになるでしょうが，いきなりそこへ行くんじゃなくて，自分が今から話すものをどのように受け取ってほしいのかっていうことを言わないと，やっぱり「それが正しい医療だ」と受け取ってしまうんですね。

**岩田** まあ，そうですね。

**西條** 僕が心理学の教育を受けた時もそうだったんですけど，やっぱり，こうやるのが心理学なんだ，実験するのが，統計を使うのが心理学なんだと教えられたわけです。まあ，僕はあまり真面目に授業を受けていなかったから，真に受けなかったですけど，真面目な人はこれこそが心理学だと思ってしまう。そうすると，自分が見たことがないやり方，たとえば質的研究とか，そういうのは心理学じゃない，ということになって，信念対立のできあがり，みたいなことになる。

**岩田** ああ，なるほど。

**西條** だからとくに最初が大事だと思うんです。医療教育とか看護教育とか，研究法教育でも何でもいいんですが，最初にそういうことを教えられるかどうか。あるいは教科書の第1章にそういう話が組み込まれているかどうか。教員もそれを教えられるかどうかで，後々全然違ってくる。結局，あるものに対する認識やとらえ方が行動を規程してしまう部分があるので，どれが正しいのか，っていう問いを立てた途端に，行動レベルで背反する枠組みとぶつかるようになっている。

**岩田** 私は，でも，ちょっと違う見解を持っていて。初期の段階ではあんまりそれは，しなくてもいいかな，っていう部分もあるんです。どうしてかっていうと，名郷先生がそれをやろうとして，かなり苦戦されたんですね。研修医とかに教える時に，血圧を下げるにはどうしたらいいですか？と言われて，「血圧を下げるってどういう意味？」って問い返すものだから，この先生はわかりづらいな，みたいなことになってしまって。

**西條** でもそれは，やり方があまり良くなかったんじゃないですか？（笑）

**岩田** 方法論っていうのはあると思うんですけど，さっきの括弧づけの正しさっていうのはあると思っていて，とくに，哲学的な考え方っていうのは，自分でその問いにぶちあたらないと，疑問として認識されないというか，他人から与えられても意味がないところがありますよね。たとえば道徳の時間に「人はなぜ生きるのか？ということについて考えてみよう」なんて言われても，そんな気にはそうそうならないでしょう。

**西條** たしかに。

**岩田** 自分で，何で俺は生きているんだろう？って，思った時にはじめてその問いがリアルなものとなって出てくるので，初期段階で，授業の中でいくら僕らが「絶対的に正しいものなんかないんだ」って主張しても，伝わりにくいんじゃないかなって。とくに初学者というのは，シンプルなアンサーを求めがちというか，具体的に教えてあげると，はいはい，ってわかるんだけど，「いや，正しいやり方って存在しないから，ケース・バイ・ケースだ」って言うと，結局俺，何にも教えてもらってないんじゃないか？っていう認識を持たれるような気がするんです。だから，あくまで括弧づけなんですけど，僕の中では躊躇はあるんですけど「あれは正しい，それは正しくない」って言っておいて，ある程度成熟してから，よく考えたら，ちょっと待てよっていうのもあるよね，って，ある程度経験値を積んだらそういう話もできるかなって思うところもあるんです。ビギナーは，なかなかそうは捉えないと思うんですよ。

**西條** そのへんは議論の余地がありそうですけどね。

**岩田** 西條さんの質的研究ワークショップの最初のほうを聞いていて気がついたんですけど，「これってこうやるんですか？」みたいな質問がいろいろ来るじゃないですか。そういう時に，それはそうとは限らないとかって言い方もできると思うんですけど，「ここではこうやっておきましょう」と，わりとサクッと言っ

ていたと思うんですけど。まあ，それを言わないと，話が進まないからっていうことだとは思うんですけど。
**西條** そうですね。
**岩田** 関心相関的にはそう言っておかないと，現実的制約からしても4日間しかないことだし，あまりそこで根源的な問いをしてしまうと，っていうことだと思うんですが，病院なんかはとくに先に進まないと，患者が回らないっていうことがあるので，ここは採血しておこう，みたいに当然なると思うんですね。
**西條** どこで言うかっていうタイミングは，その人に響く時っていうのがあるかもしれないですね。
**岩田** 僕自身，5年ぐらいかかったんですよ。5年めの医者ぐらいの時に，はじめて自分でグルグルと，どっちが正しいっていう問いばかり立てていて，どっちっていうのはどっちだろう？っていう，そういう経験が。それは，ある程度基礎がつかないと，なかなかリアルな問いとしては立ち上がってこない。観念的な，机上の空論みたいになって，言葉遊びになっちゃうと思うんですよね。

◆**原理的な考え方をいつどのように問い直すのが効果的か？**

**西條** 僕は，ワークショップの最初でも学部生の1年生にでも言っちゃいますけどね。そのこと自体については問題意識が育っていなくてわからなくても，それまでにもいろいろな経験をしてきているので，信念対立みたいなものは経験しているので，それになぞらえればわりとわかってくれますよ。人間関係で，いわゆる信念対立というものを経験したことがない人というのはたぶんいないですよね。それはなぜ起こっているのか，と問いかければ関心を持つと思うんです。コミュニケーションとか恋愛の問題とか，形は違っても何らかの形でぶつかっているから，それこそ相手の関心に照らし合わせて，経験しているであろう文脈で話して，こういう考え方をもっていないと，それはまだ実感できないかもしれないけれど，教育法でもこうなるし，研究法でもこうなるんだよと。

方法というのは手段だから目的に照らして手段の妥当性は決まるから，絶対に正しい手段はなくて，目的に応じて妥当な方法は変わってくるし，理論は人間がつくったものだから絶対的なものではない云々，ということを言っておく。もちろん，そのことでは全く腑に落ちない人もいるだろうけど，言っておくことによって，あとで「あの人が言っていたのはこういうことだったのか」とわかる時もくるかもしれない。

それと大事なことは，関心相関性という言葉を知っておくことによって，その言葉を使ったやりとりができるようになるんですよね。「それは関心相関的におかしいんじゃないか」とか，あるいは「関心相関的にみれば，目的と関係ないから，その場合はその方法を取らなくていいんじゃないか」なんていうことは，学生同士でもそういうやりとりが生まれてくるんですよ。実際に関心相関性といった概

念を共有した研究会では，そういうやりとりが出てくるんです。

**岩田** ありますね。

**西條** だから，僕は逐一根本的な疑問を投げかけたり，「認識するとはどういうことか？」とか「価値とは何か？」「存在とは何か？」みたいなことを根源的に問うのではなくて……だって，そんなことは普通の学生は誰も答えられないですよ。歴史的にみてもごく少数の類い希なる哲学者が，そういうことを必死に考え抜いて，やっと了解の強度の高い答えを出してきたものなんだから，そんなことを現場でやったら，すぐ破綻して終わりだと思います。それこそ，哲学なんて何の役にも立たないってなるだけで。だから，そのエッセンスだけを伝える。そういう考え方を示すっていうだけで，全然違うんじゃないかって思うんです。

**岩田** たしかに，そういうこともありますね。僕がロンドン大学で勉強していた時に，あそこですごく関心したのは，最初に，科学的な考え方とは何か，っていうチャプターがあって，いきなりそこから始めるんです。感染症の修士コースですよ。ですから，僕は最初から「感染とは何か」っていうようなものがくるかと思ったら，まず「サイエンティフィック・アプローチとは何か」って書いてあって，それを突き詰めて考えると，そういうシングル・アンサーはない，というところにいくんです。結構，僕はあれに衝撃を受けたんですね。

その時に僕ははじめて，ヒュームとかポパーとかのことを，この人たちは，科学的とは何か，ということについてこんなことを考えていましたよ，っていういろんな参考図書を読んで，そういうセクションだったんですけど，その時はかなり，価値観を揺さぶられたというか，いきなり大学院ではここから行くんだって，たぶん日本の大学院って，そういうことをやるよりは，科学的とは何かっていうことをやるよりは，まず実験しなさい，って，そういう感じが多いと思うんですけど。

**西條** 日本の場合，完全に哲学と科学的思考が別物として捉えられているところがありますね。哲学は思索好きの変わり者がやる，みたいなことになっていて，科学は手続きから教えていくわけです。

僕が思うに，哲学というのは，存在だったり意味だったり価値だったり，そういった論件について，できるだけ根源に遡って言い当てる営みだと思うんです。そうすると，たとえばある存在に対する認識が変われば行動が変わってきますよね。たとえば，目の前にある壁をどのようなものとして捉えるかによって，通り抜けられると思えば突っ切るかもしれないし，絶対的に通り抜けられない鉄壁だと思えば突っ切らずに回避するかもしれないし，それをどう認識するかによって，行動が変わっちゃうんですね。同じように科学とはどういうものか認識が変わることによって，医療の実践も変わるんですよね。

**岩田** そうですね。

**西條** だから，岩田さんも本に医療に哲学は必要だと思う，と書かれていたのだ

と思いますが，どこかでそういう観点を持っていないと，岩田さんも先ほどおっしゃっていたように，それってそもそも何のためにやっているの，意味ないんじゃない？というようなことが，起きてしまうと思うんですよね。

**岩田** でも，私の言う，「医療に哲学が必要だ」ということを実感したのは，自分が逡巡して，失敗に失敗を重ねたあげくの果てだったので，それを教育カリキュラムとして，ワンセットでポンと出せるかと言うとちょっと自信がないですね。たぶん，学校だったらできると思います。学校って，すぐに実践しなくていいし。

**西條** 学校っていうのは，大学教育ですか？

**岩田** 本当は私は，高校教育でも，もっと考えるということをやったほうがいいと思っているんですけどね。高校教育でも，やっぱり「これが正しい」みたいなことをワンセットで教えるじゃないですか。あれも，もうちょっと疑問を投げかけてもいいと思うんですけど，ただ，少なくとも大学生には考える教育をしてほしいなって思っていて。やっぱり，医学部を卒業してきている人って，あまり考える訓練を受けていないので，こうなっているからこうなっている，という同義反復的な考え方しかできないので，すごくそれは，研修医とかを教えている時の悩みで。

学校だったらできる，っていうのは，学校というのは猶予期間ですから，そこで失敗したり逡巡したりしても，本人の問題なので，あまり困らないんですけど，たとえば病院でやっていたり，警察官がですね，正しいとか正しくないとか逡巡されても，「いやいや，それは六法全書に書いてある通りにやってくれよ」っていう感じですから，実務やりながら，っていうことになると……まあ，実務でも大事なんですけど，実務って極めつけにリアルな状況なので，走りながら考えなきゃいけないので，止まっちゃいけないんですね。「今日は患者さんを診るのはやめました」とか「正しい医療はよくわからないので，3年くらい考えてからあなたの病気の治療は決めましょう」って先送りするわけにはいかない（笑）。

**西條** たしかに。そういう意味では，やっぱり大学一年生の段階で教育したほうがいいのではないですか？　もっと早くてもいいとは思うんだけど。

**岩田** そうですね。大学生のときに，つまり学生の，ほかに何も責任がない時にやったほうがいいかもしれないですね。

**西條** 余裕のある時に。しかもやっぱり，必ずとは言わないけど，生物学的に，年をとっていくと，固くなっていく傾向があるじゃないですか？　一回，これが絶対だ，みたいになっちゃった人は……。

**岩田** もう，戻ってこない（笑）。

**西條** 岩田さんは柔軟だったから，経験を積めば気づく人は気づくっていう話だと思うんですけど，もっと若いうちのほうが，大学生でも，もっと柔軟に吸収できるんじゃないでしょうか。

**岩田** 私は高校生だと思うんですよね。少なくともきっかけを与えるのに良いのは。

西條　そのぐらいのほうが良さそうですね。発達的段階としても，論理操作ができて，メタレベルの考え方ができてくるので。

◆倫理の授業を問い直す

西條　どうでもいいような倫理の授業をするぐらいなら，そういうことを教育したほうがいいですよね。高校の倫理の話って，誰が何を言った，という話になっているじゃないですか。本当は池田先生の『正しく生きるとはどういうことか』（新潮社）じゃないですが，倫理とは何か，つまり善いとは何なのか，といったことを深く考えることが，本当の倫理だったり，哲学が存在する意味なんじゃないかって思うんですよ。
岩田　高校生も本当はそういうことを学びたいんじゃないかと思うんですよ。
西條　そうそう。一番関心がある時期だと思うんですけど，その時に，「誰が何を言った」とかに答えさせて，正解・不正解とか，それに何の意味があるのか甚だ疑問ですね。
岩田　ソクラテスは何と言ったでしょう？　みたいな。
八杉　どうでもいいですよね（笑）。
西條　どうでもいい（笑）。そんなくだらない授業をやっているんだったら，僕らが話しているようなことをプログラムにちゃんと入れたほうが役立つと思いますね。
岩田　センター試験に倫理学の試験を入れちゃいけませんよね。穴埋めで（笑）。

西條　倫理学的にやっちゃいけないことですね（笑）。
岩田　あれが，倫理学というのはこんなにくだらない，という認識を与えさせることにも繋がっている気がするんですけど。まあ，ああいうやり方をしたら倫理学はくだらない学問だと学生は思うだろうと思いますけどね。
西條　そうなんですよね……。

◆地域と病院における患者の違い

岩田　まあ，医療現場で哲学的な思考をするっていうのは難しい。
八杉　難しいですね。今の話を聞いていて思ったのは，やっぱり精神科の患者さんっていうのは，自分の生き方っていうものを，ずっと考えていくんですよね。で，病院で，抱え込まれて治療を受けている患者さんと，地域で抱えられている患者さんでは，ものすごく違うんですよ，価値観が。
岩田　そうなんですか。
八杉　違うんです。さっきも言った，これは自分の感想なんですけども，病院の患者さんというのは，何かをしてもらうのを待っている人が多いんですよ。待っていれば，あれをしてほしい，これしてほしい，困ったんだと言えば，職員というのはある意味おせっかいですから，言われればしてしまうんですね。そうすることで，患者さんはですね，自分が生きていくすべ，生きていく力が，だんだん落ちていっている気がするんです。地域医療では，主体者はあなたなんだから，

自分で決めなさいよと，そういう視点があると思うんですね。
岩田　なるほど。
八杉　なぜそのように思うようになったかと言うと，1982年に病院に入ってですね，12，13年経った頃に地域医療に携わったんですけど，そこで働いているスタッフは，病院のスタッフとは全然患者観が違ったんです。病院のスタンスというのは，困ったらすぐいらっしゃい，というものですね。一人暮らしの人が病気になれば，病院にすぐ来ますよ。ところが，地域医療の介入というのは，訪問，往診なんですよ。そこで話を聞いたり，そこで処方をしたり，注射をしたりする。そういった地域医療の中で育まれた患者さんというのはですね，けっこうわがままな方が多いような気がしますね。
岩田　わがままなんですか？
八杉　個人が，嫌いなことは嫌いだと言えるようになるんです。嫌なことは嫌だと言うことが，地域で生きるすべなんです。
岩田　病院の患者さんは，ワンセットで何でもサービスをもらえるけど，イヤだとは言わないんですか。
八杉　なかなか言わないです。パターナリズムの時代が長く続きましたからね。

◆患者にとっての幸せを問い直す

岩田　先ほど，患者さんがみんな幸せになりたい，といったことをおっしゃっていましたが，患者さんにとって幸せっていうのは，どういうものなんでしょう？

八杉　それは，そこに置かれている制約の中での幸せなんですよ。だから，閉鎖病棟の中でずっと暮らしている，入院生活をされている方っていうのは，毎日変わらないんです，生活が。朝7時半に起床して，食事が来る。食事が来たら薬が来る。薬が終わったら，職員の申し送りを聞いて，作業療法に出て行く。それで，日中活動をして，またお昼の時間で，12時になったら，食事を列になって待っている。本当にルーティーン化されたような生活を送っていく。そんな中で，彼らに個別に楽しみを探せと言っても，なかなか見つけようがないんですよ。
岩田　そうでしょうね。それでは，幸せになれないですか？
八杉　なかなかなれないですね，その中では。それは精神科の患者さんに限らず，一般病院，総合病院の中に入院されている患者さんに，今幸せになりなさいよ，と言っても，なかなかなれないと思うんです。彼らが求めることは，早く退院して，地域に戻ることが幸せなんですよ。
岩田　地域に戻ることの，何が幸せなんでしょう？
八杉　それはやっぱり，自分がしたいことをできるからですよ。
岩田　オートノミーが幸せなんですかね。
八杉　そうですね。
岩田　そうかもしれませんね。
八杉　だから，結果として，地域の場合はしたいことをして，早く亡くなってしまうかもしれません。もしかしたら孤独死をしているかもわかりません。
岩田　そうなんです。日本もそろそろ，

平均余命を延ばすことを一義的な目標にするのは限界かなって思っているんですよね。毎年毎年報道されていますけど、日本の女性は世界で一番長生きで、それだけ苦痛を味わっているとか。それは若干ありそうだなって。

**八杉** まあその、たとえばですよ、野鳥なんか、山野を飛んでいるのが普通だと言いますけど、でも普通の野鳥は、ものすごく危険な目に遭っているわけですね。モズにねらわれたり、小鳥なんかはいつ狙われて死んでしまうかわからない。もしかすると、それよりも、人間が飼って、毎日同じ時間にエサをあげて、長生きするほうがいいのかもしれない。だけど、その鳥にとってはどっちが幸せかということと、僕はこの問題はよく似ていると思うんですね。

**岩田** やっぱり困難があっても、野鳥のほうが幸せですかね？

**八杉** 僕はそう思いますね。

**岩田** 私もそう思うんです。

◆**コントロールされたい願望を問い直す**

**岩田** その流れで言うと、よく行政の不祥事って問題になるじゃないですか。たとえば、食品にメラミンが入っていて、行政がちゃんとチェックしていなかったとか。僕ら的に言うとフィブリノゲンに肝炎ウィルスが入っていて、それを臨床現場で使っていて、厚生労働省はなぜ取り締まらなかったんだ？って。そういう、行政がどうしてチェックしなかったんだ、っていう不平不満が多いじゃないですか。

でも、私は、それは違うと思うんですね。それは、自分でチェックすればいいじゃないかって思うんです。自分の健康のことなんだから、自分の力で守ろうって、どうして思えないんだろう？って。今みたいに、インターネットで情報がいくらでも手に入る時代に、あるいはそうでなくても、日本なんてほとんどすべての人が字も読めるわけですから、自分の力で、正しいと自分で思う食事っていうものを獲得していけばいいわけで、厚労省はけしからんって、いつもスプーン・フィーディングで、正しい食事をください、安全な食事をください、安全な薬をくださいって言って、それができないと「けしからん！」ってだだをこねるっていうのは、幸せな生き方じゃないと思うんです。常にルサンチマンを抱えて、誰かを恨まないと生きていけないと。そんなことで幸せになれるんですか、と。

それで、じゃあ厚労省が「ちゃんとチェックしました」と、いうことになったら、また別のことでどうせルサンチマンが生じて、結局他人に依存して、生きていくっていうことは、そういうふうに常にルサンチマンを抱える生き方だと思うんですよね。なので、私はいつも言っているんですけど、厚労省がやるべきことは、情報公開だと。情報を全部出せと。その代わり、判断は国民にさせろと。だから、この薬を飲んでいいとか売っちゃいけないとか、そういうことは国民の一人ひとりが決めればいい。薬の効能と副作用っていうのは、あくまで相対的な関係でしかないので、その薬がいい薬か悪

い薬かっていうのは，最終的には自分で決めるしかないんですね。

八杉　そうなんですね。

岩田　だけど，厚労省っていうのは，この薬は禁忌だとか，販売停止だとか，あるいはこの薬は大丈夫だとか，自分たちで決めたがってコントロールしようとするんですよ。でも，サリドマイドなんかそうですけど，副作用が強い薬っていうのは，実はある特殊な病気に対して劇的に効く薬だったりするし，そういう薬って本当はいっぱいあるんですよ。だけど，それを国民に回すと，安全性は誰が保証するんだという話になって。それは，あなたたちが保証する必要はないんだって，僕はいつも思うんです。

　それは，国民の側にも非があるし，つまり，コントロールされたがるからコントロールしなきゃいけないのか，それとも，コントロールしなくちゃいけないから，そういう隷属体質ができあがるのか，どっちが先かわからないですけど，お役人のことをけしからん，けしからん，と言うのは，「管理されたい，管理されたい」って言っていることと同義だと思うんです。そうすると，それは精神科病院に入っていて，毎朝7時半にご飯を食べさせてもらって，その後に薬を飲みなさいって言われている人たちと，本質的に変わらないという気がするんです。

八杉　変わらないですね。

岩田　私は，そういう生き方は個人的には御免だと思っていて，なぜみんな，コントロール，被コントロールみたいな人間関係，社会関係を望むのかなっていう

のはあります。でも，そういう人たちにとっては，それが幸せなのかな？って時々思うこともありますけど。僕だけちょっと特殊で，多くの人はそれで幸せになっているのかな，っていう気もするんですけど。

◆医療者に向いている人とはどういう人か？

八杉　僕なんかは，病院医療を本当は一番やりたいわけではないんですよ。本当はね，地域の医療をやりたい。

岩田　病院は特殊空間ですからね。

八杉　ただ，病院医療をほかの人に任せられるかな，作業療法を任せられるかな，といった時に，やっぱり自分でやったほうがいいなと，思ってやっているんですね。だから，任せられる人が出てくれば，引き継いでもらってもいいんですけど。ただ，今は自分の，それこそ関心相関性に基づいて，今これをやっておかなければいけないなって思いながらやっているんです。

岩田　そこでやっぱり，自分のやっていることの不確かさの可能性っていうことを認識して，なおかつ発言するっていう矜持というか，ためらいながら，でも黙らないっていう態度が，すごく大事だと思うんです。

八杉　臨床なんていうのは，僕は本当に思うんですけど，不全感ばっかりですよ。満足感は得られない。

岩田　でも，そういうのが好き，っていう人が多いじゃないですか。逆境が大好

き，っていう人が多いんですよ。理想的な空間で快適な医療なんていうのは耐えられないんじゃないかっていうような人が，こんな悲惨な状況で，人もいなくて金もなくて，っていう。

**八杉** 頑張っても頑張ってもね，自分がやってよかったなーっていうのがあまりないんですよね。

**岩田** そうですか。

**八杉** 頑張っても頑張っても，次々宿題が出てくるっていうのが臨床のような気がします。

**岩田** でもなんか，僕はそうですけど，そういうのが好きじゃないですか，どっちかというと。

**八杉** 好きじゃないとやってられない，ということもあるかもしれないですけどね。だからいつもね，毎年12月28日がうちの職場の御用納めなんですけど，御用納めの日には，自分にね，よく頑張ったなって言ってるんですよ。毎年ですね。ただもう，年が明けると，また次の，慌ただしい毎日が始まるんですけどね。

**西條** その，向き不向きっていうことについて，ちょっとお聞きしたいなと思ったんです。

領域は違いますがたとえば柔道のヤワラちゃんとかすごいなって思うのは，技術も当然すごいんでしょうけど，それ以上にすり減らないところですね。あくなき欲求というか，そういうのが本当にすごいと思います。

**岩田** 泉のように湧いてくる（笑）。

**西條** そうそう（笑）。「最低でも金」とか，「ママでも金」とか，本当に向いていると思いますね。

医療職は激務で，すごく大変だと思うんですけど，向いてる人っていうのは，テクニカルなうまさっていうのもあるでしょうけど，折れなさというか，ずっと続けていける資質みたいなものって，あるのでしょうか？

**八杉** 僕はもう，はっきり出しているんです。現場で求める人材，たとえば僕の後輩にどんな人材を求めるかっていうと，一番はまず「人間性」。人間性っていうのは，いろんな要素が入ってきますので，細かくは言わないですけど，「人間性」と言えば大体察していただけると思うんですけど。二番目に体力。三に気力。四にちょっとした知性があればいい。この4点なんです。こういう人材を求めていると言っています。

だから，いくらね，パソコンで文章を打って，本を書いていても，気力が持たなかったり，さっき言われたように，すり減るばっかりになっても困るし，体力的にもすぐに倒れちゃうようでは困るし，やっぱり医療現場に求める人間っていうのは，今言った4点を求めているんですね。

**岩田** 私も，ちょうど今日，いみじくも，見学に来ていた研修医からそういう相談を受けたんです。「私はいま臨床医として自分の適性を疑っているんですけど」みたいな。その人は私と同じで，沖縄県立中央病院っていう，日本で一番厳しいと言われている研修病院で必死になって働いていて，毎日毎日朝から晩まで働いていると，患者さんに対しての気持ちが

出てこなくなると。眠たいなとかお腹が減ったとか，早く休みたいとか，もう患者さんが困っていても感情移入できなくなって，自分は医者としての適性が足りないんじゃないかって悩んでいるって言われて。ああ，それ俺も同じことを思っていたって言ったんですけど（笑）。

僕も研修医の時に眠いなとか腹減ったとか思いながら，患者さんの前では「痛いですか？」とか，営業スマイルで診てたわけで。それ普通でしょう，って。誰だって，腹減ったら腹減ったって思う。僕自身は，とくに，自分は医者なので，医者の適性ということを考えると，俺は医者に向いてる，って思った人はたぶん医者には向いていない。

**西條** そうですか。

**岩田** そう思っていますね。なぜかというと，医者ってマルチ・タスカーなので，たとえばプロ野球の選手だったら，ホームランがたくさん打てるなら，守備はそこそこまずくても一応プレイヤーとして成り立つし，女優さんとかだったら，ある程度，人格が破綻していても，演技だけすごく，妙に魅力があるならそれでいい。むしろ，人格破綻もキャラクターの一部として許容されてしまう。ある突出したもので，全部やっていける。スポーツ選手なんか典型ですよね。だから，ある意味社会人としておかしい人のほうが大成しやすいというか。でも医者の場合は，知性もそこそこ必要だし，体力も気力も必要だし，人格も必要だし。

**西條** 一番大切なのは人間性という包括的なものが一番上にあることが象徴的ですよね。

**岩田** 感情面でのケアも大事だけど，かといって感情的ではダメで，ある程度の論理性は必要だけど，ガチガチの理詰めではダメで，計算ができないというのは困るけど，計算ばっかりしていてもダメで，ある程度のコミュニケーション能力はあるけど，軽薄ではダメで。

**八杉** そうなんですね。

**岩田** そこそこのいい加減さが必要だけど，いい加減すぎてはダメで（笑）。すごい，超バランス感覚が必要なんですよ。

**八杉** そう，バランス感覚なんですよ。

**西條** それを含めて人間性って言っているわけでしょうか。

**岩田** 大ざっぱに言えば，そうなんですよ。でも，それって結局，柱がないので，落としどころがギリギリ，どの辺かっていうのが悩み悩みになってしまって，ちょっとどっちかにズレると，すぐにもう一方が足りなくなってくるんですね。だから，論文を一所懸命読んでいると，病棟管理がおろそかになって，病棟管理ばっかりやっていると，論文を全然読まなくなって，そうなると，「俺，本当にこれに向いてるのかな？」って，いつも悩みながらファイン・チューニングし続ける。だから，本当に適性はいいのかな？って悩み続けるのが医者のあるべき存在で，俺って最高！って（笑），ドシンと構えている人って，危ないんですよ。

**八杉** ナイーブに自分で向いているって思っている人はダメですよ。それは医者にかぎらず，ほかの職種でもそうだと思いますけど。ただ，揺らいでいる人は，

先輩が支えてあげなければならないと思う。君は向いているから頑張れと，言ってあげなければいけない。

岩田　あるいは，向いていないって思うのが普通だって，言ってあげる。僕は自分も向いているかわからないし，普通はみんなそう思ってるんじゃないかなって言いますけど。

西條　なるほど，お二人のやり方は違っても，後輩を支えてあげるという点で，やっていることは一緒なんですね。医療者と研究者の違う点としてはやはり研究者だったら，一番目には研究力みたいなものが求められていて，それがあればある程度は通用しそうですね。もっとも大学教員となると，教育力とか実務力も求められたりするので，そう単純には言えないかもしれませんが。

◆哲学とメタ理論工学

西條　僕が思うに，研究の役に立ち方って，医療者とか，消防士とか，警察官の場合とは違うんですね。医療者の場合は，100人いたら，まあ数人は役に立たない人もいるかもしれないけれども，大半が役に立つ。そういう人がいるぶんだけいい，ということがあるかもしれないけど，言ってみれば世の中の99％の論文はそれほど役に立たない。けれども，その残りの1％の一つが，飛躍的に何かを伸ばす可能性があって，そういう役立ち方なのかもしれません。ただし，残りの99％を支える土壌がないと，本当に優秀な人や研究が育つ可能性もなくなるので，

その意味で，無用の用ということもあると思うんです。あるいは一つひとつの研究がそれほど役に立たなかったとしても，そうして積み上げられた総体としての「学知」は，やはり役立つものになっている。

だけどそうすると，一つひとつが直接的に着実に役に立つものと比べてみると，「研究って役に立つんだろうか」と疑問に思う人も多いだろうし，それは，自分でやっていても思うことはあります。だから，研究なんてやっても役に立たないんじゃないかって言われても，なかなか答えられなかったりとかするわけですね。でも，役立つ，役立たないっていう話自体も，それこそ関心相関的に，観点によって変わってくるので，見方を変えれば，たとえば，哲学なんて，医療の世界では，それこそ役にも立たないようにみえるかもしれないですけど，これまで話してきたように間接的にかなり役立つ可能性もあると思うんです。

岩田　あるいは，より直接的に，たとえば「本当に治療するの？」といったように，前提条件を揺さぶりもするので，哲学はかなり現実的に医療の世界に関わることもあるかもしれませんね。

西條　本当は大事なんですよね。でも日本のアカデミズムでは「哲学」という言葉が，今はあまりにも変な方向に引っ張られていて，なんか，著名な哲学者について誰がいつ何を言ったかを解釈しあうということだけになってきているので，場合によっては「哲学」という言葉をあまり使わないようにしているんです。

僕の場合は，哲学者研究とか文献研究をやりたいわけではなくて，原理的な思考，使える思考方法みたいなものに関心があるんです。哲学的な難問を契機とする現実的問題をどうやったらクリアできるのかという目的に照らして，そのための理路をつくっていくという「メタ理論工学」とでもいうべきことに関心があるので，哲学研究することがメイン関心なわけではないんですよね。実際，メタ理論工学的に，さまざまな理路を組み合わせてつくったのが，構造構成主義みたいなところもあります。

**岩田** 結果的に，哲学なんですよね。

**西條** 結果的に，既存の学問領域でいえば，哲学ともいえる，っていうことなんだと思います。

**岩田** 不思議なのは，哲学と心理学だけなんですよね，人の名前からまず入るのは。たとえば，現代医学の世界で，「岩田医学」とか，そんなものはないんですよ（笑）。基本的には，何々っていう治療法があって，それについては誰々が論文を書いた，っていう感じで，最初に物があって，後から人がついてくるんですけど，哲学と心理学だけは，ピアジェの何だとか，フロイトの心理学とか，でも，コンプリートな人間の理論なんてあるわけがないので，ある人も，ここでは良いことを言っているけど，ここではくだらないことを言っていて，なんていうこともあるし，ヴィトゲンシュタインだって，最初と最後で言っていることが変わっている部分もあるし。人の名前でくくっちゃうこと自体，かなり異質だなって思うんです。

**西條** それは思いますね。僕はそういう学問は発展性に乏しくなってしまうのかもしれないな，とも思うんです。僕が「メタ理論工学」ということを言っているのは，誰が言ったか以上に，理路こそが重要で，それがある目的に照らして使えるものかどうかを吟味していく必要があるんじゃないかと。だから，個人的には哲学を情緒的に捉えるのもよいと思うのですが，学知全体の発展という観点からすると，工学的に，こういう目的に応じて，こういう考え方が使えるとか，ここは使えないとか，ある程度クールに進めていかないと本質的発展はなかなか望めないんじゃないかと思うんですね。

そうすれば，誰でも，目的に応じて，もっと良いものがあればつくり替えていけば良いし，修正したり，新しい理路をつくったりすることで，理路を深化させていくことができるようになりますよね。そんな感じで，心理学でいうと臨床心理学にあたるような，有用性に直結できるような領域みたいなものが哲学にもないと，哲学者研究や海外の哲学を紹介する翻訳哲学も死んでしまうと思うんですよ。あまりにも役に立たないとみなされれば，哲学者の需要もポストもなくなり，そうすると，職業哲学者も生きる場所がなくなってしまう。

そうなると，翻訳する人が減ってしまうから，それで困る人も出てくることになりますよね。僕なんかもそうで，ギリシャ語なんて読めませんからね。だから，メタ理論工学っていうのは，哲学書や過

去の哲学者の研究に終始しているだけでは発展性がないだろうといっているわけであって，そうした基礎哲学がダメだと否定しているのではまったくないんです。むしろ，そうした哲学を生かすためにも，哲学と現実との接点をつくるっていう意味でも，メタ理論工学という観点も必要だろうと思うんですね。そもそも基礎哲学とメタ理論工学は，相互補完的な関係だと思うんですけどね。

**岩田** そういう意味では，哲学の捉え直し，噛み砕いてエッセンスを提示するという，誰かそういうことをやってくれる人がいるとすごく助かる。橋爪大三郎とか，それこそ竹田青嗣という人たちは，その捉え直しっていうのを非常にうまくやってくれていて，池田清彦さんもそうですよね。僕は，池田清彦さんの本ではじめて，今自分が悩んでいることとほとんど同じことが書いてある，って思って。たぶん，みんなそうした邂逅があって哲学に入ると思うんですけど。

◆「解明」の意味

**西條** そうですね，そういう人は多いでしょうね。僕も科学論のエッセンスは池田先生の本でつかみました。哲学の感覚をつかんだのは，竹田青嗣先生からですね。哲学にもいろいろな考え方があるけど，哲学の役立ち方の一つとして論理的な難問を解き明かすことで，難問にとらわれて不自由になっていた人を，自由にするってことがあると思うんです。

矛盾って，論理のズレの話なので，動物には矛盾って存在しないんですよね。だから絶対性を掲げる盾と矛がぶつかったらどうなるんだ，そうするとたしかに，両方絶対なはずだから，おかしいんじゃないか，となるわけです。だから「矛盾」というわけですよね。これは「絶対性」を前提とした論理を立てるからですね。「絶対」なんて言葉は抽象概念ですから，だから動物には矛盾はないわけです。欲しいとか，ジレンマとか，そういうものに対応する感覚はあっても，真理とか，正義とか，完璧とか，そういうものはたぶんないんですね。

人間は言葉，とくに言葉特有の抽象度の高い概念をもったことによって，ヘンな問いの立て方をすることでいくらでも難問を生み出すことができちゃうわけです。何らかの難問にとらわれたとき，「たしかに，それってどう考えればいいんだろう」って思った時に，人間って行動が止まるんですよね。動けなくなってしまう。どっちが正しいんだろう？って。これは「どれが正義なのか」と問うことでもあって，そうした問いの立て方をすることによって，信念対立に陥ったりするわけです。

そういう時に，問いの立て方を適切なものに変えたりすることによって，アポリア（難問）そのものを消滅させることができる。だからこれは机上の空論，論理上の解決に留まることじゃなくて，実際に思考の呪いが解けると，動きやすくなるんですね。「あ，結局こういうふうに考えていけばいいんだな」と。哲学はこういう役立ち方もすると思うんです。

竹田青嗣先生はそれを「解明」っていう言い方をしていて，「説明」ではなくて，解き明かすんだと。それが僕にはピンと来て，なるほど，問題が謎として立ち現れてくる理由を解き明かすことで，呪縛から自由になれる。そういう意味で哲学は役に立つんだなと思ったんですね。そして池田先生の『構造主義科学論の冒険』でやっていることは科学論上の難問の「解明」なんだなと，その営みの意味がより深く理解できた気がしたんです。

**岩田** 医療現場でも役に立ちますね。医者が思考停止に陥る常套句が二つあって，それは，「絶対にそうですか？」っていうのと，「可能性は否定できない」っていうものなんですよ。なんとか病の可能性は否定できません，とか，「先生，それは絶対あり得ないと言えますか？」っていう。そうなると，みんな思考停止状態に陥るという。けど，ポパーなんかよく言っていますけど，反論を絶対できない言葉っていうのは，何も言っていないのと同じなので，「可能性は否定できません」って言ったら，たしかにすべてのことは可能性を否定できないので，今喋っているこの場所がこれから火事になって全焼する可能性は否定できません，なんて言われても，「ああ，たしかにそうですね。だから何？」という話になってしまう。

**西條** だから懐疑論的な哲学者や，そういう思考パターンから抜け出せない人は，その人自身も前に進まないし，懐疑論的な議論が好きな人の集まりは別として，そうじゃなければ周囲にうっとうしがられることもありますよね（笑）。「本当にそう言えるんですか？」とか何に対してもいえるけど，そういう言い方をナイーブに使ってしまって，そういうのが哲学ってことになっちゃうと，それこそ役に立たないとなる。

**岩田** 逆に反論可能なほうが，まともなことを言っている，という印象を持ちますね。

**西條** 哲学が役に立つのは，今，岩田さんがおっしゃったようなこととして，だと思うんです。つまり，「そういう反論できないことを言うことには意味がない」ということですね。そう言われてみると，「ああ，今言われたことは思考停止に陥る常套句の一つにすぎないから，まともに相手にする必要はないんだな」と言ったようにとらわれないですみますから，実践に役に立ちますよね。

**岩田** ええ，役に立ちますね。それを言ったら，研修医が言わなくなりましたもん，「可能性は否定できません」って。あれは時間の無駄ですからね。それ言っちゃうと，みんな考えられなくなっちゃうんですよね。

◆人間は生きる意味を求める存在

**西條** さっき，幸せとは何か，そもそも長生きすることが良いことなのか，といった話が出ました。それを聞いていて思ったのは，たとえば平均寿命が80歳だけど，年間3万人自殺する，10年間で30万人が自殺する社会と，平均寿命は75歳だけど，自殺者は少ない社会と，どっちが

幸せなのかと考えると，なかなか難しいですよね。

**岩田** 難しいですね。まあ，自殺者が多いことが本当に悲惨な社会なのかっていうことも，いろいろ悩みどころですよね。ひと頃前は，離婚者が多い社会は，良くない社会だって，みんな当然のように言い切ってましたけど，最近そうでもないんじゃないかって感じにもなってきて。あれもまた，時代によって価値観が，多数決で勝っているほうが正しい意見になるっていう，典型ですよね。

**西條** そうですね。だから，自殺するっていうよりも，自殺させることを余儀なくする社会の問題として考えたほうがいいかもしれませんね。たかだか数百年前まで，武士にとっては切腹のほうが良かったわけですからね。自殺ですけど，そっちのほうが名誉ある死だった。

**岩田** 自殺者続出，っていう。

**西條** それに価値を置いている文化だったわけですからね。そのことを，絶対におかしい，と決めつけるのも違うと思うんですけど，ただ，できれば愉しく生きたいのに，死ぬことを余儀なくされるっていうのはやっぱりなんか，あまり幸せなことではないんだろうなって思いますね。

**岩田** 僕は，幸せの反対は，結局，「余儀なくされる」っていうことがキーワードだと思うんです。心理的にも物理的にも，選択肢がなくなっちゃって，あらゆることで余儀なくされているっていうのは幸せではない気がしますね。

**西條** そうかもしれません。

**岩田** これしかない，って言っちゃうことが，たぶん不幸。

**西條** それって，「〜すべき」「〜しなければならない」にとらわれてしまって，そもそも何のために，っていうことが問えなくなっている状態でもあると思うんですよ。自由がなければ何のために？っていう選択肢もすでにないわけで。人間って，意味を求めて生きるところがあるので，この問いはやっぱり大事だと思っていて。だから一番こたえるのは，「これ，やっている意味あったんだろうか？」とかいう時ですよね。この前も質的研究の集中ワークショップで教えていて，ある班で「インタビューはしたんですが，データが録音できていませんでした」というわけです（笑）。

**八杉・岩田** （笑）。

**西條** これって，すごい徒労感なんですよね（笑）。他の班もそれまでは物理的には同じことをやっているんです。けど，違うのはその行為に意味がなかった，っていうその一点なんですよ。だから，そうなった班とそうじゃない班で，見てても全然疲労度が違っていて。その時も改めて人間って，意味を求めて生きる存在なんだなって思いましたけどね。

**岩田** コンピュータがクラッシュした時，すごく思いますよね。今までの作業は何だったんだ！って。

**八杉** わかります，わかります（笑）。

**西條** それで思うのは，「愛すること」，つまり「誰かを大切にする」ということが，どういう意味を持っているかっていうと，大切にされた人が「自分には意味

があるんだ」って思えるということなんだと思うんです。生きている意味があるんだって。愛するっていうのは他者に生きている意味を与える行為でもあって。だから、愛することが大事だって言われるんだと思うんですけどね。

　ですから、とくに精神科とかは、単に症状を治せばいいっていうことじゃなくて、そういうことで悩んでいる人に、いくら薬物を投与しても、根本的な治療にはならないわけですよね。

**八杉**　そうですね。だから、薬によって症状は消えたけど、やっぱり良くなっていない、という人もいるんですよ。

**岩田**　そうでしょうね。医者は、検査は全部正常ですからって、そういう身もふたもないことを言いますけど。

**八杉**　そうなんですよ。むしろ幻聴とか、妄想がある時のほうが、ニコニコ笑っていて楽しめていると、そういう患者さんも中にはおられますよ。

**岩田**　それはわかるような気がするな。

**八杉**　そういう人を見るとね、まわりに誰もいない。まわりに支援者が少ないんですね。もちろん、電話をして、携帯電話でお喋りでも楽しもうか、っていう相手もいないんですね。やっぱり自分の世界で楽しんでいる。そういう人の幻聴を奪ってしまったら、その人の世界を奪ってしまったら、果たしてその人は幸せなのかどうかって思ったりするんです。

**岩田**　困難とか問題があるかどうかっていうことは、幸せ、不幸せとはあまり関係ないですね。

**八杉**　そうなんですね。だから我々も、仕事で毎日慌ただしく動いて、困難にいっぱいぶち当たりますけど、じゃあそれが不幸せかと言えば、そんなことはないですね。

**岩田**　逆にそれが糧になりますね。

**八杉**　なりますね。それが次への経験値になりますよね。

**岩田**　困難がまるでないと、まあ……つまらないでしょうね。

**西條**　そうですね。困難にも意味があると思い、困難を積極的に人生の糧にできるのも、意味を求める人間ならではのことといってもよいかもしれません。

　そしてやはり、そもそも何のための治療なのか、僕らは何のために生きているのか、といったように時々問い直してみることも、大切なことだと思うんです。そういう問いを持たないと、結果として患者さんを不幸にしてしまったり、不幸にしても何とも思わない医療者になってしまったり、そういうことになってしまいかねないんですよね。何のために医療者になったのか、何のための人生なのか、自分の人生をより意味あるものにするにはどうしたらいいか、と問えば、自分も幸せに生きたいけど、同時に他者が幸せに生きるための力になれる人生のほうが意味があるんじゃないかとか、思うかもしれませんよね。

　誰かを幸せにする、生きる意味を与えられるっていうことは、「自分は他者に幸せを生きる意味を与えられる」ということでもあって、自分の人生にも豊かな意味が生じるんですよね。そういうふうに志を高く持ったほうが、自分が生きて

いる意味を感じられる。ですから，これも疑う余地があるという意味では根本仮説なんですが，「人間は生きる意味を求める存在だ」という観点を持つことで見えてくることも多いと思います。

◆言葉で伝えられないことをどうやって伝えるか？

**岩田** さっき，ヤワラちゃんの話が出ましたけど，イチローにも似たようなところがありますよね。それで思うんですけど，よく，イチローを特集したテレビ番組とか本とかがあるじゃないですか。僕もイチローを分析した本とか好きでわりと読むんですけど，でも，それが本当に正しいのかは，イチローにしかわからないし，イチローにもわからないかもしれないと思うんですよね。

**西條** おそらく本当に正しいのかは原理的には誰にもわからない，ということになるんでしょうけど，イチロー自身にも言語化できていない部分は相当あるでしょうね。自然にできることは，言葉にしにくいもので，普通どうやって歩くんですかと問われても言語化できない。僕も，最初は質的研究を教える時，大学院生の後輩に対して何て言っていたかというと，優れた論文を分析して構造をつかめば，コツみたいなものはわかるはずだからとアドバイスしていたんです。今思うと何も言ってないんですけど（笑）。でも，その時は何でわからないのかあまりわからなくて，いろいろ相談を受けて話しているうちに，構造化すればいいとか言わ

れても，それができたら苦労しないという話なんだなと。教えるっていうのは，まあ手取り足取りっていう部分もあるでしょうけど，良いことも悪いことも含めて，自分のやってきたことをできるだけ言語化することによって，他者が共有できたり，追認できたり，ヒントにしやすくなったりとか，そういう営みなのかなって思うんですよね。

**岩田** なかなか難しいですね，それが。伝わらないです。

**八杉** 難しいです。その，伝える道具が文字であったり言葉であったりするわけなんですが，やっぱりそのあたりね，よく，「あうんの呼吸」なんて言うじゃないですか。じゃあその「あうんの呼吸」を文字にできるかって言ったら，できないですよね。

とくに精神科なんかでは，タイミングっていうのがあるんですね。今これをしてほしい，っていう時に，こちらの手が届けば満足されるんですけど，タイミングをズラすと，相手が不満足を起こしてしまうんですよね。だから，「あうんの呼吸」をですね，どうやって自分で得て，それをどうやって後輩に伝えていくかっていうことになると，スキルは個人個人で，後輩でも誰でも，違うんですよね。

**岩田** そうなんですよね。そうなんです。

**八杉** 言葉でいくら，今だ，そこだって言ってもですね，タイミングというのは伝わりにくいなと思っているんです。個人の中でも，これはうまくいった，とか，今日はできたと思っても，次の日になったらもうできなくなっている。昨日の

何だったんだろう？っていう。

**岩田** 自分の中でも消化しきれていないんだから，これは他人には伝わらないよなあ，って。

**八杉** そうそう。

**岩田** でも，あるんですよ，これはピッタリだっていう時は。ないわけではないんです。

**西條** ヒントというか，それができる条件みたいなものはたぶん持っていると思うんですよ。ただ，「条件」ですから，それがあったら必ずうまくいくっていうことではなくて。たとえば，質的研究のワークショップでは，研究をやっていて，どうにも進んだ気がしないとか，手応えがないといった時は，やり方が間違っている可能性があるから，全然違う手段をとってみたほうが良い，自分の努力不足だと思うのではなく，もしかしたらこのやり方がおかしいのかもしれないと考えたほうが良い，みたいなことを言ったんです。それって，条件の話だと思うんです。だから，それが絶対にうまく機能するっていう話ではないんですね。条件的なヒントぐらいしか言えない。

それと，そもそも質的研究のワークショップをなぜ開催することになったかというと，『ライブ講義・質的研究とは何か』には言葉にできる部分はわかりやすく書いたつもりなんですけど，それでもやっぱり，やってみないとわからないから教えてほしいという要望がたくさんあって，そういうものかもしれないなって思ったということがあるんですね。で，ワークショップでは，その場で自分が自然にやっている考え方のプロセスを言語化して見せたり，班ごとの進行やぶつかっている問題に合わせてタイミングを見ながら助言したりしていて，そうした実践の中で大事なことを伝えようとしているんですが，参加者の話を聞くと，講師のワークショップの進め方とか，雰囲気とか，基本的な構えのような全体的なものから，学んでいくことも多いみたいです。

◆「現状維持だけはしない」という方法

**岩田** いや，実際にやってみるとえらい違いですよね。まったく違うと思いますよね。とにかく，やり方を変えるっていうひと言だけでもいいかもしれませんけどね。たとえば，3回連続で失敗したらやり方変えろ，とか。僕がよく言うのは，現状維持以外のことをやろうっていうことなんです。今やってうまくいっていないってことは，現状のやり方のどこかに間違いがあるはずだと。どこに間違いがあるかわからなくても，今とは違う選択肢を取るしかないんじゃないの？っていうことなんですけど。現場だと，正解を見つけてからやる，ってやり方をしているとまどろっこしくて，いつまでも正解なんて見つからないので，少なくとも現状維持は否定しようって。

**西條** 今のやり方はダメ，と。

**岩田** 今の病院でも，そこは共通認識になっています。コンセンサスづくりの時によくやるんですけど，まず，今のやり方は否定して，現状維持以外のやり方に

しようと。じゃあ，どれにしようか，今から考えましょう，と。

**西條** 特に真面目な人って，全部努力不足だと思っちゃうんですよね。

**岩田** もう一回，やる！みたいな。

**西條** そうそう。もちろん努力を積み重ねて打開できる場合もあるんですが，いや，そのやり方じゃ原理的に無理だから，っていう場合でも，努力の量的な増加で解決しようとしてしまう。

**八杉** そうだね。ダメだと思ったら，すぐ方向転換が求められますよね。でも，病院でそれができるかっていうと，意外とできないよね。それはね，いろんな人がいるからだと思うんですよ。ビギナーもいればベテランもいるし，いろんな職種の人がいるし。それをレベルアップしようと思うと，どうしてもマニュアル化することになったり。上を上げるんじゃなくて，底上げなんですね。これは僕らもあまり面白くない。マニュアル化ばっかりになると。

**岩田** みんな，病院に働いている人は不平不満を持っているんです。でも，誰も変えようとしないので，誰かが変えてくれるのを待っている。今，神戸大学病院に来て，毎日毎日，体制を変えることばっかりやっていますけど，その時の交渉の仕方も，みんな不満に思っているんだから，変えましょうと。とにかく変えるということはまず決めておいて，どう変えるかは，それぞれいろんな人の意見があるから，でも，今のままっていうのはナシにしましょう，と。それは認めませんよ，と言って，退路を断っておくんで

すね。

　退路を断たないと，結局何だかんだ言って，今のままでいいと，心の底では思っている人って結構いるんですよね。口では言わないですけど，面倒くさいなと思っている人も結構いて。さっきも言った，患者さんのためにやるよりも，自分の都合の良いほうがいい，っていう，口に出しては言わないけど，心の底では言わない，という人が結構いるんですよ。だから，とにかく退路を断って，とりあえず今のままではダメだと。このあいだ問題起きて，トラブったでしょう，と。現状以外っていうことで，そのどれにするか，っていうことについては，意見を聞きますから，言いたいことがあったら言ってください，と言って，いろいろ変えてきています。

**西條** なるほど。今の話も，正しいかどうかという話ではなくて，有効ではないから変えましょう，という話じゃないですか。やっぱりそういう構えが基本的な態度にあると，素直に受け入れやすいんだと思います。間違っている！とか言ったら，そこで頑なになると思うんですよ。自分が否定されている，という感じになるので，やはり「間違っている，正しい」ではなく，「それはこの目的に照らして妥当じゃない」という方法（やり方）の妥当性の話だと，受け入れやすくなりますよね。

**岩田** そうですね。あとは，誰が担当者？っていうのも，よくもめるんですよ。国立大学って，セクショナリズムなので，必ず，担当者は誰かっていうことでいつ

ももめるので，私はそこは議論しないことにして，誰がやっても構わない。もし私にやってほしかったら私がやるし，私がやるのが気に入らないんだったら誰か別の人がやってください，と。大体みんな，抱え込みたがるか，丸投げしたがるかのどちらかなので，自分の権益を守りたいという人は他の人にはやらせないって言いたがるし，やりたくないっていう人は，私以外の誰かがやってくださいって言うので，そこでは一切議論しない。やるってことだけ議論しましょう，と。というのは面倒くさいから。そこで延々ともめるんですよ。誰が担当するんだ，って。すごい不毛なんですよね。

◆医療における平等を問い直す

八杉　僕は本当に思うんですけど，みんな一日24時間しか持っていないじゃないですか。その時間をね，うまく使う人は，どうやって使っているのかな，というのが，僕の関心事なんですよね。24時間と決まっている中で，僕らの働ける時間っていうのは本当に限られているから。

岩田　医療って，時間の効率化が難しいですよね。

八杉　患者さんとわかり合うためには，時間の効率化を考えていたらできないですから。

岩田　たこ焼きを50個まとめて焼く，みたいなことは無理ですからね。

八杉　ところで，僕が就職した1982年頃のことを考えてみると，年配のスタッフには障害という言葉が伝わらないことがありました。何で伝わらなかったのかなって考えてみると，かなり年配のスタッフさんにとってみれば，患者さんは退院しても患者さんなんですよね。街で会っても，「今日，街で患者さんに会ったよ」って言うんですね。でも，退院して，うちの病院にかからなくなったら，もう患者さんではないんですね。で，地域でデイケアをやっている人に言わせれば，利用者っていうことになる。患者さんという言葉は使わない。患った者，とは言わずに，ユーザーとかね。

岩田　クライアントとか。

八杉　そうですね。そういう言葉を使いますけど，そういった患者観の違いというものがどうしてあるのかな，と思った時に，僕たちは学校の時に，授業で，障害とは何か，ということを習うんだけど，それより何年も前にはじめている人は，障害というものを習っていないんですね。病気については随分学んでいる。でも，障害ということについては，病気イコール障害，という感じで捉えられている。

岩田　でも，その二つの区別って，結構難しいですよね。僕の患者さんで，エイズの患者さんがいるんですけど，免疫障害って身障手帳をもらうんですよ。あれは何のことなのか，今ひとつよくわからない。ディスエイブルって，物理的に，あれができない，これができない，っていうことじゃないですか。でも，エイズの患者さんって，免疫細胞は少ないんですけど，基本的に手足は動くし，その気になれば何でもできるので，何がディスエイブルなのかって。

**西條** 心的障害という部分はあるんじゃないですか。そういうリスクを持っている，という。

**岩田** 心的障害と言っちゃうと，ほとんどの病気が心的障害を抱えているので，なんでエイズだけ特別扱いなのか，それは一種の逆差別で。でも，この問いを問うてしまうと，患者さんは，せっかく勝ち取った権利なのに，って話になって，話がそこで止まっちゃうので，あまり言えないんですけど。

**八杉** 最近はね，随分みんなと障害の話ができるようになってきた。というのは，学校教育が随分教えるようになってきたから，ということもあると思うんだけど，どれがこの人にとって病気の部分，疾病の部分で，どの部分が障害なんだということを，意外と，なかなか疾病と障害の区別がつかないこともありますけど，比較的，一緒にはしなくなった。同じものとは捉えなくなった。その意味では，随分話はしやすくなった，という印象があります。

**岩田** なるほど。

**八杉** ただ，そういう中でね，昔の精神科病院では長期在院が当たり前だったんですよ。そこで何が起こるかと言うと，病院が生活の場，そのものになるんですよね。だから，満遍ないサービスを，均質的なサービスを，という感じになってくるんですね。ところが，均質的なサービスだけやっていては，一人ひとりに対応できないんですよ。やっぱりメリハリの効いた，濃淡の効いた，ターゲットを絞って優先順位を決めていった中で，退院に向けた働きかけが必要だと思うんです。でも，精神科には精神科特例というものがあって，一般の病院に比べて少ないんです。で，その少ない人材で，多くの患者さんたちの入院生活のお手伝いをしている。それで，個々の患者さんの退院のことを考える時に，ある程度は集中的に，いろんな職種の人が関わって，一人ひとり退院に向けた働きかけをしていく。ところが，一方では，なんであの人にばかりそんな関わるんだ，という議論が出てくるんですよ。

**岩田** タイムマネジメントの基本は，それだと思うんですよ。ニーズの高い，プライオリティの高い順番にやっていくのが，時間を有効に使う一番手っ取り早い方法だと思うんですけど，それをやっていると必ず平等問題というのが出てきて，平等にしないのはおかしい，というものが足かせになってくる。これは医療の世界では多いです。平等こそ価値，差をつけちゃダメ，みたいな。でも，厳然として，最初からそこの差は存在しているはずなのですが，でも，そう主張されると，なかなか反論できないですね。

**八杉** もう生まれた時からね，人間は平等じゃないんですよ。

**岩田** 全然違うんですよね。

**西條** 平等って，すごく抽象度が高いじゃないですか。これも完全に人間しか持っていない概念ですよね。完璧とかとかなり同じで。

**岩田** 完璧とか絶対とかに近いですね。

**西條** 近いですよ。

**岩田** 機会平等と結果平等っていう違い

があったとしても、どっちにしても、厳密に平等っていうのは、あり得ない。どこかユートピアの存在で。

**西條** そうそう。「理想」の言い換え、変奏ヴァージョンみたいな概念がいろいろあって。それは絶対であったり、平等だったり、完璧だったり、完全だったり、文脈によって違うんですけど、「絶対的な正しさ」の言い換えみたいなもので、結局同じなんですね。そういう言葉も、きちんと理想概念であるということを自覚的に捉えて、とりあえず方向性としてはそれを目指しましょうというふうに戦略的に使うのであれば、目指しやすくなるからいいんですけど、それが絶対化してしまって、そうならないとダメ、みたいになると、おかしなことになる。

**岩田** さっきの、交通事故がダメだからシートベルトはしない、みたいになっちゃいますよ。

◆最善の医療を問い直す

**岩田** それと同じ話で、自分の専門に戻ると、耐性菌って出るじゃないですか。で、院内感染って起きるんですね。で、院内感染って、病院の宿痾なんですよ。絶対起きるんです。病院で診療している限り、絶対に起きる。なぜならば、病院に入院していて、点滴するじゃないですか。そうすると、皮膚という大事な免疫機構を食い破ってわざわざ穴を開けているわけですよ。だから、当然そこから感染症は起こるし、気管内挿管をすると、そこを導入口にして、さあ肺炎になってくださいってやっているようなものですから。でも、その人はそのチューブを入れないと死んじゃうわけですから、入れるしかないんですよ。なので、院内感染って絶対に起きるんですよ。よく、記者会見とかして院長が「二度と院内感染が起きないように、ゼロにするように努めます」なんて言っていますけど、あれは、確信犯で、（わかっていながら）嘘をついて言っているんならともかく、本気で言っているとしたら明らかにおかしくて。

**西條** かなりまずいですね。

**岩田** つまりですね、院内感染をゼロにする方法はあって、医療をやめればいいんですよ。

**西條** あるいはその病院自体をつぶすか。

**岩田** 医療行為を一切しません、ということになれば、院内感染はゼロになるけど、病人はバタバタ死んでいって、何が目的だったんだ、ということになってしまう。

**西條** 繰り返し言ってますが、原理的な観点というか、関心相関性みたいなものは、そもそも何が目的だったのかと自覚的に問えるようになりますから、そういう意味で重要ですよね。そういう観点から、改めて思うのは、厳密な意味で最善の医療とか最良の医療なんてたぶんないですよね。なぜそれが最善だと言いうるのか、すべてを比較したことがあるのか、と言えば、ないわけですからね。だから、もう少し別の言い方をしたほうがいいかもしれません。

**岩田** 「さしあたって最善に思える医療」とか。

**西條** 実際には，さしあたって目的に照らして，自分の現実的な制約を踏まえたうえで，現時点で最善と思われること，ベターだと思われることをやっていくんでしょうからね。

**岩田** いやあ，でも今医療の世界って耐用年数がだんだん短くなってきて，お笑い芸人と同じなんですよ。長持ちしない。これが正しい医療，みたいなものも続かないんですね。だって，「患者さん中心の医療」も，結局10年持たなかったですからね。

**西條** そうですね，だから，医療のコンテンツ（中身）はどんどん変わると思いますけど，今回話してきたようなこと，関心相関的観点によってそもそもの目的を確認したりすることの重要性は，おそらく変わらない。その意味で原理的な考え方の有効性が失われることはないですよね。それは人間が陥る認識や思考のクセみたいなものから生じる問題を解消するための考え方ですから。

### ◆構造構成主義は見栄や嫉妬といった感情の問題に対して役立つのか？

**西條** でも，当たり前のことを実践しつづけるというのは，難しいですよね。想像以上にかなり難しいことだなと思います。

**八杉** そうなんですよね。よく「当たり前の医療」と言うんですが，大変ですよ，当たり前のことを実践するのは。

**西條** 関心相関的観点とかについて，当たり前のことだから価値がない，って言うような人は，いろいろ勘違いしているんじゃないかなって思うんです。まず知っていることと，ちゃんと理解するって全然違うじゃないですか。しかも，一回実践できたということと，実践し続けられることも全く違うんですよね。たまたまヒットを打てることはあるけど，ヒットを打ち続けることとは違うのと同じで。知っている，理解する，実践する，実践し続ける。これらは全く違うレベルの話なんですね。

でも，それを同じと勘違いしていると，そんなの聞いたことがあるよ，っていうことをもって，「当たり前だ」って言うんですね。「当たり前だから価値がない」と。でも，それはやはりおかしな話だろうって思うんです。関心相関性は，当たり前のことを，実践し続ける，あるいはその精度を上げる方法概念なわけで，大事なことは，そういう方法概念があるのとないのとで，一歩でも先に進められるかどうかで，進められるならそれには価値があるということになるし，もっと良いものがあるなら代案を出せばいいし，そういうことを言っていかないと建設的な話にはなりにくいですよね。

**岩田** でも，前々から思っていたんですが，医療においては，西條さんの言われる「関心相関的観点によって信念対立を回避する」という枠組みに入ってこないようなものがあるじゃないですか。たとえば見栄とか，嫉妬とか。実際には，そういうものは必然的に入り込んで，排除することは無理ですよね。理論的に言えばたしかに，構造構成主義かな，という

ことでいけるんですけど，現実世界にはどうしても，そういう干渉するものが出てくるし，それは排除できないってことになると，やはりちょっと問題が残る。
**西條** そうですね。それをむしろ，前提にしなければいけないですね。
**岩田** そういうのがある中で，どうするかっていう時に，でも，結局僕らが議論とかして物事を決めていく時に，そういうくだらないことが最大の障壁になることが多くて，そこの克服が一番の悩みなんです。
**西條** そうなんですよね。その辺は，僕も本などでちゃんと書いていないと思うし，同じような疑問を持たれる人も多いと思います。論理的な難問は，構造構成主義で直接解けるんですよ。さっきも言いましたが，人は難問や謎にとらわれると身動きできなくなっちゃいますから，それによって認識も変わって動きやすくなる，ということもある。つまり，言語によってかけられた謎を解くことで，その謎にとらわれなくなったり，認識の仕方が柔軟になって実践がよりしなやかになるといった形では，直接的に効果があると思うんです。

でも，たとえばジレンマみたいなものって，たぶん動物にもあって，こっちも食べたい，あっちも食べたい，みたいなものは欲求さえあれば起こることなので，コトバをもっているかどうかと関係ない問題ですよね。それ以外にも，当然人間には，見栄や嫉妬といった感情みたいなものもあるわけです。で，構造構成主義は，感情や心理現象に特化した個別理論ではないので，たしかにそうした問題には直接的には役立たないと感じる人も多いと思うんです。実際，感情のもつれから問題が起こった時に，ソシュールの一般記号論とか，ロムバッハの構造存在論などということを言っても，しょうがないわけです（笑）。

ただその時に，俯瞰したレベルで関心相関的観点を使えば，「この人は表面上は学問の話をしているけど，結局のところ自分を認めてもらいたいという欲望から議論しているだけなんだな」とか，「こういう発言をする動機はこういうことに対する嫉妬からきているのかもしれないな」といったように，仮説的にその人の関心や欲望を捉えることができますよね。そしたら，学問そのものの話を一所懸命してもしかたがないから，他のやり方を模索していくこともできますよね。

それから，話をして仲良くしないとはじまらないっていう時に，「とりあえず飲み会で交流だ！」みたいにして，飲みながら話すとか，僕らは自然とやっているんですけど，それすら方法化することだってできますよね。「飲み会を媒介としたチーム医療機能の向上」といった方法として概念化すると，それを自覚的に使えるようになりますよね。これはまさに方法定式化レベルでの構造構成の実践なんです。
**岩田** 誰も明文化こそしないですけど，みんなやっていますね（笑）。
**西條** さっき話題に出た「警察介入法」とかも，自然にできている人もいるでしょうけど，そういうものも構造にするこ

とで，もっと意識的，自覚的に使用しやすくなる。それにちゃんとした方法論として確立されていると，使っていいんだなと思えるので，「医療現場に警察を呼ぶなんて患者さんに対する愛が足りないんじゃないか」といった罪悪感から尻込みしているうちに現場が混乱する，なんてことは避けられるようになると思うんです。

　自分がやっていることを明確に認識して，自覚的に使うことができたり，定式化されているから人に伝えやすかったりとか，そういうふうにも機能するんですね。構造構成主義は，感情そのものを言い当てたり，感情の問題もいきなりそれで解ける，というよりも，これは感情の問題だな，じゃあ感情の問題を解くためにはどうしたらよいのか，どういう方法をつくればいいのか，といったことを考える際の思考枠組みになる。そういう間接的な，メタレベルでの役立ち方をするメタ理論なんです。

**岩田**　そうなんですね。

◆信念対立をひき起こすものを問い直す

**八杉**　前にも言った，信念対立というところに戻るんだけど，あるいはこれも，関心相関性というところで使い分けてやればいいのかもしれないけど，その信念対立を起こすための条件というものを，ここで改めて教えてもらえたらと思うんですが，どうでしょうか。

**西條**　詳しい個別の要因は今後調査をしていくことで明らかになると思いますが，理論的観点からいえば，まず目的でも関心でも，言葉でも，お互いに同じと思い込んでいてズレがある場合には信念対立が生じやすくなりますよね。それとやっぱり自分の確信とか，価値観みたいなものを絶対化した時じゃないでしょうか。絶対化しているという意識すらない，のぐらい，暗黙裏のうちに，当然自分が絶対正しい，ってなっている時は信念対立は起きやすいですね。それから，僕もつい言いたくなることもありますが，「それは間違っている」とか「誤解している」とか，要するに，正しいかどうかのゲームになると，対立しやすいこともたしかですね。

**八杉**　でも，たとえば，相手の言うことはよくわかる，言っていることは好きなんだけど，感情的に，あいつが嫌いだとか，あいつが言うからイヤだとか，あるでしょう。

**西條**　たしかに。結局，誰が言っているかによって，かなり通りが違ってきますよね。お前には言われたくない，みたいな（笑）。

**岩田**　ありますね。

**西條**　それは仕方ない。人間ですからね。

**岩田**　対策としては，上手に言うのが大事だと思いますね。何を言うかより，いかに言うかのほうが大事だって。

**西條**　それと，どういう人に自分がなるのか，っていうことが大事じゃないですかね。みんなに嫌われるような人だと，どんなに真っ当なことを言っても，通らないですよね。

**岩田**　そうなんですよ。聞いていると

時々良いことを言っているのに，言い方がカチンとくるからって嫌われちゃうような。そういう言い方しなければいいのに，っていう。人の神経をいかにも逆撫でするような言い方で，かえってその人の存在そのものを全否定されるようなことになっちゃう。

西條　そういうのって，本当に大事ですよね。愛嬌があって同じようなことを言っても許される人と，決して許されないような人っていうのがいて。言葉だけだと，かなり酷いこと言っていても，まわりも笑って，アハハハってなるような人もいるし。

岩田　信念対立をほとんど起こさない人もいますからね。

八杉　いますね。ただ現場ではね，やっぱりハキハキ物を言う人がね，やっぱりやっちゃいますね。

岩田　私はよく起こすなあ。関心相関的って言うと，目的を持っていない，とくに役人とか多いんですけど，何がしたいの？って相手に言っちゃいますね。

◆「あえて批判する」・「あえて立ち上げ直す」という方法

岩田　対立そのものが必要な時っていうのが，時々ありますね。この状況を打開するには，ここまでハッキリ言わないと通じないかもしれない，って。

西條　場合によっては，批判したり，怒ったりすること自体が悪いっていうことじゃないんですよね。無駄にそういう軋轢を起こすのは良くないかもしれないけど，目的によってはやらなければならない時もあるので。

岩田　あります，あります。

西條　全部みんなと仲良く，和気あいあいとやりましょう，っていうのが構造構成主義かと言えばそんなことはないし，もちろん多くの人が不幸せになるよりは，幸せになったほうがいいんじゃないかな，とは思いますけど。

岩田　実際，役所の人って結構，生まれてこの方怒鳴られたことがない，っていう人もいたりするんで，「怒鳴る」という手法が有効な場合があるんですね。でも，すべての手法には賞味期限があると思うので，あれも，ずっとやっていると飽きられるというか，馴れられちゃうんで問題なんですけど，

西條　なるほど，抗生物質じゃないですけど。

岩田　そうです。耐性ができちゃうんです。すべての手法には，必ず馴れとか，マンネリ化というか，そういうのありますよね。

八杉　組織でもね，10年目ぐらいにピークを迎えるようですね。新しくつくっても。それからは下降線をたどっていく。

西條　基本的に，人間も組織も，有機的なシステムという意味では一緒なので，そういうものは，必ず老朽化していくと思っていたほうがいいと思うんです。人間も必ず死にますし，組織も，形としては続いていくことはあっても，実質的には結構早めに硬直化していきますね。工夫することで，機能性を保って，生き生きと生き続けるシステムにしていくこと

は，ある程度できると思うので，どうすればそういうシステムをつくれるのかという観点を持つと同時に，必ず老朽化していくものだから，ある程度時間が経ったら一度つぶして，他の組織として立ち上げ直すという観点も大事だと思いますね。

◆おわりに

**西條** ところで，最後になりますが，実は今日の鼎談の主題は，「医療現場の諸問題を問い直す」で，副題が「構造構成主義は医療教育現場でどのように使えるか」だったのです。
**八杉・岩田** （笑）。
**西條** 一度も言わずにここまできちゃいました。
**八杉** そうだったんですね（笑）。
**西條** 最後にテーマを言うという，斬新な展開（笑）。
**岩田** それなりに合致したんじゃないですか。
**西條** はい，最初にお二人のお話を聞いていて自然とそうなっているなと思ったので，途中でテーマをいう必要もないかなと思って。関心相関的にそういう話をしてくださりそうなお二人にお願いしたので，自然とそうなったかなと。現代医療もいろいろ問題を抱えていますが，今後よりよい方向に進んでいくといいと思いますし，この鼎談もその一助になればいいですね。では，終わりましょうか。ありがとうございました。

参加体験記

# I - 2 看護学教育と SCQRM
（構造構成主義）

石川 かおり

## はじめに

　私は，2008年の夏に西條剛央氏が主催する「質的研究集中ワークショップ」に参加し，SCQRM（Structure-Construction Qualitative Research Method；構造構成的質的研究法）を初体験した。そこでの体験は，質的研究のコツを学ぶという当初の参加目的の範疇を超越するものであった。ワークショップの最中に講師から説明されることの一つひとつが，あるいはグループメンバー皆で取り組んでいる作業の一つひとつが，私のなかで色んなこととつながっていったのだ。グループワークなので，メンバーと協力しながら，集中して作業をすすめなくてはならないのに，頭のなかの直観ランプが点滅し，気を抜くと思考はあらぬところを彷徨いはじめていた。

　さて，SCQRM は私のなかでどのようなこととつながり，私の思考は一体どこを彷徨っていたのだろうか。ワークショップの帰路の途中，総武線快速のなかで書き留めた汚いメモを読み返してみると，研究すること，看護すること，教育すること，生活すること等々，諸方に旅していたようである。本稿では，そのなかから，私の本業である看護の教育場面に SCQRM の視点を投じてみることに焦点を当てて述べてみたいと思う。（なお，本稿においては SCQRM ＝構造構成主義と置き換えることもできるが，私は SCQRM を通して構造構成主義と出会った訳なので，取りあえず SCQRM の表記のままで私論を展開することをご了承いただきたい。）

## まずワークショップでの体験から

　ワークショップでは，リサーチクエスチョンを立て，対象者を選択し，インタビ

ューによるデータ収集をし，テクストに起こしてデータ分析し，理論を構築し，発表するという質的研究における一連の流れをグループメンバーと共に実践することが課題であった。

メンバーの専門領域は各人各様で，私のような教員もいれば，大学生・大学院生もいるし，研究とは無関係の職種の方もいた。また，質的研究の経験者もいれば，初体験の人もいた。こんなにも背景の異なる者たちが集まって，体験版とはいえ，一つの研究を4日間で成し遂げることは果たして可能だろうかと，初めは半信半疑であった。また，日頃は学生たちにグループワークをやらせているけれど，自分自身が行うのは久しぶりであったため，初対面の方たちと一緒にやれるだろうかと多少緊張もしていた。しかし，結論から言うと，これらの疑念や心配は杞憂に終わった。最終的には，どのグループも最後の発表まで辿り着くことができ，私自身は清々しい達成感を味わうことができたのだ。

この一連のプロセスのなかで，教育的な観点から看護の学びの場においても有益かもしれないと思われたことは，次の3点である。なお，これらはそれぞれが単独の現象であったわけではなく，SCQRMの中心概念である『関心相関性：存在や意味や価値といったものは，すべて身体や関心，目的に応じて（相関的に）規定される』[1]を核として，有機的に関連し，生じていた。

その1　グループワークにSCQRMの視点を投入すると，建設的で効果的なグループダイナミクスが生じる（可能性が生まれる）。
その2　対人関係プロセスにSCQRMの視点を投入すると，他者／自己に対する眼差し（理解の仕方）が変化する（可能性が生まれる）。
その3　問題解決的なプロセスにSCQRMの視点を投入すると，多様な信念・価値が交錯する状況において問題がクリアになり，創造的で調和的な思考ができる（可能性が生まれる）。

## 関心相関的なグループダイナミクスが生まれる

ワークショップで効果的にグループワークをすすめることができたのはなぜだろうか。参加者の能力が高かったからだろうか。協調性のある人たちばかりだったからだろうか。それとも，講師が優れたファシリテーターだったからか。

確かに，参加メンバーは皆さん有能で，協調性が高く，良い人たちばかりであったし，西條氏は大変ファシリテート上手であった。しかし，それだけが理由ではない。実際の作業過程では，複数の異なる意見が出されてまとまらず，停滞したり後退したりすることもあった。話し合っているうちに，進むべき方向を見失い，暗闇の大海原を漂流しているような気分になることもあった。この状況について後から

考えると，メンバー各自の専門性の違い，質的研究へのコミットメントの程度の差，あるいは参加動機やその人自身が大切にしている価値観の相違などの影響から，生じて当然であると思う。

　このような決して順風満帆とは言えない私たちの航海に，有効に作用したSCQRMの問いかけがあった。「私たちの関心は何か？」「何のためにやっているのか？」「正しさではなくて，有用性を考えてみると？」これらは，分析作業に向かう際に講師から投げかけられたアドバイスであり，『関心相関性』に基づく刺激語である。

　このSCQRMの問いに刺激されて，関心相関的な視点をグループワークという状況に取り込んでみると，先の問いは，「グループワークにおける私たちの関心は何か？」「何のために6人で話し合っているのか？」「正しさではなくて，有用性を考えるとグループのなかで自分はどう行動できるか？」と置き換えることができる。すると，共通の関心や目的を踏まえたうえで，その目的を達成するためにはどうしたらよいかを考えるようになり，自ずとメンバーシップやリーダーシップのとり方が変化してきた。たとえば，自分と違う意見に対して「あなたがそのように考えたのはどうして？」と尋ねてみたり，逆に自分が異なる見解を示す際にはその理由や根拠を具体的に伝えてみたりという具合だ。また，「私たちの目的に照らすと，こうしたら良いのではないか」と目的中心的に建設的な提案が生まれた。あるいは，どうにも八方塞のときには，賢者の声を聴くのが有用だと考えて，講師に助言を求めるという方法を選択することもあった。関心相関的に行動することは，実は極々当たり前のことであるが，それが新鮮に感じられたのは，普段はそれを全く意識していないためであろう。

　これらSCQRMの問いは，違う背景を背負い異なる見解を持つ私たちが，一つのものを成し遂げようとするときの羅針盤として作用した。時には，暗闇のなかで迷える私たちを光射す方へと導く呪文のようでもあった。この体験は，SCQRMの視点がグループワークそのものにも役立つ原理を包含していることを示しており，関心相関的なグループダイナミクスが生まれる可能性を示唆している。

## SCQRMの視点をグループワークのグランドルールに

　グループダイナミクスを生かして学生の主体的な学習活動を育むという点から，グループワークは，学習上有効な方法として看護学教育の場でも活用されている。看護学教育においては演習科目が多くあり，たとえば実習前の学生は，ペーパーペイシェント（架空の患者事例）を用いて看護過程を展開する学習等をグループで行ったりしている。また，臨床現場で行う看護学実習においても，グループで日々の気づきや課題についてカンファレンスを行い，一緒に問題を解決したり，お互いの

学びを共有したりしている。

　しかし、学生たちはあまりグループワークが好きではないようで、"グループワークは苦手"という声もちらほら聞こえてくる。嫌いな理由を直接学生たちからリサーチしたことはないけれど、ワーク中に、話し合いの論点がずれたまま時間を費やしたり、意見の対立が生じてまとまらなかったり、発言をする人／しない人ができてしまったり、学んでいるという実感が伴わなかったりと、総じて目的に向かってグループが上手く動いていかない経験のためかもしれない。上手く進まないと、グループワークは楽しくないし、学生同士の有効な学び合いの場にはなりにくい。そして、肝心の学習目標を達成することも難しくなる。教員のファシリテート能力の問題も大きいとは思うが、学生自身がもっと建設的に、効果的にグループを動かしていくための有効な技を身につけていけると良いと思う。

　そこで、『関心相関性』に基づくSCQRMの視点を学生たちのグループワークのグランドルールに位置づけてみてはどうだろう。「私たちは何のためにここにいるのか（目的は何か）」「目的に照らしたときに自分はどのように参加するのが有用なのか」と自分自身に問いかけることは、いつもグループワークの目的に立ち戻ることを意識できるし、建設的な態度でグループワークに臨む動機付けの強化にもつながるのではないだろうか。

## 私とあなたは違う

　グループダイナミクスにSCQRMの視点を投じたことにより、メンバーに対する私自身の認識も大きく変化していた。『関心相関性』を念頭に置くことによって、「この人がこのように発言するのはなぜ？」とその発言の背後にあるものに想像力を働かせる。すると、「Aさんはこういうことを大事にする人なんだ」「Bさんの関心はこういうところにあるんだ」「Cさんはこんなことが得意なんだ」等々、メンバーその人にも関心を寄せ、理解しようとしている自分に気がついた。

　それは同時に、私自身の発言の背後にあるものに意識を向けることにもなった。「私はこういうことが大事だと思っているから、この人と意見が違うのだ」「私はこれまでの体験から、こういうことに関心があるんだ」といった具合である。

　私を含むメンバー各自は、同じリサーチクエスチョンを眼前に掲げていても、そもそもの立ち位置が違う、視線が違う、価値観が違う、世界観が違う、つまり「私とあなたは違う」という、当たり前のことを改めて確認した。SCQRMでは、同じ「事実」「現実」と呼んでいても、「世界像（認識）」が違えば、全く違ったものとしてとらえている[2]と説明されており、腑に落ちた。「私とあなたは違う」のだから意見が異なるのも当たり前だし、見解の相違はあなたが悪いのでも私が悪いのでもない。そう思えると少しホッとした。ただ、「私とあなたは違う」ということは、

やはり当たり前過ぎて普段は意識していない。SCQRM の視点はそれを意識化するためにも使えるだろう。

そういえば、ワークショップ終了の翌日に、前首相が辞任会見の場で、記者に向かって"あなたとは違うんです"と言い放った。この発言は、その後ちょっとした物議を醸し、流行語大賞のトップテンにも選ばれた。彼の真意は私にはわからないけれど、SCQRM の視点から眺めてみると、発言の意味をまた違った角度から捉えることができるから不思議である。

### 同じものを見ていても，患者と私の眼差しは異なる

「私とあなたは違う」ということから、ひとつのエピソードが思い浮かんだ。以下は、ある看護学生が、実習で保健師の家庭訪問に同行した場面である。

> 訪問したお宅は、古い萱葺き屋根の大きな農家であった。保健師が縁側から声をかけると、部屋の中から小さな声で返事があった。学生はそこで初めて、暗くて広い座敷の隅に、小柄なおばあさんが一人でぽつんと座っているのに気がついた。
> 
> おばあさんは、今は稲刈りの時期で家族はみんな田んぼに出ていると言った。保健師が、「昼間、一人で大丈夫？」と声をかけると、彼女は、「大丈夫だよ。幻聴さんが毎日遊びに来てくれるから。」と笑顔を見せた。
> 
> 学生はおばあさんの発言に驚いた。なぜなら、幻聴は治療すべき精神症状であり、できれば無いほうが良いものであると思っていたし、実際に病棟実習では患者さんが幻聴で辛い体験をしているのを目の当たりにしていたからだ。
> 
> 学生は、病気について質問するのは良くないんじゃないかと躊躇しながら、一方でこれはとても大事なことのような気がして、勇気を出して彼女に尋ねてみた。
> 
> 「もし、良かったら教えていただきたいのですが、幻聴さんが来ないと困りますか？」「困っちゃうね。いつも助けてもらっているから。」「どんな風に助けてくれるんですか？」「話し相手になってくれますよ。話を聞いてくれたりね、楽しい話をしてくれることもあるしね。」「逆に、お困りになることはないんですか？」「特にないですよ。」「………ありがとうございました。」
> 
> 学生は、その日一日おばあさんの言葉を頭のなかで反芻していた。

この看護学生は、16〜17年前の私である。そして、このおばあさんは、統合失調症で、幻聴が聴こえていた。今でこそ、病気を持ちながら、病気とつき合いながら

自分らしく生きるという考え方が浸透しているが，当時は，少なくともそういうことはテキストには書いてなかったし，先生からも直接的には教わらなかった。学生である私は，幻聴は精神症状であり，辛く苦しいもので，薬によって排除すべきものであると考えていた。しかし，その考えはこのおばあさんによって覆された。幻聴を奪ってしまったら，彼女は困ると言う。幻聴＝悪とみることで，彼女を逆に苦しめてしまうかもしれない。

　この出来事を，SCQRMの関心相関的な観点から捉え直してみると，学生の関心に相関的に立ち現れている事実は，幻聴という統合失調症の症状である。他方，おばあさんの関心に相関的に立ち現れている事実は，幻聴は症状ではなく，幻聴さんという人格を持った心優しき理解者である。幻聴に向かう両者の眼差しは全く異なっている。しかし，その違いに気づくところから，学生のおばあさんに対する理解のプロセスは，新たなベクトルを伴って再出発する。これはその後の看護が大きく変わる可能性を示唆するものである。

　看護の視点から，幻聴を精神症状としてアセスメントすること（現在現れている患者の主観的・客観的データから看護上の問題を特定し，また，その原因や関連因子を推定すること）は決して間違ってはいないが，それは対象理解の一側面に過ぎない。そして，私たち看護師は，看護師であるというアイデンティティを持っている限り，どうしても看護師としての眼差しで患者をみている。それは専門職者として必要なことでもあるが，看護師としての価値をもった私の視点から捉えた理解に過ぎないという限界でもある。

　その限界を越えていく一つの方法として，「私とあなたは違う」ということや「私と患者は同じものを見ていてもその眼差しは違う」ということを自覚することが役に立つのではないかと思う。言い換えるなら，それは偏見に満ちている自分を知ることでもある。よく学生は，偏見を持ってはいけないと思うようだが，そもそも偏見でない見方とは何なのか疑問である。偏見それ自体が問題なのではなく，偏見を持った自分に無自覚であることの方が問題であろう。

　そのことを学生に教えてくれるはいつも患者である。『関心相関的』な観点は，看護実践の場において，自分と患者の眼差しの違いを自覚することを助け，患者からもらった気づきのチャンスを効果的に看護に生かすためのツールとして役立ちそうである。

**理解しえないという前提からはじまる対象理解**

　そうはいっても，看護は，一般的には看護の対象となる人を全人的に理解することを前提に展開することを目指している。だから，学生は患者を理解しようと懸命に努力する。しかし，これまで述べてきたように「私とあなたは違う」という構造

においては，その対象理解はいつもスムーズに運ぶとは限らず，そのプロセスは時にとても苦しいものとなる。たとえば，患者が学生からみて拒絶的と思われるような態度を取ったりすると，学生は"拒否された""理解してもらえない"と傷つく。あるいは"理解できない"と腹を立てるかもしれない。これは，私は患者を「理解できる」はずだし，患者も私を「理解してくれる」はずという前提故に生じる。そして，患者—看護師関係は相互作用であるから，学生が苦しいときは患者も苦しくなる。

果たして，対象を理解することは本当に可能なのだろうか。論理的に考えて，100％理解することは不可能である。もちろん，理解できたらよいし，そのための努力はすべきである。けれど，「理解できる」という前提に立つか，「理解しえない」という前提に立つかによって，対象理解のプロセスも，その帰結も違ったものになると思う。

患者を「理解しえない」というのは，先に述べた「私とあなたは違う」「自分は偏見に満ちている」ということと通底している。文字だけみるといかにもネガティブで，看護を教える上では批判もあるかもしれないが，こうした前提に立つことによって，看護学生である自分と患者の違いを越えていくための方法を探索することにつながるし，偏見に満ちている自分の色眼鏡を外すにはどうしたらよいか考えるチャンスが生まれる。そして，私がワークショップでホッとしたように，学生も患者ももう少し楽になれるのではないかと思う。つまり「理解しえない」からこそ始まる対象理解もあると思うし，それは患者一人ひとりを大切にする看護への近道となるだろう。

ワークショップの後で，構造構成主義は「わかりあうための思想」であると知った。なるほど，ぴったりのキャッチフレーズである。

## 「ベスト志向」から「ベター志向」へシフトチェンジする

さて，SCQRM の視点をグループワークのグランドルールに据えて，各自の違いをお互いに理解した上でグループワークに臨むとして，次なる難問は，グループで成し遂げるべき課題の答えをどうやって見つけていくかということであった。

たとえば，分析途中で概念を見出していく作業の際に，メンバー間で異なる意見が出された。また，中心概念を決め，それぞれの概念間の関連性を検討する際も同様である。様々な意見があるなかで，誰の意見も同等に扱おうとすると，しばし沈黙の時間が流れ，作業は停頓し，なんとなく重苦しい雰囲気に包まれた。同じ目標を掲げていても，その目標に相対している人間の認識はそれぞれである。相対している人の数だけ考え方があり，その中から一つを選びとっていくことの難しさを感じた。

膠着状態を打破したのは,「皆の意見の中で一番ベターなものを選択する」という講師のアドバイスであった。「ベスト」あるいは「正しい」答えでなくても良いのだと思ったら少しホッとした（ホッとしてばかりである）。しかし, なぜ「ベスト」ではなく「ベター」なのだろうか。

　私は完璧主義とは程遠い人間だろう, と自分では思っている。しかし, 研究においては, できるだけ「ベスト」を求めて努力すべきだと思ってきた。そしてそれができないから時々打ちひしがれる。しかし, SCQRMでは, 眼前の事象は, その眼の持ち主であるその人の関心に応じて立ち現れてくるものであるため, 事象は無条件に「正しい」ものであることを前提としているわけではないという立場に立つ[3]。したがって, 私にとって「ベスト」と思える事象は, 他のメンバーにとって「ベスト」とは限らないため,「ベスト」あるいは「正しい」答えを見つけようとしても所詮無理な相談なのである。これも, 考えてみると当然である。しかし, その当たり前の前提を, 私たちは普段は意識していないがために忘れている。

### 曖昧な境界線の隙間から見えてくるもの

　「ベスト」から「ベター」へと思考の重心を移すということは, 私が「正しい」と思っているものとそれ以外のものとの境界が曖昧になるような感覚であった。曖昧さは, 時に私を不安にするけれど, その曖昧になった境界線の隙間から, これまで「ベスト」を探していたために見えなくなっていた別の視点が見えてくる。私が「正しい」と思っている結論の影に隠されてしまった有益な議論に光が当たるかもしれない。そして, 一つの側面からしか見ていなかったために排除されていた他者のユニークな発想がクローズアップされる可能性が秘められていると思う。

　臨床場面においては, 時々刻々生じる問題や課題に何かしらの答えを見つけて対処していくことが求められ, 看護においても問題解決的な思考を身につけることは重要である。そこには, 科学的根拠に裏付けられた知識や経験に基づき瞬時に判断し対応すべき問題もあれば, 患者は病気を持ちながらこれからどう生きていくのかといった,「客観的根拠」や「正当性」といった概念が通用しない問題もある。また, 患者個人だけの問題ではなく, 医療だけの問題でもなく, 患者を取巻く家族や親戚, 医師や看護師, その他のコメディカル, 会社や学校, 地域住民, 法律や制度, 文化や社会情勢など, 複数の様々な立場や状況における価値観や信念が交錯して生じる複雑な問題もある。一見すると同じ問題に相対しているようでも, 相対する人の数だけ問題の見え方は異なり, 必然的に問題解決の方法も異なってくる。そのため,「正しい」方法を探しはじめると, 方法上の対立が生じて, 本来の目的を見失ってしまいかねない。方法論が目的化してしまい研究本来の目的を見失うという, 質的研究の落とし穴と構造的には同じである。

問題解決のプロセスにおいて,「ベター志向」にシフトチェンジしてみると,眼前の事象はこれまでとは違う立ち現れ方をする。見え方が変化すると,そこに対峙する人たちと自分との間にはこれまでとは違う対話が生まれる可能性が出てくるだろう。これは,「正しい」答えが存在しない曖昧模糊とした状況のなかで,それでも答えを見つけていくための思考ツールとして活用できそうである。

## 排除ではなく調和や創造性を目指す思考ツールとして

医療現場で生じる問題に関連して,京極氏は,構造構成主義の観点から専門職種間の信念対立の構造を指摘し,お互いが「わかりあえない」という現実を出発点に,信念対立を克服し立場を越えた連携を実現するためのヒントを提示している[4]。臨床現場の状況を想像できる私からすると,納得でき,現場でも大変有用だろうと考えている。

しかし,学生たちは,知識も経験も少ないので,上記のような問題が生じる場面を容易には想像できず,どのように問題を解決していくか考えるのはなかなか難しい。そこで,事例を用いて問題解決的な思考力を養う授業が組まれていたりする。例えば,倫理的ジレンマが生じる状況を題材とした授業では,学生たちはグループで,事例に登場する患者,家族,看護師,医師,職場の上司など様々な立場の価値観について推論し,法律や制度,病棟文化やヒエラルキー構造などの影響要因も考慮しながら,生じている倫理的ジレンマ状況を多角的に検討する。そして,最終的にジレンマを解決する方法を導き出すことが課題である。ワークのはじめには,「正しい」答えはないと告げられ,学生たちは正答のない曖昧な状況に耐えながら課題に取り組むが,様々な立場の人の価値観が同等の重みをもって対立する状況のなかで,グループワークは時に混迷することもある。

ペーパー上の倫理的ジレンマ状況の当事者ではない学生は,「各人の目的は何だろう？」「なぜこのように発言したのだろう？」と登場人物それぞれの関心やおかれている立場に想像力を働かせる。しかし,その推論は,推論している学生それぞれの関心や志向性に応じて成立している。つまり,事例の登場人物の価値観や信念の対立構造が表面化してくるが,実はその背後には各学生の価値観（看護観,人間観,倫理観など）の相違が存在しており,信念対立の二重構造が見て取れる。時には,そこに教員の価値観が加わり,三重構造になっていることもある。こういった構造の只中に自分は在るということに気づかないままグループワークをすすめても,膠着状態は解消しないし,問題を解決するのは難しい。

事例の登場人物に立ち現れている事象は同じではないが,その事例における事象を理解しようとしている学生の眼前に立ち表れている事象もまた同じではないという前提に立つことで,グループワークの場で生じている問題はクリアになってくる。

それはまた，学生が自分自身の看護観や倫理観などに気づく良いチャンスにもなる。

そして，何を目標に定めて解決方法を考えればよいのかを明確にした上で，自分の感覚に合うか合わないか，正しいか正しくないかといった自分基準の価値判断はひとまず脇において，先に述べた「ベター志向」によってより有用な答えを検討する対話を重ねることができれば，対立していた価値の調和をはかる第三の道を創造していくことが可能になるかもしれない。

このように『関心相関性』の観点を問題解決プロセスに導入してみると，問題とはその問題に向き合う人によって認識のされ方が異なり，その解決プロセスを阻むのは，患者と看護師間の認識のズレや専門家間の専門性の違いであることに気づく。そういった「違い」は構造的な問題でもあると理解できると，価値の多様性を認めていくことが容易になるし，排除ではなく調和や創造といった建設的で発展的なプロセスにつながっていくのではないかと考えている。

**学生と共に学びあうツールとして**

最後に，教える人である私自身を SCQRM の視点から捉え直してみよう。教員である私は，学生よりもほんの少しだけ知識や経験が長ずるため，自分なりの「正しい」答えをもっている。それ故，私の考える「正しい」答えと学生の生み出す答えが異なると，不正解にしてしまい，つい正解を教えたくなってしまう。学生側も教員の求める答えを探し，期待に応えようとしてしまうかもしれない。私は，あまりに無自覚に，学生たちに「ベスト」を求め，「正しい」答えを求めてきたようにも思う。

しかし，学生は，教員が見つけられなかった患者の素敵なところや強みを発見したり，教員には思いつかない独創的な方法で看護を試みたり，と柔軟で豊かな発想を生み出す力を有している。その多くを，私は気づかないままやり過ごしてきたかもしれない。そういった学生の未知なる力を削ぐことなく，一人ひとりの学生を大切にする教育を実践するためにも，SCQRM の『関心相関的』な観点は役立つはずである。学生の答えの先には何があるのか，学生は何をしようとしているのか，彼らの関心や目的を踏まえた上で，その目的を達成するためにはどうしたらよいか考えると，自ずと教員としてのあり方は見えてくる。教員（私）と学生との認識の違いに気づくところから新たな対話がはじまり，学生の強みや力を生かして，SCQRM で提唱されている建設的かつ現実的に可能な『関心相関的アドバイス』[5]ができるかもしれない。

教育者としての営みを SCQRM の視点から内省し再構築することは，教員と学生とがお互いの多様性と持てる力を認め合うことを基盤として，看護の目指すところを共有しながら，学生の創造的で主体的な学びの道程を支援することにつながる

だろう。そして，学生同士が，学生と患者が，学生と教員が共に学びあう豊かな土壌を育む一助となるのではないかと期待が膨らむ。

## おわりに

　SCQRMのワークショップで体感した構造構成主義の原理を看護の教育場面に活用するという観点から，期待や希望も込めて思いついたことを書き連ねてみた。SCQRM（構造構成主義）と出会って間もない私は，正直なところ，まだ部分的かつ感覚的にしか理解できていないため，かなりズレたことを述べている可能性もある。しかし，おそらくSCQRMはそれもすべて折り込み済みであり，懐深く承知してくれている。だから，自分の関心に合わせてSCQRMそれ自体を都合よく良いとこ取りしても大丈夫なのだ，と取りあえず思うことにし，今後は看護学教育の場で少しずつ試行してみようと考えている。

　このように，本稿を書き終えるに至っても，未だに行き先不明で彷徨っているかのような私の旅路ではあるが，今一つだけ確信しているのは，掌の中にSCQRMという確かなコンパスを握りしめているということである。私はそれをまだ上手に使いこなせていないから，時には脇道にそれてしまうこともあるかもしれないけれど，このコンパスがある限りは，軌道修正しながら旅を続けられそうである。これからも。

### 【註および文献】

［1］西條剛央　2007　ライブ講義・質的研究とは何か　SCQRMベーシック編―研究の着想からデータ収集，分析，モデル構築まで　新曜社　pp.5-6.
［2］西條剛央　2008　ライブ講義・質的研究とは何か　SCQRMアドバンス編―研究発表から論文執筆，評価，新次元の研究法まで　新曜社　pp.143-149.
［3］西條剛央　2008　ライブ講義・質的研究とは何か　SCQRMアドバンス編―研究発表から論文執筆，評価，新次元の研究法まで　新曜社　pp.144.
［4］京極　真　2008　職種の間の「壁」の越え方―「立場の違いを越えた連携」とはどういうことか　助産雑誌，62（1），20-24.
［5］西條剛央　2008　ライブ講義・質的研究とは何か　SCQRMアドバンス編―研究発表から論文執筆，評価，新次元の研究法まで　新曜社　pp.45-48.

参加体験記

# I-3 構造構成主義を学びたいすべての学生へ
## ——自主ゼミを通して考えたこと

井上 恵世留

　作業療法学生である私は「構造構成主義が医療でどのように役立つのか」ということに関心があり、京極先生の連載『医療の零度』[1]（医学書院）をモチーフにした自主ゼミ『零度の会』を立ち上げた。この原稿を書いている時点でゼミはまだ3回しか行われていないが、たった3回でも得られたものはとても大きい。ここでは、医療系の学生が構造構成主義を学ぶ意義や留意点について、私の経験を踏まえて書き記してみたいと思う。

## 構造構成主義を学びはじめた契機

　その前に、少し私の自己紹介をしておこう。私は社会人学生である。日中はグラフィックデザインの仕事をし、夜は作業療法を学んでいる（私が通う社会医学技術学院の作業療法学科は夜間部のみである）。仕事をしながら勉強するのは簡単なことではないが、これは私に限ったことではなく、他のクラスメートも同じだ。苦労を承知で選んだ道、あえて買った苦労なら「とことん勉強しよう！」と覚悟は決めている。時々、疲れ過ぎてフラフラになることもあるが、それでもやりがいはあり、私が作業療法を学び始めてからすでに約3年が経過した。

　これまでの授業は座学が中心であるが、比較的短期間の実習も経験してきた。作業療法というのは実学なので、学内教育といえども臨床現場のリアルな側面も学ぶことができた。また、この3年間に病院実習を数回経験し、患者さんに対する作業療法の実際を何度か体験学習することもできた。これまでの学習は、作業療法の実践に必要な知識と技術を習得する上でとても有意義なものだった。

しかし，一方で，「患者さんと，上手に理解しあえるようになるにはどうすればいいのか」という疑問が，私を悩ませ続けている。見学実習，評価実習のときに出会った実習指導者や他の医療者たちは，患者さんととても上手にコミュニケーションし，お互いに理解しあいながら治療を展開していたように見えた。私はまだ学生であるから仕方のない部分もあるのだろうけれど，先生方のように患者さんと上手に接することができず，とても歯痒い思いをした。それ以来，「どうすれば現場で活躍している先生方のように，患者さんとしっかり理解しあえるようになるのだろうか」という疑問が私の頭から離れなくなり，臨床実習の際に，少しでも患者さんの役に立てるようになるためにも，上記の疑問をたとえわずかでも解消しておきたいと思っていた。

そうしたときに，偶然出会ったのが「構造構成主義」だった。そのキャッチフレーズである「使える超メタ理論」にはとても興味を覚えた。それまでの私にとって，理論はどこか取っつきにくさがあり，ちょっと違う世界の出来事のようにすら感じていたのだ。ところが構造構成主義では堂々と「使える」と銘打っている。どう使えるのか興味津々だった。初めて手にした書籍は『構造構成主義の展開』[2]だった。一読してみたものの，何が何やらさっぱりわからない。けれども，不思議な面白さが感じられた。それからしばらくして，西條氏の『構造構成主義とは何か』[3]を読み始めた。特に惹かれたのは，構造構成主義のテーマである「信念対立の克服」であった。信念対立というと何やら深刻で難しいイメージがあるが，簡単に言ってしまえば，正しさを巡る争いのことではないかと理解した。これは，「お互いが理解しあうにはどうすればいいか」という私の問題意識と重なるように感じた。私にとって構造構成主義は有効なツールになる可能性があると思ったが，作業療法の勉強と並行しながら，西條氏の『構造構成主義とは何か』[3]を独学していく自信もなく，難しそうで何となく気後れしていた。しかし，幸運にも構造構成主義の専門家である京極先生が私の通う学校に就任し，「このチャンスを利用しない手はない！」と考えた。そこで，京極先生の授業（統計学）のときに相談し，その後自主ゼミの開催を提案することになったのだ。

## 『零度の会』で体験したこと

『零度の会』の目的は，事前に私と京極先生とで話し合った結果，少しでも臨床実習を有意義に過ごせるよう，①構造構成主義の方法を知ることによって，学生のころから少しでも深くて強いクリニカルリーズニング（臨床的推論）ができるようになる，②構造構成主義の方法を使って「お互いが理解しあえる」ヒントが得られるようになる，の2つが設定された。何人かの友達に上記の目的のもとで自主ゼミを開くことを伝えると，それに共感してくれた私の学友6名が『零度の会』に参加

することになった。

　ゼミは全5回（開催頻度は月1回）を予定している。この原稿を書いている時点では第3回まで進んだ。各回に共通する方法を簡単に説明すると，参加者は京極先生の連載『医療の零度』[1]，西條氏の『構造構成主義とは何か』[3]を読み込み，レジュメを作成し，その内容を報告しあい，議論するというものだ。レジュメの構成は京極先生の提案により，全体の要約（400字程度），レジュメ作成者の着眼点（着眼箇所を引用で示し，それに対する理解と疑問の明示）というものになった。以下では，具体的にどのようなことを体験したのかを簡単に示すことにする。

## 第1回　なぜ医療で構造構成主義が必要になるのか？

　自主ゼミ提案から3ヶ月間の企画検討の後，第1回目の『零度の会』は開催された。ゼミ生は全員，日中は社会人として仕事をしている。仕事後の授業，さらにその後の『零度の会』だ。メンバーは一様に疲れを隠せない様子ではあったが，自発的なゼミの開催に期待と楽しみ，そして少しの緊張感が漂う中，ゼミは進行していった。ゼミ開催にあたり，上記の方法でレジュメを作成したが，実際に行ってみると，端的に美しくまとめ上げられている文章を自分の言葉に要約するという作業は，私にとって想像以上に難しいものだった。まず，言語の理解に時間がかかる。上がってくる疑問は，全体の内容に即したものというよりも，言葉の不理解に起因することが多く，見たいはずの着眼点になかなか到達しない。そんなことをぐるぐるとやっているうちに，第1回目の日がやってきた。

　初回では特に，問題意識を共有することに意識を払いながら，医療で構造構成主義が必要とされる理由に重点を置いて議論された。よくわからなかった言葉については，議論の過程でその都度京極先生に解説を求めるようにしていった。ゼミ生間の議論を通して共通了解に至った要点は次の通りであった。医療には様々な矛盾対立があり，それが契機となって信念対立が生じる。信念対立は，現代医療の難題である「医療崩壊」や，現代医療で欠かせないチーム医療の阻害要因になることから，できる限り解消することが求められる。その方法として，構造構成主義が有効である，と。ここで成立した共通了解は，私自身が論文を読み込んで理解していたものとほぼ同じだったので，ぐるぐるとやっていくことで理解が深まっていたのだと思った。

　しかし，この議論の過程でいくつかの疑問も出てきた。そのうち，ゼミ生の間で合意された疑問は，①対立は悪なのか，②信念対立が生じているときは，感情的にも対立しているのではないか，という2点だった。私は前者の疑問にはハッとさせられた。なぜなら，私の中で対立は解消すべきとの思い込みがあったからだ。その疑問の根本には，「対立があったからこそ事態が好転した」ということも十分起こ

りうる，という過去の経験があった。それを受けて議論では，対立は必ず解消しなければならないものでもなく，解消する必要のない対立も存在するという共通了解が得られた。それを踏まえて，京極先生からは，もし対立が生じたら，立ち現れた対立は解消すべき信念対立かどうかという関心に基づいて，対立の本質を洞察していくことが必要となるというコメントがあった。

次に，後者の疑問についてだが，これは言い換えれば，信念対立に伴う感情的対立を，極めて理性的な方法に見える構造構成主義で対処できるのか，という疑問である。ゼミでは，湧き起こる感情を無視することはできない，感情的対立に対処することは至難の技である，という合意が得られた。ただし，京極先生は，たいていの場合，感情には既に論理が織り込まれているし，そうであるならば構造構成主義が備える志向相関性は感情的対立に立ち向かえる可能性を担保した方法になりうると思う，とコメントされた（このとき気がつけば終電間際だったことから，詳細は語られなかった）。

駅へと向かう帰り道，みんな口々に「あっという間だったね」「楽しかったね」と言いあった。「京極先生の思想がどういうものかも，何となくわかってきた」と嬉しそうに話す人もいた。また，「構造構成主義は良さそうなツールではあるけれど，そういう考え方を受け入れてもらえないこともあることは意識しておかないといけないよね」，「主張しすぎても，学生らしくないと返って反感を買ってしまうこともありそうだし，実際使うとなるとどうなんだろうね？」，「うまく使いこなすには難しそうだよね」など，10分程の短い時間ではあったが，感想などを語り合った。私は，いつもよりもちょっとばかり心地よい疲労感を抱えて終電に駆けこんだ。

## 第2回　構造構成主義と格闘する

第2回では，議論を通して構造構成主義の基本的思考法を理解していった。レジュメの作成は相変わらず不慣れなままだったが，折角の機会なので，要約方法もいろいろ試してみようと，前回とは手法を変えて作成した。そのことで，これまでとは違った読み解き方となり，苦しさが先行していたレジュメ作成にも楽しさが生まれた。

さて，今回は，構造構成主義を理解するには，まずは「現象」と「志向相関性」という中核原理を丁寧な洞察を通して理解していく重要性があると，ゼミ生の間ではレジュメ作成を通して既に認識されていたように思う。

議論では，まず，「志向相関性」にまつわる疑問から取り扱った。それは前回，未解消であった疑問である「感情的対立」にも関連するものだった。その疑問とは，「志向相関性」においても感情は付随するものと思われるが，極めて論理的な思考法と思われる志向相関性を用いる場合に，私たちの感情的対立の問題をどう扱っ

らよいのだろうか，というものだ．

　この疑問に対して京極先生からは次のようなコメントがあった．少し長くなるが，医療者にとって構造構成主義が感情をどう捉えるかは気になるところだと思うので紹介しておく．何か出来事が生じると，ほとんどそれに即応するかたちで感情は立ち現れてくる．通常，私たちは出来事と感情の間に隙間がないと感じがちなため，理屈を越えて感情が成立すると確信しやすいし，そうであるならば感情と理屈は別物だという思いから抜け出しがたくなる．しかし，「どうしてそう感じるのか」と問われれば，そこには各人にとっての言い分があるわけで，それは理屈といえるものではないか．ということは，たいていの感情には理屈が織りこまれていると言え，ある程度の感情的対立であれば理屈によって解きほぐすことができるはずだ．では，今回のポイントの1つである「志向相関性」は，感情的対立に陥ったときにどのようにして使うことができるのか．「志向相関性」は現象学的思考法のひとつの到達点だけども，この方法は感情的対立に陥ったときに，「色々思うこともあるけども，まずはちょっと冷静になろうよ」と促す判断停止機能を備えている．その上で，「なぜその感情が湧き起こったのか」と問いかけることによって感情が成立した理由や言い分をよく振り返って考えながら（還元機能），関心の所在やあり様を明確にしていく．関心が定まれば，感情が成立した理由を理解しやすくなるから，そうでないときに比べて感情的対立の激化は抑えやすくなる．つまり，「志向相関性」は一見するととても理性的な方法だけども，実は感情的対立も射程に収めた方法になりうる．

　私はこのことを聞き，志向相関性は感情を無視した理想論ではなく，感情すらも理解の対象にすえた方法なのだ，と理解することができたように感じた．それにより，私の中でまったく別々のことのように思えていた感情と理屈（論理）は，志向相関性を軸に同じ枠組みに収めることができた感じがした．他のゼミ生も同様の印象を持ったようで，これまであった「構造構成主義は感情を扱えないんじゃないか」という疑問は一端解消されたような雰囲気が流れた．

　その後，議論は「現象」の理解へと移っていった．確認のつもりで議論を展開していったのだが，驚いたことに，私を含めたほとんどのゼミ生の「現象」の理解が不適切であったことが浮き彫りになってきたのだ．ゼミでは上述した方法でレジュメを作成するため，かなり丁寧に文献[1][3]を読み解いていたはずだった．しかし，私には，現象を志向相関的によってのみ立ち現れるものとの思い込みがあったのだ．つまり，現象を見ている私がいるから現象が立ち現れるという「私の現象」として理解していたのだ．

　しかし，京極先生との議論を通してそうではないことが了解できた．現象は「立ち現れるすべてのコト」であり，それは志向相関的に立ち現れると考えることもで

きるが，必ずしも志向相関性がなければ現象が成立しない，ということでもないのだ。意識的であれ，無意識的であれ，現象がすでに立ち現れている可能性を否定できないのである。また，「私の現象」とは，すでに「私」の存在が現象していることが前提にされるため，突き詰めて考えていくと現象に内包されてしまうことが理解された。つまり，私が「現象」と捉えていた「私の現象」とは，京極先生の言い回しを借りれば，すでに志向相関的に構成されたひとつの「確信構造」だったのだ。

これは理屈としてはとても納得できるものである。しかし，本音を言えば，今も正確に現象を理解できているかどうかはあまり自信はない。私の素朴な実感としては，私を通してでしか現象を捉えることができないからだ。これは私だけではないようで，主観をとても重要視しているゼミ生の1人は，主語のない世界に懐疑的であり，認識しづらいということを言っていた。私の強固な確信構造を揺り動かして，構造構成主義でいう現象に到達するためには，『零度の会』のようなざっくばらんで，かつ建設的に議論可能な場が不可欠ではないかと思った。

## 第3回　関心相関的本質観取を吟味する

第3回は，京極先生の提案により雰囲気をガラッと変えて，『零度の会』を居酒屋でやろうということになった（なお，ゼミ生は全員20歳以上である）。お酒も入り，いつものゆるい雰囲気が，さらにゆるいものとなった。授業後という制約はあるものの，自主ゼミともなると，開催場所や日時の自由度が高い。学びの場は関心に応じて柔軟に変更可能であることを知った。

ここでのテーマは，フッサールの現象学，竹田青嗣の現象学，西研の現象学，西條氏の構造構成主義を経由して，京極先生が提案した関心相関的本質観取であった。京極先生の連載や西條氏の著作を読み込んできたゼミ生の間では，関心相関的本質観取は，その都度その都度，医療に関わる人たちが了解できる考え方を作る方法である，という共通了解が成立していた。それは臨床実践においては，たとえば，学生と実習指導者の間で治療プログラムを巡って共通了解が得られないときに，どうして共通了解が得られない状態になったのか，その根っこにはどんな問題があるのか，お互いがとりあえず納得できる妥協点にはどのようなことがあるのか，と問いあいながらとりあえずの答えを見い出していく方法となる。その点に関しては，私たちゼミ生は割とすんなり納得できていた。

しかし，その一方で「この方法が現場で本当に役に立つのか」というかなり根本的な疑問も挙げられた。より具体的には次のようなものだった。関心相関的本質観取は，特定の問題意識を定めて洞察を深めていく方法だが，洞察力は人によって異なるため，医療現場でその都度，関係者たちが納得できる解答を出せるのだろうか。また，京極先生によると，この方法は，洞察から解に行きつくときに，どこかでポ

ンと飛躍する可能性があるらしい。そうした場合，その飛躍を妥当なものにするには相応の感性が要るのではないか，という疑問も出てきた。

　こうした疑問に対して，京極先生は，これは方法「論」だから，現実に使えるようになるには反復練習を行うしかないし，その練習過程で洞察力と感性が研かれる可能性があると言っていた。そうならば早速，ものは試しで，関心相関的本質観取を実践してみようということになった。「お年玉」「飲み会」「バレンタイン」などのごく一般的な題材を選び，ゲーム感覚でいろいろ試してはみたものの，ほろ酔い気分で習得できるほど甘いものではなかった。そんな中でも京極先生は「確かにそう考えざるを得ない」と思える考え方を見事に取り出してみせてくれた（ただし，京極先生は下戸なので，このときシラフだった）。

　ゼミが波に乗ってくると，ついつい時間を忘れて議論に熱中してしまう。今回もまた，慌てて終電に飛び乗ることになってしまった。終電に揺られながら一息ついたところで，私はこんなことを考えていた。確かに簡単ではないにせよ，関心相関的本質観取は使えない方法とは思わない。チーム医療では，いろいろな信念対立が生じるだろう。そのとき，関心相関的本質観取の発想を知っていると，①まず，ちょっと冷静になろうよ，②そもそも，どうして私たちは信念対立したのだろう？，その理由は何だろう？，③お互い納得できる妥協点はないだろうか？，といったように考えることができるようになるのではないだろうか。もちろん，各人によって洞察力に差があることは承知の上で，それでもそのような発想を持っているのと，いないのとでは，関心相関的本質観取の発想を持っている人の方が，より柔軟な対応ができるのではないだろうか，と。

## 学生が構造構成主義から学んだこと──『零度の会』を通して

　以上が，『零度の会』で行ってきたことである。この原稿を書いている時点では，このゼミはまだ第3回までであり，これから臨床実習でより有意義に学ぶための方法論の実際を，実技を通して学んでいく予定である。以下では，上述してきた体験から，私が構造構成主義から学んだことを示していきたい。

**医療の設計思想から考える重要性**

　報道でご存知の方も多いと思うが，現代医療は医療崩壊のまっただなかである。政府が掲げる対策は，医師の増員，救急システムの再構築などである。こうした対応は，とりあえずの有効性を発揮するかも知れない。

　しかし，私が構造構成主義から学んだことは，現代医療が抱える様々な問題を克服しようとするならば，医療の一番根っこにある設計思想から吟味し直していく必要がある，ということだ。京極先生によれば，現代医療の設計思想はモダン医療論

（モダニズム）とポストモダン医療論（ポストモダニズム）に大別することができ，そのいずれもが現代医療を立て直すには大きな欠点を抱えているという[4]。つまり，現在，政府が進めているような対症療法的なやり方では，医療崩壊のような複雑な問題を根本的に克服することはできないということだろう。

　京極先生は，モダン医療論とポストモダン医療論に代わる設計思想として構造構成主義を期待しているようであるが，『零度の会』の議論を通してその意味が理解できてきたように思う。構造構成主義という方法を用いれば，現代医療が行き詰まった様々な問題の根本にまで遡り，問題の本質を明らかにすることができる。そして，問題を解消してしまうことも可能なのである。それゆえ，構造構成主義は，モダン医療論とポストモダン医療論の問題性を補いつつ，誰もが納得できる方法で医療の在り方を指し示すことができる可能性を開くことができるのではないかと思う。

　とはいえ，感激してばかりもいられない。果たして，設計思想から考えぬくことのできる医療者がどれくらいいるのだろうか？　こんな疑問が私の脳裏をかすめる。ゼミを通してよくわかったのだが，洞察は思いのほかしんどいのだ（いずれは楽しみに変わるのだろうけれど）。だから，「そこまで考えなくても」と思ってしまう人の方が多いかもしれない。しかし，現代医療が抱える様々な問題を克服するには，医療の設計思想から考え直さなければならない，という京極先生の主張は，今までにない新たな視点になりそうだという点で，私にとって有意義なものになった。

## 現実的制約と目的に応じて理論・評価法・治療法を活用する

　通常，私たち学生は，授業で理論・評価法・治療法を学び，学内の実技や臨床実習を通してそれらを習得していくことになる。その際，難解な理論を理解できた喜びの体験や，習い覚えた評価法と治療法がうまく実施できた成功体験を通して，理論・評価法・治療法の重要性や意義を深く確信していくことになる。しかし，その一方で，自分が好きなやり方や考え方を知らず知らずのうちに絶対化してしまったり，うまくできた評価や治療こそが正しい医療の方法であると傾倒していったりすることも少なくないという。

　こうしたことを見聞きしてきた私は，何か偏った医療の方法に執着してしまうと，患者さんに合わせた柔軟な対応が難しくなるのではないか，と疑問に思っていた。しかし，構造構成主義を知るまでは，私の疑問が妥当なのかどうか自信が持てなかった。たとえ妥当であったとしても，どうすれば解消できるのかよくわからなかった。ところが，構造構成主義は，どんな理論・評価法・治療法であっても，それは人が作ったものであるから間違っていることもあるし，すべての方法は目的によって妥当性が決まるわけだから絶対化したり，過度に傾倒したりしてはいけないのだ，ということをとても説得的に論じており，私の問題意識を後押ししてくれるもので

あったと思う。

　かといって，構造構成主義は，どのような理論・評価法・治療法でもいい加減に使っていいと教えるわけではない。構造構成主義には志向相関性という使い勝手のよいツールがあり，目的に照らしあわせることによって妥当な理論・評価法・治療法が何なのかを判断することができるためだ。京極先生は，作業療法理論の授業で自身が考案した「目的相関的実践原理」[5]を紹介し，「すべての理論は，目的と現実的制約に応じて選択，評価，実践応用する必要がある」ということを繰り返し強調していたが，構造構成主義を学んだことによってその意義がより一層明瞭になったように思う。そして，何よりも上記の設計思想の話に比べて「目的に応じて使い分ける」という理屈は，私にとって使いやすいものであるように思える。行き詰ったときは，たった一言問いかければいいのだ。「目的は何だった？」と。この使いやすさのおかげで，もしかしたら私は患者さんに柔軟に対応できる医療者になれるかもしれない，と秘かな希望を感じている。

## よりうまく「考える」ための方法

　私たち学生は，教員や臨床実習指導者から「考えなさい」と指導を受けることが多いように思う。この言葉が示唆することは，学生が患者さんを担当したときに，患者さんの利点と問題点を自主的に考えることができなければならない，ということだろうと私は理解している。だが，一方で私は，一言で「考えなさい」と言われても，どうすれば考えることができるようになるのかは案外わかりにくいと感じていた。

　しかし，構造構成主義を学んだことで，強く深く考えるとはどういうことかが徐々にわかってきたように思う。その重要なポイントは2つに集約されるのではないだろうか。1つめのポイントは，構造構成主義の中核原理である志向相関性だ。志向相関性とは，「存在・意味・価値は主体の身体・欲望・関心と相関的に規定される」[3]という原理である。言い換えれば，志向相関性は，「考える」ためには「何のために考えるのか」という関心を明確に定める必要がある，ということを私に教えてくれたのだと思う。

　ところが，私自身の経験では，そうした関心を最初から明確に自覚していることは稀だったように思う。そのことを京極先生に話したところ，学生がよりうまく「考える」には「どういう関心の下で考えていけばうまく考えることができるだろうか」というメタ的な視点を働かせながら考える必要がある，と教えてくれた。わかったような，わからないような返答ではあったが，しばらく考えてみると，志向相関性の「志向」を試行錯誤しながら定める必要があるという説明は「なるほど！」と思えるものであった。私自身こうした気づきは，構造構成主義を学ばなければおそら

く得られなかったことだったと思う。

　2つめのポイントは，関心相関的本質観取だ。私がこの方法から学んだことは，よりよく「考える」ためには，何らかの関心を定めたうえで，自らの体験をよく振り返って考え，体験の意味を確認していき，そこからできるだけ多くの人が了解できる理屈を組み立てていく必要がある，ということだ。私を含めて学生は，「考えなさい」といわれても，そもそも「考える」とはどういうことかがよくわからないため，とかく自分の中だけで納得し，完結してしまうような考察に終始しがちで，他者に伝わるような考察にならないことが多いように思う。だから，教員や臨床実習指導者から「もうちょっと考える必要がある」とか「どういう意味かわからない」などと指摘されがちなのだと思う。

　関心相関的本質観取を知っていれば，たとえうまく使いこなすことができなくても，「私が考えた内容は，他の人も納得できるようなものか」「他の人も私の考察内容が検証できるような記述になっているか」と自己チェックすることができる。そのぶん，よりうまく，より深く考えることができるようになるのではないかと思う。また，関心相関的本質観取の観点から考え出された内容は，考えるきっかけとなった課題（関心や目的）をうまく解けるものになっているかどうかを評価することが促されるため，自ら考え出した内容を検討しやすくなるのではないかと思う。

## 学生が構造構成主義を学ぶ際の留意点

　以下では，学生が構造構成主義を学ぶときの留意点を記したいと思うが，たぶん，そして最大の留意点は「身近に構造構成主義に詳しい人がいるか？」というものになると思う。私の場合は教員に構造構成主義の専門家がいたから良かったけれど，たいていの学生は「そんなこと言われたら身も蓋もない」という状況にいると思うので，ここでは私の経験を踏まえて，これから構造構成主義を学びはじめたいと思っている学生が知っておくと役立ちそうな留意点を記しておく。

### 理路の最高到達ポイントを丁寧に読むこと

　先述したように，『零度の会』のゼミ生は，かなり丁寧に文献[1][3]を読み込んでいたはずなのに，現象の理解の仕方がうまくできていなかった。その結果，構造構成主義における現象の原理性を損ねる理解を行ってしまった。幸い身近に京極先生がいたから誤解を修正できたものの，他にも現象を「私の現象」と理解している人は案外多いのではないだろうか。

　ゼミ中に京極先生が繰り返し強調していたことだが，「たぶん現象ってこういうことだろう」とか「志向相関性ってこういう意味じゃないのか」などの思い込みに縛られて読んでしまうと，構造構成主義が到達した最高深度の原理性を理解するこ

とができず，もともとの理屈からズレた解釈をしてしまうように思う。ここから言えることは，構造構成主義関連の文献を読み解くときは，安易に「わかった気」にならないように注意しながら，時間をかけて丁寧に「理路の最高到達ポイント」を読み込んでいく必要があるということだ。構造構成主義を学ぶ際には「理路の最高到達ポイントはどこか」という観点からある程度時間をかけて丁寧に読解していく必要があるだろう。

### 構造構成主義に批判的吟味を加えること

　構造構成主義は，誰もが洞察を通して了解できる原理論として提示されている。ということは，構造構成主義を理解するには，読者も構造構成主義で示された理路をガイドにしながら洞察を深めていく必要があるということだ。ゼミを通して学んだことだが，洞察しながら読むためには，書かれている内容に対して批判的吟味を加える必要がある。批判的吟味というと，書いてある内容を非難しながら読むことだと思う人もいるようだが，ゼミで学んだことは決してそういう意味ではなかった。

　京極先生の言葉を借りて説明すると，批判的吟味をしながら読むとは，どういう目的を達成するために，どのような論証過程をたどっているのか，他にもっとよい目的や論証の仕方はないか，という観点から読み込んでいくということである。私なりにもっと大雑把に言ってしまうと，よく考えながら読むということだと思う。ただし，これは思いのほか，気力・体力・知力を要する作業となる。私の場合，まだこの考え方に慣れていないこともあり，示された論証と自分の考えがごっちゃになってしまい，混乱することが多々ある。このような場合は，目的を見失っていることが多いように思う。なので，意識的に頻繁に目的に立ち返るようにしている。その論の目的を踏まえずに論証の是非を論じることは意味がないのだから。

### 「何のために学ぶのか」という目的を見失わないこと

　目的意識をしっかりと持つ重要性は，多くの人が認識していることだと思う。そして，それはあらゆることに妥当することだとも思う。もちろん，構造構成主義を学ぶ際にも「そもそも何のために構造構成主義を学ぶのか」という目的意識をしっかり持つ必要があることは言うまでもない。しかし，私の経験からすると，わかっているはずのこのことが，いつの間にかフェードアウトしてしまっていることが多々ある。構造構成主義を学んでいると，理論的，哲学的な話しが出てくるので，ときに言葉遊びに終止してしまう可能性があることも否定できないと思う。実際，『零度の会』でも理論的な議論が先行してしまったことがあり，「何のために構造構成主義の方法を学んでいるのか」，その目的を再認識する作業を必要としたことがあった。目的がないがしろにされると，たとえば構造構成主義で強調する「現象」

「志向相関性」に対しても,「どうして現象を尊重する必要があるのか」「志向相関性を中核原理におく意味は何なのか」などの疑問を持ってしまい,なかなか先に進めなくなる恐れがある。

「そんな当たり前のことを言わなくても」と思う人もいるかもしれない。しかし,学んでいることに集中すればするほど,近視眼的な傾向に陥りやすいように思う。だから,無意識のうちに目的を見失ってしまうことは,案外多いのではないだろうか。目的を失った学びは,目的地がわからないまま旅行に行くようなもので,それはそれで楽しいかもしれないが学習の効率はとても悪くなるだろう。確実に,そして着実に学ぶためには,「何のために学ぶのか」という目的を常に確認しながら,ときには意識的に俯瞰しつつ学びを深めていくことが大切なのだろうと思う。

## おわりに

『零度の会』で得られた体験を内省し,私が構造構成主義から学んだことについて論じてきた。構造構成主義を理解することは決して容易ではないが,難解なものを理解したときの満足感は言葉では表現し尽くせないものがある。しかし,知識レベルで留めておいたのでは,その意味は半減する。使ってこその構造構成主義である。使えるようにするためには,ともかく慣れるしかない。それは一朝一夕にはできることではなく,地道な努力が必要であることは覚悟している。私は,まだ学び始めたばかりであり,かつプロの医療者として現場にも出ていないことから,構造構成主義の真骨頂については未体験である。しかし,学生のころから構造構成主義的な感性を養うことは,医療実践の質を向上させる上で大いに役立つと確信している。

## 【註および文献】

[1] 『医療の零度』は2008年4月から『看護学雑誌』(72巻4号〜現在に至る)で掲載されている。『零度の会』で必読とされた論考は以下の通りである。
　　京極　真　2008　現代医療で克服すべき課題とは？　看護学雑誌, 72 (4), 340-344.
　　京極　真　2008　超メタ理論としての構造構成主義―「原理」を把握する「方法」の設計思想　看護学雑誌, 72 (5), 440-444.
　　京極　真　2008　「方法」を整備する―「関心相関的本質観取」の定式化　看護学雑誌, 72(6), 530-534.
[2] 西條剛央・京極　真・池田清彦（編）2007　構造構成主義の展開―21世紀の思想のあり方　現代のエスプリ　No.475　至文堂
[3] 西條剛央　2005　構造構成主義とは何か―次世代人間科学の原理　北大路書房
[4] 京極　真　2007　構造構成的医療論の構想―次世代医療の原理　構造構成主義研究, 1, 104-127.
[5] 京極　真　2008　「目的相関的実践原理」という新次元の実践法―構造構成的障害論を通して　構造構成主義研究, 2, 209-229.

# 第Ⅱ部

## 論文

原著論文（研究）

## II-1 医療における構造構成主義研究の現状と今後の課題

京極　真

### 1節
### 問題提起

　西條によって提唱された構造構成主義[1]は，わずか数年の間に，医学，哲学，歴史学，政治学，看護学，統計学，社会学，教育学，発達心理学，社会心理学，知覚研究法，縦断研究法，リハビリテーション学，障害学，芸術論，Quality of Life（以下，QOL）理論，臨床心理学，精神医学，実験心理学，作業療法学，理学療法学，認知症アプローチ，古武術，介護，文学，医療倫理，ソーシャルワークなどの領域に浸透していった。構造構成主義が応用されたこれらの領域名を一瞥してわかるように，その多くは本誌の特集にもなった「医療」に関連するものである。現在のところ構造構成主義は，主に医療領域で継承発展されており，今なお増えつづけていると言えよう。

　しかし，医療における構造構成主義研究を系統的に検討した論文はいまだ発表されてない。つまり，構造構成主義に対する医療者の関心が高まっている一方で，それがなぜ医療で広まったのか，どのような影響を医療に与えたのか，また医療の構造構成主義研究が抱える問題点は何か，いかなる研究課題が残されているのか，ということが十分に検討されていないのだ。構造構成主義は，医療における様々な難題を克服する可能性の方法として期待されることから，医療における構造構成主義研究の現状を批判的に検討し，今後の研究基盤となるような方向性を示しておく必

要がある。
　それゆえ，本論の目的は，現在まで発表された医療における構造構成主義研究を整理し，批判的検討を加え，構造構成主義が医療に与えた影響や研究遂行上の問題点と今後の方向性を提示することとする。それにより，これまで構造構成主義研究に携わってきた医療者だけでなく，これから構造構成主義研究を開始しようとする医療者にも役立つ羅針盤を提供することができ，構造構成主義の立場から医療が抱える様々な難題の解消に向けた研究が促進されることが期待できる。

## 2節
## 医療領域で構造構成主義の継承発展が促進された理由

　筆者は以前，医療の核心的課題のひとつは「考え方」の矛盾対立である，と論じたことがある[2]。現代医療は，この問題を解消するための設計思想と方法論を自覚的に整備してこなかったため，自らの存続すら危ぶまれるような危機に直面することになった[2]。そのことを端的に象徴するのが，近年国家レベルで問題となっている「医療崩壊」である。医療崩壊の危機を鋭く指摘した小松は，この問題が患者，国民，マスコミ，国家，医療者などの「考え方」が矛盾対立するために生じた側面が強いと論じている[3]。表Ⅱ-1-1に示したように，他にも「考え方」の矛盾対立は様々な状況で生じており，医療者が実存的危機に陥るような問題を生みだしている[2]。つまり，現代医療は「考え方」の矛盾対立という根本問題によって，その成立から危ぶまれる状況にまで追い込まれているのが現状といえる[2]。
　そこで登場したのが構造構成主義である。西條が構造構成主義を体系化する際に設定した主題の一つは「信念対立の超克」である[1]。信念対立とは，正当性を巡る争いのことであり，その性質上，容易に解決することはできない。学問で信念対立が生じると，学知の建設的な発展が難しくなる。より一般的に言うと，国家間，宗教間で信念対立が生じれば，行きつく先は生死を賭けた戦いとなる（たとえば世界大戦，宗教戦争）。構造構成主義はこの信念対立を解消できる可能性を備えた原理論として体系化された。このような構造構成主義の問題設定とそれを解消しうる原理群は，先に挙げた医療の核心的課題である「考え方」の矛盾対立という問題構造とその克服にうまく適合するものである。そのため，構造構成主義は，医療における「考え方」の矛盾対立を解消する設計思想と方法論を提供する可能性があると，医療者から期待されることになったのだと思われる[4]。
　しかし，そうした期待のみでは，おそらく構造構成主義は医療界において現在のような広まりをみせることはなかったと考えられる。おそらく，構造構成主義が医療に継承発展される強力なドライバとなったのは，医療が「考え方」の矛盾対立と

表Ⅱ-1-1 「考え方」の矛盾対立が生みだす身近な問題例

| |
|---|
| 末期がんを告知されていない患者から「本当の病名は何ですか」と聞かれ,「告知するべきか否か」で葛藤した。 |
| 医師から看護実践のエビデンス（科学的根拠）を問われ,質的研究に根ざした見解を示したところ「それは科学ではない」と言われて愕然とした。 |
| 患者は家族の協力を求めているのに,家族が協力を拒否しているため,「患者のニーズを優先させるべきか」,「家族のニーズを尊重すべきか」というジレンマに陥った。 |
| 明らかな医療過誤がなにもかかわらず,患者の家族が医療者のせいで患者が骨折したと訴えてきた。 |
| 効果が明らかな治療を患者が拒否したとき,「患者の判断を優先させるべきか」,「医療者の専門判断を優先させるべきか」で悩んだ。 |
| 医師の指示に疑問を抱いたとき,「そのまま医師の指示に従うべきか」,「自らが正しいと考える方法を主張すべきか」で迷い,どうしたらよいかわからなくなった。 |
| 経済的利益を追求する病院の方針と,あなたが理想とする看護ケアの折り合いがつかず,理想と現実のギャップに苦しんだ。 |
| カンファレンス中に,他の医療者とケアの方針について了解が得られず,「看護ケアの本質がわかっていない」と怒りを覚えた。 |
| 先輩から「あなたの評価は主観的すぎる」などと怒られて,そもそも客観的な評価ってできるのだろうかと悩んだ。 |

※表Ⅱ-1-1は文献［2］に掲載された表を一部修正したものである

いう問題によってその成立根拠を失いかけつつあるという「医療者の危機感」にあったのではないか,と筆者は考えている[2]。つまり,医療者の間で「考え方」の矛盾対立を解消する設計思想と方法論を持たなければ,これから先,医療が存続していくことは困難であるという危機意識が自覚的,無自覚的に共有されていたからこそ,構造構成主義の可能性に多くの医療者が惹きつけられたと考えられるのだ。

## 3節
### 医療における構造構成主義研究の「曙」

では,構造構成主義はいつ頃から医療に継承発展されてきたのだろうか？
　筆者が知る限り,構造構成主義について公共の媒体で最初に言及した医療者は,Narrative-based Medicine（NBM）の大家である斎藤清二である。斎藤[5]は2003年に出版した共著『ナラティブ・ベイスト・メディスンの実践』の序文で,「認識論としてのNBMは,社会構成主義,構造主義科学論（構造構成主義）,ナラティブ論などの,広義の構成主義（構築主義）をその背景としており,これらの特徴は,一言で言えば,『それもまた一つの物語り』という表現で象徴されるような,徹底した多元論である」と論じている。

この当時は，西條がいくつかの論文[6][7]で構造構成主義の骨格を示しはじめたばかりであり，当然のことながら『構造構成主義とは何か』[1]はまだ世に出されていなかった。そのため，広義の構成主義の中に構造構成主義を含める当時の斎藤の見解は，現在からみれば妥当とは言いがたい部分もあるが，時代的制約を勘案すれば，むしろ構造構成主義の最初期にその可能性にいち早く気づき，NBMの認識論的基盤の1つに位置づけた斎藤の先見の明を積極的に評価する必要がある。
　実際，斎藤はその後，NBMと構造構成主義の関係性[8]，斎藤自身が提唱する人間科学的医学の認識論的基盤に構造構成主義を導入した議論[9][10]を本格的に展開している。特に後者の人間科学的医学は，医学における主観・客観問題を解消する理路に構造構成主義を継承し，それによって「苦しむ主体である患者のために真に役立つ科学的な医療・医学が実践されるための認識論，方法論を整備することができる」と論じるなど，非常に意欲的かつ挑戦的な取り組みとなっている。

### ●●● 4 節 ●●●
### 構造構成主義が医療に与えた影響

　斎藤の議論[5]を皮切りに，多くの医療者が構造構成主義研究に参入していった。その結果，構造構成主義を直接的・間接的に受け継いだ医療の新しい理論，方法論（以下，継承発展モデル）が提起されることとなった（表Ⅱ-1-2）。表Ⅱ-1-2で示したように，構造構成主義をマザーモデルにして18の継承発展モデルが生みだされている（2008／10／28現在）。西條が『構造構成主義とは何か』を出版した2005年当時は，構造構成主義の継承発展モデルは7つあり，そのうち2つが医療関連のものであった[1]。つまり，医療における構造構成主義の継承発展モデルの数は，わずか3年で約9倍に跳ねあがったということになる。構造構成主義に関心があっても構造構成主義を継承発展する研究を実施したり，研究していても論文を発表するまで至らない医療者は多数いると予測されるため，この数値は医療領域における構造構成主義の普及率の一端を示しているに過ぎず，実際には水面下でより浸透していると思われる。
　構造構成主義の継承発展モデルに共通する特徴を一言で表せば，「従来からある医療領域における理論，方法論間の矛盾対立を，根本からすっきり解きほぐししまうメタレベルの理路を提供する」というものになると考えられる。たとえば，新しいリハビリテーションとして注目される認知運動療法の構造構成主義バージョンとして提示された「構造構成的認知運動療法」は，従来の認知運動療法における科学論間の矛盾対立をメタレベルで解消する理路として構築されたものである[17]。また，現代医療で否定されるパターナリズムを有効活用する方法論として提示された

表Ⅱ-1-2 医療における構造構成主義の継承発展モデル

| | 文献番号 | 名称 | 概要 |
|---|---|---|---|
| 1 | [5][8][9][10] | 人間科学的医学 | 患者の主観的－相互交流の側面を科学的に扱うための認識論的，方法論的基盤を提供する。それにより，これまで科学的と見なされてこなかった多くの臨床実践を科学的営みとして担保することができる。病に苦しむ患者に役立つ科学的医療をめがけている。 |
| 2 | [11] | 構造構成的医学 | 斎藤の人間科学的医学を西條が構造構成主義の観点から理論的に補強した医学のメタ理論である。患者に対する援助という目的と相関的に，多様な認識論を背景とする方法論を柔軟に選択し，組み合わせることにより目的の達成を目指す医学的立場である。 |
| 3 | [12][13][14][15] | 構造構成的看護学 | 看護学における量的研究と質的研究の信念対立の解消をめがけた看護研究法である。方法論として，構造構成主義を看護学生に「教育」することを掲げた点が特徴的である。平成19〜20年度にかけて文部科学省科学研究費萌芽研究の助成を受けた「構造構成的看護学における研究方法の統一的理解のための基礎的研究」を通して深化してきた。 |
| 4 | [16] | 構造構成的認知症アプローチ | 百花繚乱の様相を呈する認知症アプローチを機能的に有効活用するためのメタ方法論である。快刺激，不快刺激，志向性，志向性の具現化という4つの方法概念を含む。臨床実践への応用も試みられており，認知症患者の事例検討を通して経験的な有効性が報告されている。 |
| 5 | [17] | 構造構成的認知運動療法 | 「患者に立ち現れた現象の中から，感覚および運動麻痺の客観的側面と主観的側面を構造化し，その構造化に至る諸条件を開示する」という理路を軸に，認知運動療法の科学性を基礎づけなおしたメタ理論である。認知運動療法における質的研究を基礎づける理論的基盤として用いられている。 |
| 6 | [18] | 構造構成的臨床心理学 | 治療技法の関心相関的選択，理論モデルの関心相関的選択，関心相関的機能主義という3つの方法概念を備えたメタ臨床心理学である。カウンセリングの目的に照らし合わせて，より機能的な理論やカウンセリング技法を使ってアプローチするものである。 |
| 7 | [19] | 構造構成的精神医療 | 精神医療を関心相関的観点から遂行する動的プロセスとして捉える。関心相関的観点から患者に関連する要因を捉え，投与する薬物を適宜調整したり，必要に応じて家族療法，認知療法，精神分析などを活用しながら治療を進めていく。あらゆる精神科診療の科学とアートを基礎づける理路を提供する。 |
| 8 | [20] | 構造構成的医療化 | 社会階級の違いによって生じる健康格差を探求し，解決を模索する「健康の不平等研究」のメタ理論である。従来の健康の不平等理論を関心相関的に選択できる理路を備える。また，権力関係やイデオロギーなどの暗黙の前提を構造化できる特徴を持つ。ジェンダーにおける健康の不平等を通して適用可能性が検討されている。 |
| 9 | [21][22][23][24][25][26][27][28][29][30] | 構造構成的エビデンスに基づいた実践 | 構造構成的エビデンス，アナロジーに基づくエビデンスの一般化，目的相関的エビデンス活用法という3つの方法概念を備えたメタEBMである。あらゆるエビデンスの科学性と一般化可能性を基礎づけ，かつエビデンスの柔軟な活用を方法論的に担保した点に特徴がある。文献数の多さからもわかるように，このメタEBMは医療における構造構成主義研究の中で最もよく研究開発されている。リハビリテーションや作業療法の領域に継承されている。 |
| 10 | [31][32][33][34] | 構造構成的医療論 | あらゆる医療領域を基礎づけるために整備された医療の超メタ理論である。構造構成的モダニズム（構造構成的モダン医療論），構造構成的ポストモダニズム（構造構成的ポストモダン医療論），未知の思想的潮流（未知の医療論）という3つ（6つ）の方法概念を備えている。この超メタ理論に根ざしてチーム医療を最適化する試みや，多職種間連携を促進する試みがなされている。また，構造構成的医療論を人間観，健康観に応用した構造構成的人間観，構造構成的健康論が定式化されている。 |

| | 文献番号 | 名称 | 概要 |
|---|---|---|---|
| 11 | [35] [36] | 構造構成的障害論 | 障害の医学モデルと社会モデルの理論的対立を超克するメタ障害論である。医学的構造モデルと社会的構造モデルという方法概念を整備している。医療という枠組みを越えた理論まで射程に収める点で、他の（医療における）構造構成主義研究とは一線を画す。世界保健機構によって提唱された国際生活機能分類のモチーフを発展的に継承している。 |
| 12 | [36] [37] | 目的相関的実践原理 | 構造構成的障害論を通して開発された実践方法論である。メタ実践法であるため社会運動とリハビリテーションという矛盾対立する実践技法を柔軟に活用することができる。目的相関的実践選択、目的相関的実践、実践効果の目的相関的評価という3つの技法を備えている。医療という枠組みを越えた実践法まで射程に収めるという点で、他の（医療における）構造構成主義研究とは一線を画す。 |
| 13 | [38] [39] [40] | 構造構成的QOL理論 | あらゆる医療領域に妥当するQOLの本質論である。QOLとは、よく生きることを問う営みであると定式化しており、QOLをめざける実践から研究まで、同時に基礎づける理論的基盤と方法論的基盤を提供している。また、この理論は関心相関的パターナリズム、関心相関的インフォームドコンセント、関心相関的よい医療判断法の底板にすえられた理路でもある。 |
| 14 | [41] | 関心相関的パターナリズム | 現代医療で否定されるパターナリズムを有効活用するメタ方法論である。関心相関的パターナリズムとは、関心の妥当性を検討し、妥当と判断しうる関心に応じて適宜パターナリズムとその正当化モデルを選択、評価し、実際に干渉したり、事後的に干渉の正当性を批判的吟味する営みである。パターナリズムが孕む患者の人間性の蹂躙という問題を解消する方法を提供する。 |
| 15 | [42] | 関心相関的インフォームドコンセント | 「すべての情報は関心相関的に開示される」という理路を軸に、患者－医療者間でより円滑に、かつ有効にインフォームドコンセントを実践するメタ方法論を提供する。またこれは、従来のインフォームドコンセントのメタレベルで機能する方法論であることから、従来の方法論であるプロセスモデルやイベントモデルなどを否定するのではなく、より機能的な枠組みにバージョンアップさせる理路も提供する。 |
| 16 | [43] | 関心相関的よい医療判断法 | 「よい医療とは何か」という問題提起に解答するためのメタ方法論である。関心相関的よい医療論、関心の相互承認、よい生の実質化という3つの方法概念を備える。義務論、功利主義、徳倫理などの倫理理論によって見出された「よい医療」をメタレベルで判定する方法でもある。他の（医療における）構造構成主義研究が、「関心に応じて妥当な理論、方法論を選択、評価する」などという議論に終始しがちなのに対して、このメタ方法論は「ではどのような医療ならば『よい』といえるのか」という問いに解答できるようになっている点で独創的である。 |
| 17 | [44] | 関心相関的本質観取 | 医療に関係する者たちの間で相互了解可能な理路（考え方）を作りだすための原理的思考のメタ方法論である。判断停止、現象学的還元、本質観取、関心相関性という4つの方法概念を備えている。現象学的本質観取は、それによって取り出された理路を評価できない問題があったが、関心相関的本質観取ではその問題は解消されている。臨床実践から研究実践まで妥当するメタ方法論とされるが、特に有効性を発揮するのは前者であるとされている。 |
| 18 | [45] | 作業療法の超メタ理論 | 超メタ理論という理論的次元を検討し、構造構成主義が作業療法の超メタ理論として妥当することを論証したものである。超メタ理論の2つの条件（①根本仮説にディペンドしていない、②何でもアリの懐疑主義に陥らない）が、これによってはじめて明らかにされた。 |

関心相関的パターナリズムは，従来のパターナリズム研究で矛盾対立してきたパターナリズムの方法や正当化モデルをメタレベルで組み合わせる理路を併せもつ方法論としても構築されている[41]。このような特徴は，表Ⅱ-1-2で示した他の構造構成主義研究にも共通して認められるものである。

　従来からある医療の理論，方法論間の矛盾対立をメタレベルで解消するということは，ターゲットとなった医療領域に従事する者であれば，立場の違いを越えて了解できる可能性を担保した理路を整備するということである。そうした次元で自覚的に実施された研究は，構造構成主義が医療に継承される以前では，ほとんど認めることはできない。したがって，構造構成主義は，医療者が了解の強度が高い理論，方法論を構築する営みを実質化できるための観点を与え，具体的なツールを供給する役割を担ったと考えられる。言い換えれば，構造構成主義が医療に与えた影響は，従来からある医療の様々な理論，方法論の底にある芯を鍛えなおし，該当する医療領域において誰もが了解可能な理路として置きなおす作業を加速させた点にある，ということができるだろう。

　もちろん，構造構成主義による医療の継承発展モデルと一言で表しても，その原理性の深度は大きく異なるものであり，決して一枚岩ではない。たとえば，構造構成的認知症アプローチ[16]は，従来からあるあらゆる認知症アプローチ（回想法，芸術療法，快刺激・不快刺激法など）に妥当する方法論ではあるが，認知症アプローチという枠組みを越えて他の実践法に直接妥当する方法論ではない。それに対して，目的相関的実践原理[37][38]は，従来のリハビリテーションアプローチ（認知症アプローチを含む）だけでなく，医療の枠組みから大きく逸脱した社会運動にも妥当する方法論として構築されている。これはつまり，構造構成主義を継承した医療の理論，方法論の中には，適用可能な問題の範囲や照準を合わせる問題領域に違いがあることを意味している。

　西條[46]によれば，ある理論，方法論が基礎づける射程は原理性の深度に比例するという。そうだとすれば，医療における構造構成主義の継承発展モデルの射程の違いは，原理性の深度に比例したものであると言え，各継承発展モデルの原理性の深度には階層があると考えることができる。それはもちろん，原理性の深度が深いほど良い継承発展モデルであるというわけではまったくない。各領域が抱える問題構造に応じて，求められる理論，方法論は異なってくるためだ。したがって，構造構成主義による医療の継承発展モデルの原理性の深度に強弱がある傾向はむしろ，多様な医療領域における様々な次元の問題構造にあわせて，構造構成主義が柔軟に活用されてきたことの証左であると考えられよう。今後も構造構成主義によって様々な医療上の問題を解消する継承発展モデルが提示されることが期待される。

　なお，構造構成主義を直接継承した理論，方法論を，まとまった論考として公刊

していないという理由で表Ⅱ-1-1には含めなかったが，構造構成主義を好意的に受け止め，その継承可能性を模索したり[47][48][49]，構造構成主義による新たな継承発展モデルの可能性を提示[50][51]したものもある。その一部を紹介しておくと，たとえば，evidence-based medicine（以下，EBM）の大家である名郷直樹は，構造主義科学論（一部は構造構成主義の理路を継承）を理論的基盤にし，名郷自身が考案した構造主義医療アプローチを使って，EBMの難題のひとつであるevidence-practice gapを検討するワークショップなどをはじめている[48][49]。現在のところ，これは構造主義医療と名乗っているように，構造構成主義を直接継承したものではない。しかし，構造構成主義は，構造主義が依拠しているソシュール言語学のみならず，フッサール現象学，竹田青嗣現象学，ロムバッハ構造存在論など，名郷が設定した問題を解消するより有効な理路を備えているため[1]，原理的には構造構成主義を直接継承した方が名郷の目的は十全に達せられると考えられる。また，感染症研究で高い評価を受けている岩田健太郎は，その著書の中で構造構成主義（構造主義科学論）について好意的に評価しつつ取り上げており[47]，今後はそこからさらに洞察を深めて構造構成主義で基礎づけた感染症治療の可能性について論じることで，現在よりも患者に寄与する感染症治療の発展が期待されるだろう。

## 5節

## 医療における構造構成主義研究の課題

　以上論じてきたように，構造構成主義は医療の発展に大きな影響を与えつつあるが，研究上の課題もいくつかあると考えられる。以下では，医療における構造構成主義研究をさらに深化させるため，そうした研究上の課題を論じておく。

### 1．構造構成主義の原理性を損なわないよう継承発展する

　構造構成主義を含むあらゆる原理論の継承発展には，ひとつの難題が横たわっている。それを一言で表せば，「継承発展によって理路の原理性が損なわれる可能性がある」というものだ。これは，先に述べた原理性の深度の強弱という話しとはまったく異なり，原理論である構造構成主義から原理性が失われる，というかなり根本的な問題として立ち現れてくる。構造構成主義は，徹底した原理性ゆえに医療の難問を解消する可能性を担保できた。つまり，構造構成主義の原理性が損なわれるということは，構造構成主義からそうしたポテンシャルを引き出すことができないということであり，ひいては医療を難問から救いだせなくなることを意味している。

　実はこの問題は，継承発展という営みからなかば必然的に導かれる側面がある。池田が「理論の継承というのは，実は言語の継承と同じように，そのつどそのつど

同じような理論を次の継承者が新しくつくること」[52]と鋭く指摘したように，構造構成主義の継承発展を試みる医療者は構造構成主義と同じような理論を自身の中で新たに構築する必要がある。もちろん，そのようなことは，新しい言語の習得に長い年月を費やすことからもわかるように，一朝一夜でやり遂げることはまず不可能である。そのため，医療者は『構造構成主義とは何か』[1]に代表される諸文献を，時間をかけて丁寧に吟味しながら読みこんでいく必要がある[32]。つまり，構造構成主義とは，どういうモチーフのもとで，どのような方法によって，どんな理路から組み立てられたのか，その理路は誰もが納得できるような原理になっているか，他にもっと妥当な論じ方はないか，を，丁寧に読みといていかなければならないのだ。そうした地道な洞察プロセスを経て，ようやく医療者は構造構成主義に対して「確かにこう考える他ない」という深い了解を得ることができ，自身のうちに構造構成主義と似たような原理性を備えた理論を構築することができるのである。それにより，医療者ははじめて，原理論としての構造構成主義のポテンシャルを最大限引きだす可能性の前に立つことができるのだ。

　ところが，これは言うは易く行うは難しい典型である。確かに，構造構成主義を洞察する営みそれ自体は，原理上は誰に対しても開かれたものである。つまり，誰もがその気になればいつでもそれを開始できるのである。しかし，そのことは同時に，誰もが徹底的に深く強く洞察できることそれ自体を担保するものではない。なぜなら，一人ひとりの医療者は，それぞれ異なるレベルの洞察力を持つため，たとえある医療者が洞察を開始したとしても，構造構成主義を根本から考えなおせるレベルには達していない可能性があるためだ。また，内省すればすぐ気づくことができるように，どんなに丁寧に読みこもうとしても，原理的に言って，読書とは読者の関心（観点）から書籍の内容を再編する営みであり，読者の関心に応じて読まれた内容は解釈されることになる。つまり，たとえば「構造構成主義って名前からしてだいたいこういうことが書かれてあるだろう」などの関心のもとで『構造構成主義とは何か』[1]を読みとけば，読者の中ではそうした関心のもとで構造構成主義が再編されることになるため，構造構成主義の原理性を的確に把握することができなくなってしまうのだ。

　すると，読者の中には「自分はそのような失敗はしないはずだ」と思う方がいるかもしれない。実は以前，筆者も「自分だけは大丈夫だろう」と思っていたふしがあったのだが，筆者自身が考案した探求主義[53]という認識論を構築する際に，構造構成主義の原理性を損ねた継承発展を行ってしまったことがある[54]。探求主義というのは，理論と実践の間にある矛盾対立を推論形式の違いに還元することで，その問題を解消する可能性を担保したものである。その際，筆者は，私と他者の推論の共通了解可能性を基礎づけようとして，人間の構造がここ数万年で変化してい

ないこと，推論は人間の構造から導かれる機能であること，などの命題から「人間である他者とは，推論の同型性は保証される」という結論を導いた。それに対して，西條[55]は，筆者の依拠した理路は可謬性の高い根本仮説であることから，その理路では「他者との共通了解は担保されないことになる」と喝破した。そのうえで，西條は「京極氏自身，最後に導入の必要性を自ら指摘しているが，『構造主義科学論』における『共通了解の難問の原理的解明の理路』を『探求主義』にインストールすれば事足りる」と指摘し，問題解消の理路を的確に構築した（西條が構築した理路の紹介は，本論の目的から大きく外れることから，その詳細については文献[55]を参照してほしい）。

つまり，当時の筆者は探求主義の科学性を基礎づける理路として構造構成主義の科学論的基盤である構造主義科学論[56]の原理性を認識していたにもかかわらず，構造主義科学論が備える「共通了解可能性を基礎づける理路」についてはうまく把握できていなかったのだ。それにより，構造構成主義の原理性を損ねた理路を探求主義に導入してしまったのである。今から振り返ると，当時の筆者は「構造主義科学論はメタ科学論である」という関心に引きつけて読みといていたため，そこに含まれる共通了解可能性を基礎づける理路の原理性を了解することができなかったのだろうと思われるが，おそらくこの問題は他の継承者たちも陥る可能性が十分あると考えている[54]。そうしたことから，医療者は，継承発展は構造構成主義の原理性を損なう可能性と表裏一体であることを前提とし，そのうえで時間をかけて丁寧に吟味を重ねて読みといていく必要があるといえる。早計な理解と判断は百害あって一利なしである。

## 2．これまで行ってきた構造構成主義の応用研究をさらに継承発展させる

次の課題として，医療における構造構成主義の応用研究をさらに継承発展させていくことが挙げられる。表Ⅱ-1-2で整理したように，発表された18の継承発展モデルのうち，継続して論考が発表されているのはわずか7つに過ぎない。たとえば，構造構成的臨床心理学[18]では，著者自身も自覚しているように「治療法の選択の前提となっている目標の共有をどのように行うか」などの問題点が残されているが，そうした問題点の解消を直接試みた論考や学会発表は現在のところ認められない。医療における構造構成主義研究は，開始されてからまだ数年しか経っておらず，各論考も発表されてからそれほど年月がたっていない。そのため，本論で引用した論文を発表した後，著者たちが継続的に研究していたとしても，新たな論文を発表するまでに熟しきっていない可能性も十分にあり，現時点で結果を求めることは早急であると考えられる。

そうした現実的制約を踏まえたうえで，医療における構造構成主義研究をさらに

継承発展させていくにはどうすればいいか？

　結論から言えば，現在主流となっている理論研究に加えて，量的研究と質的研究を用いた実証研究を充実させていく必要性があると考えられる。表Ⅱ-1-3では，既存の医療における構造構成主義研究を深めるうえで必要になると思われる研究テーマの一部を例示しておいた。たとえば，表Ⅱ-1-3で示した「構造構成主義（あるいは継承発展モデル）に基づく定量的評価の開発」は，医療における構造構成主義研究を深めるうえで有益な研究テーマの1つだろう。というのも，たとえば，構造構成的精神医療[19]や構造構成的医療論[31][32][33][34]など多くの継承発展モデルが，当該領域における信念対立の低減を課題の1つに掲げているものの，現状では信念対立の状態を定量的に捉える評価法は開発されていないためだ。信念対立は，チーム医療の機能を低下させると考えられているため，そうした評価法の開発は構造構成主義研究を発展させるだけでなく，チーム医療の最適化を目指すうえでも意義深いものになると考えられる。

　また，表Ⅱ-1-3で示した医療における構造構成主義研究のテーマは，構造構成主義に精通していない者でも取りくむことができるものもあると考えられる。たとえば，表Ⅱ-1-3で示した「医療現場における信念対立の実態を構造化する」という研究テーマは，信念対立というパラメーターを理解することさえできれば，構造構成主義を熟知していなくても研究を遂行することは十分可能である。表Ⅱ-1-3で掲げたテーマは，構造構成主義という新しい原理論から導かれたものであるため，研究のオリジナリティという点で高い評価を得ることができると思う。構造構成主義に精通していない医療者や，構造構成主義を使うことに抵抗感のある医療者は，研究テーマの独創性を求めてこの分野に参入してくればよいのではないかと考えられる。しかしながら，構造構成主義に精通しなければ，その利点を活かした研究を行うことは難しいこともあるだろう。「構造構成主義を熟知するには時間が足らない。しかし，その利点は活かしたい」という読者には，西條が週刊医学界新聞（看護版）で連載した『研究以前のモンダイ』を参考にすることを薦めたい（表Ⅱ-1-4）。なぜなら，西條はその連載で，構造構成主義を知らない医療者向けに，構造構成主義を研究法に特化させた構造構成的研究法を非常にわかりやすく，かつ使えるように論じているためだ。なお，西條は，この連載を大幅に加筆修正した『研究以前のモンダイ』[57]を出版予定であり，より正確な内容についてはそちらを読む必要があることを念のため付言しておく。

### 3．新しい研究領域を開拓する

　従来の医療における構造構成主義研究の継続，深化に加えて，新しい研究領域を開拓していく必要もあると考えられる。

表Ⅱ-1-3　医療における構造構成主義（あるいは継承発展モデル）の研究実践を深めるヒント

| 研究テーマ例 | 研究テーマを構成する個別の研究例 | 主たる研究法 |
|---|---|---|
| 構造構成主義（あるいは継承発展モデル）に基づく定量的評価の開発 | ①患者（あるいは医療者）の信念対立の捉え方を概念化する | 質的研究 |
| | ②①で概念化した項目の構成概念妥当性を検討し，概念の洗練化を行う | 量的研究 |
| | ③②で洗練した概念を用いた評価結果の信頼性（評価者間信頼性，再テスト信頼性など）と妥当性（基準関連妥当性，内容妥当性など）の検討を行う | 量的研究 |
| | ④様々な対象集団で信頼性と妥当性を検討する | 量的研究 |
| | ⑤評価マニュアルを作成し，実践応用例を蓄積する | 質的（事例）研究 |
| 構造構成主義（あるいは継承発展モデル）の概念を深める研究 | ①医療現場における信念対立の実態を構造化する | 質的研究 |
| | ②医療者の信念対立の経験の仕方を構造化する | 質的研究 |
| | ③構造構成主義（あるいは継承発展モデル）の概念の相関関係を調べる | 量的研究 |
| | ④構造構成主義（あるいは継承発展モデル）の構成概念の妥当性を調べる | 量的研究 |
| | ⑤構造構成主義（あるいは継承発展モデル）が将来の予測に役立つかどうかを調べる | 量的研究 |
| 構造構成主義（あるいは継承発展モデル）が医療者のクリニカルリーズニングに与える影響 | ①医療者が構造構成主義（あるいは継承発展モデル）のどの方法概念を頻繁に用いているか調べる | 量的研究 |
| | ②構造構成主義（あるいは継承発展モデル）が評価結果の解釈に与える影響を調べる | 質的研究 |
| | ③構造構成主義（あるいは継承発展モデル）が臨床判断に与える影響を調べる | 質的研究 |
| | ④構造構成主義（あるいは継承発展モデル）を用いる医療者のクリニカルリーズニングを類型化する | 質的研究 |
| | ⑤構造構成主義（あるいは継承発展モデル）を用いる医療者とそうでない医療者のクリニカルリーズニングの違いを明確化する | 質的研究 |
| 構造構成主義（あるいは継承発展モデル）が医療行為に与える影響 | ①構造構成主義（あるいは継承発展モデル）を用いる医療者がどのような介入を行っているのかを調べる | 質的研究 |
| | ②構造構成主義（あるいは継承発展モデル）に根ざした方法論が患者－医療者関係の構築に与える影響を調べる | 質的研究 |
| | ③構造構成主義（あるいは継承発展モデル）を用いる医療者が患者のナラティブをどう扱うかを調べる | 質的研究 |
| | ④構造構成主義（あるいは継承発展モデル）を用いる医療者が他職種とどのようにかかわりを持つのかを調べる | 質的研究 |
| | ⑤構造構成主義（あるいは継承発展モデル）を用いる医療者が治療を拒否する患者にどう対処するかを調べる | 質的研究 |
| 構造構成主義（あるいは継承発展モデル）に根ざした医療の効果研究 | ①チーム医療内の信念対立の低減に対する構造構成主義（あるいは継承発展モデル）の効果を調べる | 量的研究 |
| | ②同職種内の信念対立の低減に対する構造構成主義（あるいは継承発展モデル）の効果を調べる | 量的研究 |
| | ③構造構成主義（あるいは継承発展モデル）の観点から様々な介入法を併用する効果を調べる | 量的研究 |
| | ④患者が関心相関的に意義を見出した治療法を提供する効果を調べる | 量的研究 |
| | ⑤構造構成主義（あるいは継承発展モデル）に根ざした方法論の効果を調べる | 量的研究 |

表Ⅱ-1-4　医療者向けに連載された『研究以前のモンダイ』の連載テーマとそのURL

| 連載タイトル | URL |
| --- | --- |
| 研究以前のモンダイとはどんなモンダイ？ | http://www.igaku-shoin.co.jp:80/paperDetail.do?id=PA02729_07 |
| 方法とは何か？ | http://www.igaku-shoin.co.jp:80/paperDetail.do?id=PA02733_05 |
| 研究法を修正して使う方法 | http://www.igaku-shoin.co.jp:80/paperDetail.do?id=PA02737_06 |
| 理論とは何か？ | http://www.igaku-shoin.co.jp:80/paperDetail.do?id=PA02741_07 |
| 臨床実践における理論を巡るモンダイ | http://www.igaku-shoin.co.jp:80/paperDetail.do?id=PA02745_06 |
| 科学以前のモンダイ | http://www.igaku-shoin.co.jp:80/paperDetail.do?id=PA02749_07 |
| 科学とは何か？ | http://www.igaku-shoin.co.jp:80/paperDetail.do?id=PA02753_04 |
| 新たな実践法のモンダイ | http://www.igaku-shoin.co.jp:80/paperDetail.do?id=PA02758_04 |
| 魔法のコトバとしての根本仮説 | http://www.igaku-shoin.co.jp:80/paperDetail.do?id=PA02761_05 |
| 認識論のモンダイ | http://www.igaku-shoin.co.jp:80/paperDetail.do?id=PA02766_07 |
| 研究実践における認識論のモンダイ | http://www.igaku-shoin.co.jp:80/paperDetail.do?id=PA02770_06 |
| 認識論間マルチメソッド研究を上手に実施する方法 | http://www.igaku-shoin.co.jp:80/paperDetail.do?id=PA02774_05 |
| 一般化の本質とは何か？ | http://www.igaku-shoin.co.jp:80/paperDetail.do?id=PA02778_05 |
| アナロジーに基づく一般化 | http://www.igaku-shoin.co.jp:80/paperDetail.do?id=PA02782_05 |
| アナロジーに基づく一般化の活用法 | http://www.igaku-shoin.co.jp:80/paperDetail.do?id=PA02786_07 |
| 事例研究をまとめるコツ：関心相関的論文構成法 | http://www.igaku-shoin.co.jp:80/paperDetail.do?id=PA02790_06 |
| 研究とは何か？：研究デザインの極意 | http://www.igaku-shoin.co.jp:80/paperDetail.do?id=PA02790_06 |
| 研究とは何か？：研究デザインの極意 | http://www.igaku-shoin.co.jp/paperDetail.do?id=PA02794_07 |
| 論文執筆のエッセンス | http://www.igaku-shoin.co.jp/paperDetail.do?id=PA02798_07 |
| 研究発表に役立つ原理的な視点 | http://www.igaku-shoin.co.jp/paperDetail.do?id=PA02802_04 |
| 建設的評価のための原理 | http://www.igaku-shoin.co.jp/paperDetail.do?id=PA02806_07 |
| SCRMの活用法 | http://www.igaku-shoin.co.jp/paperDetail.do?id=PA02810_07 |

※URL：Uniform Resource Locator

まず考えられるのは，医療政策分野に構造構成主義を応用する研究である。現代医療で生じている問題の多くが医療政策（社会保障）上の不具合によるものである。たとえば，後期高齢者医療制度（長寿医療制度）は，膨張する医療費の抑制を狙ったものだが，2008年4月からスタートした当初から多くの国民の理解が得られず，高齢者に死んでもらうための制度であるなどの問題点が指摘されてきた[58]。また，その少し前には，リハビリテーションの診療報酬改定にともない，最大180日でリハビリテーションが打ち切られるようになったことが社会問題化している[59]。さらに，現代医療における最大の危機である医療崩壊も，医療政策上の問題が顕在化した結果であるという側面がある[60]。

　このように，頻出する医療政策上の問題を解消するうえで，おそらく構造構成主義が役立つはずだ。構造構成主義を政策立案にどう継承するかについては，上田の構造構成的国家論が参考になる[61][62]。構造構成的国家論は，政策とは関心相関的に構成された構造であると規定したうえで，多様な政策を多数ストックしながら関心相関的に運用するという理路を提供している[61]。そのうえで，構造構成的国家論は，国家間，あるいは国民間で相互承認可能な政策を選択し，状況に応じて政策を修正しつづける可能性を開くのだ[61]。このような政策観を医療政策上の問題の克服に適用すれば，たとえば多くの国民が相互承認しがたい現行の後期高齢者医療制度を（既に運用がはじまったからといって）硬直化させるのではなく，いくつかの選択可能な政策を立案し，より相互承認可能で良質な政策の構成にめがけて政治的意思決定を高めていくことができる可能性がある。筆者を含む構造構成主義を武器にした医療者は，信念対立にからめとられない医療政策立案の可能性を探求していく必要があるだろう。

　また，将来的に高い確率で生じると予測される難題に対して，できるだけ早い時期から構造構成主義の観点から研究を開始していくことが重要になってくると考えられる。たとえば，最先端医療がもたらすだろう様々な倫理的問題を，構造構成主義の立場からどうやって解消していくのか，を，研究していく必要があると考えられる。一例を挙げておくと，これから先，人工臓器の開発が進んでいけば，いずれ人間とサイボーグの区別が曖昧になっていくように思われる。もちろん，現時点では，人工臓器は生体機能に遠く及ばないものである[63]が，しかし将来的に，全身の9割以上が高性能の人工臓器でできた人間が表れた場合，それは果たして人間といえるのかなどといった相当深刻な医療倫理上の信念対立を生みだすはずである。こうした信念対立は，一度生じると医療の発展のみならず，社会全般のあり様を著しく歪ませてしまう恐れがあるものである。そのため，予測される問題については，問題が生じる前にあらかじめ洞察を深めておく必要がある。

　加えて，近未来に必ず生じると予測される石油のピークアウトで生じるエネル

ギー問題[64]に対して，医療はどう立ち向かっていくのかを構造構成主義の立場から研究していく必要があると考えられる。「石油と医療」を結びつけることに違和感を持つ読者は少なくないと思われるが，レントゲン，カテーテル，聴診器，照明器具，医薬品など，現代医療を支える道具のほとんどが石油製品である[64]。つまり，現代医療は，石油を抜きにして提供することはできないのだ。石油のピークアウトが生じると，石油価格が恒常的に，そして異常に高騰することは避けられない。そうなれば，石油製品に支えられた医療にかかる費用も異常に高騰し，多くの患者が医療を受けられなくなるか，石油が供給されなくなってしまえば現行の医療を維持することは決定的に不可能な状況に陥る。筆者の考えでは，こうしたエネルギー問題は「本当の医療崩壊」を引きおこすはずだ。将来的に到来するだろうエネルギー問題に対して，構造構成主義を武器にする医療者は，どのような観点から新しい医療を構想し，実践するのか。多くの医療者が究極の医療問題に取りくむためにも，石油のピークアウトがあまり顕在化していない今から真剣に検討していく必要がある。そうすることで，近い将来起こりうる混乱を最小限に食い止めることが可能になるだろう。

## 6節 まとめ

　本論では，これまで医療で取りくまれてきた構造構成主義研究を整理し，構造構成主義が医療に対してどのような影響を与えてきたのかを論じた。また，医療における構造構成主義研究で今後必要となると考えられる課題について論じてきた。構造構成主義は，矛盾対立する現代医療の閉塞状況を打破するポテンシャルを備えたほとんど唯一の超メタ理論である[2]。医療における構造構成主義研究ははじまったばかりであるが，医療者はこの強力な武器を積極的に使いこなし，患者のため，国民のため，世界人類のために希望に満ちた明るい医療を構築することに尽力していくことが期待される。

### 【註および文献】

[1] 西條剛央　2005　構造構成主義とは何か―次世代人間科学の原理　北大路書房
[2] 京極　真　2008　現代医療で克服すべき課題とは？　看護学雑誌，72（4），340-344.
[3] 小松秀樹　2006　医療崩壊―「立ち去り型サボタージュ」とは何か　朝日新聞社
[4] 京極　真　2008　超メタ理論としての構造構成主義―「原理」を把握する「方法」の設計思想　看護学雑誌，72（5），440-444.
[5] 斎藤清二・岸本寛史　2002　ナラティブ・ベイスト・メディスンの実践　金剛出版　pp.3-7.

［6］西條剛央　2002　人間科学の再構築Ⅰ―人間科学の危機　ヒューマンサイエンスリサーチ, 11, 175-194.
［7］西條剛央　2003　「構造構成的質的心理学」の構築―モデル構成的現場心理学の発展的継承　質的心理学研究, 2, 164-186.
［8］斎藤清二　2006　物語と対話に基づく医療（NBM）と構造構成主義　学園の臨床研究, 6, 1-9.（再録 斎藤清二　2008　物語と対話に基づく医療（NBM）と構造構成主義　構造構成主義研究, 2, 177-189.)
［9］斎藤清二　2007　人間科学的医学　現代のエスプリ　No.475　至文堂　pp.171-180.
［10］斎藤清二　2007　「客観的」ってなんだろう？―医療実践における主観と客観　看護学雑誌, 71(8), 706-711.
［11］［1］の pp.223-228
［12］高木廣文　2007　構造構成的看護学　現代のエスプリ　No.75, 至文堂　pp.205-214.
［13］高木廣文　2007　質的研究は科学としてエビデンスをもたらすか　看護学雑誌, 71(8), 712-715.
［14］Takagi, H 2007 A unified view about qualitative and quantitative methods by the structural constructivism, 8th Advances in Qualitative Methods, 48.
［15］Takagi, H 2008 The results of a qualitative study can offer "Scientific evidences" generalized theoretically by the structural constructivism perspective, 9th Advances in Qualitative Methods Conference, 36.
［16］田中義行　2007　構造構成的認知症アプローチ―様々な手法を適切に利用していくための取り組み　現代のエスプリ　No.475　至文堂　pp.181-192.
［17］村上仁之　2007　認知運動療法の新展開―構造構成的認知運動療法の構想　現代のエスプリ　No.475　至文堂　pp.148-159.
［18］高橋史　2007　構造構成的臨床心理学―折衷主義の再考と発展的継承　現代のエスプリ　No.475　至文堂　pp.137-147.
［19］加藤温　2008　構造構成主義の視点からみた精神医療の一考察―構造構成的精神医療の提唱　構造構成主義研究, 2, 134-153.
［20］三澤仁平　2008　「健康の不平等」の理論構築に向けて―構造構成的医療化の提唱　構造構成主義研究, 2, 154-176.
［21］京極真　2005　エビデンスに基づいた作業療法の現状，問題，新展開―構造構成主義アプローチ　秋田作業療法学研究, 12, 2-8.
［22］京極真　2006　EBR（evidence-based rehabilitation）におけるエビデンスの科学論―構造構成主義アプローチ　総合リハビリテーション, 34(5), 473-478.
［23］京極真　2006　エビデンスに基づいたリハビリテーションの展開―構造構成主義の立場から　リハビリテーション科学ジャーナル, 2, 1-9.
［24］京極真　2007　構造構成的エビデンスに基づいたリハビリテーション　構造構成主義研究, 1, 28-40.
［25］京極真　2008　方法概念としてのエビデンス―EBMからEBPへ　看護学雑誌, 72(7), 608-613.
［26］京極真　2008　「エビデンスの科学論問題」とは何か　看護学雑誌, 72(8), 710-714.
［27］京極真　2008　「エビデンスの一般化可能性問題」とは何か　看護学雑誌, 72(9), 814-818.
［28］京極真　2008　すべてのエビデンスの科学性を基礎づける　看護学雑誌, 72(10), 910-914.
［29］京極真　2008　すべてのエビデンスの一般化可能性を基礎づける　看護学雑誌, 72(11), 988-992.
［30］京極真　2008　新しいEBM SCEBPがもたらす可能性　看護学雑誌, 72(12), 1070-1074.
［31］京極真　2007　構造構成的医療論の構想―次世代医療の原理　構造構成主義研究, 1, 104-127.
［32］京極真　2007　構造構成的医療論（SCHC）とその実践　構造構成主義で未来の医療はこう変わる　看護学雑誌, 71(8), 698-704.
［33］京極真　2008　職種の「間」の壁の超え方―「立場の違いを超えた連携」とはどういうことか

助産雑誌, 62 (1), 20-24.

[34] 京極　真　2007　チーム機能の向上　樋口輝彦（主任研究者）　精神保健医療における診療報酬の在り方に関する研究　平成18年度厚生労働科学研究費補助金　政策科学推進研究事業　平成18年度総括・分担研究報告書　145-148.

[35] 京極　真　2007　構造構成的障害論―ICFの発展的継承　現代のエスプリ　No.475　至文堂　pp.115-125.

[36] 京極　真　2008　「目的相関的実践原理」という新次元の実践法―構造構成的障害論を通して　構造構成主義研究, 2, 209-229.

[37] 京極　真　2008　作業療法士に伝えたい「構造構成主義」の可能性　作業療法ジャーナル, 42 (13), 1300-1301.

[38] 京極　真・西條剛央　2006　Quality of Life の再構築―構造構成主義的見解　人間総合科学会誌, 2 (2), 51-58.

[39] 京極　真　2007　次世代作業療法の冒険　福島県作業療法士会学術誌, 3, 29-32.

[40] 京極　真　2009　Quality of Life に対する構造構成主義的見解　看護学雑誌, 73 (1), 90-94.

[41] 京極　真　2009　構造構成主義によるパターナリズムの再解釈　看護学雑誌, 73 (2), 96-102.

[42] 京極　真　2009　構造構成主義の立場からインフォームドコンセントを再考する　看護学雑誌, 73 (3), 92-96.

[43] 京極　真　（印刷中）「よい医療」とは何か―構造構成主義的見解　看護学雑誌

[44] 京極　真　2008　「方法」を整備する―「関心相関的本質観取」の定式化―看護学雑誌, 72 (6), 530-534.

[45] 京極　真　2007　作業療法の超メタ理論の理論的検討―プラグマティズム, 構成主義, 構造構成主義の比較検討を通して　人間総合科学会誌, 3 (1), 53-62.

[46] 西條剛央　2007　構造構成主義とはどのような理論か―今, その深化を問い直す　現代のエスプリ　No.475　至文堂　pp.215-227.

[47] 岩田健太郎　2008　思考としての感染症　思想としての感染症　中外医学社

[48] 名郷直樹・桐ヶ谷大淳　2007　臨床現場で役に立つかどうかわからないEBM講座　構造主義医療のアプローチによる Evidence-practice gap の分析　第22回日本家庭医療学会（http://a-youme.jp/jafm2007/program_ig.html（2008年10月27日現在））

[49] 名郷直樹・福士元春・八森　淳・船越　樹・桐ヶ谷大淳　2008　構造主義医療の挑戦―科学的実体としての疾患と自然言語で語られる疾患のギャップ　第23回日本家庭医療学会（http://a-youme.jp/jafm2008/ws/index2.html（2008年10月27日現在））

[50] 志村健一　2008　エビデンスをめぐる三種のちから―構造構成主義的ソーシャルワークの提唱　ソーシャルワーク研究, 34 (1), 1.

[51] 冨澤涼子　2008　クライエント中心主義と次世代の作業療法　平成19年度卒業論文集　専門学校社会医学技術学院　pp.164-168.

[52] 池田清彦・西條剛央　2006　科学の剣　哲学の魔法―構造主義科学論から構造構成主義への継承　北大路書房

[53] 京極　真　2007　探求主義という新たな認識論の構想　西條剛央・菅村玄二・斎藤清二・京極　真・荒川　歩・松嶋秀明・黒須正明・無藤　隆・荘島宏二郎・山森光陽・鈴木　平・岡本拡子・清水　武（編）2007　エマージェンス人間科学―理論・方法・実践とその間から　北大路書房　pp.42-51.

[54] 筆者以外でも構造構成主義の原理性を損ねた継承発展を行った医療者の論文は散見される（たとえば文献［12］［13］）。しかし, 厳密にはそれらの論文は, 査読に耐えた原著論文として発表されたわけではなく, それに対して原理性を損ねていると指摘するのはややアンフェアであると判断した（ちなみに, 本論内で取りあげた筆者の論考［53］も原著論文ではない）。そのため, 本論では, 今後に対する期待を込めて, あえて他の著者の論文が抱える問題点は指摘しなかった。

[55] 西條剛央　2007　探求主義のさらなる探究のための基礎づけ　西條剛央・菅村玄二・斎藤清二・

京極　真・荒川　歩・松嶋秀明・黒須正明・無藤　隆・荘島宏二郎・山森光陽・鈴木　平・岡本拡子・清水　武（編）　2007　エマージェンス人間科学―理論・方法・実践とその間から　北大路書房　pp.51-55.
[56] 池田清彦　1998　構造主義科学論の冒険　講談社学術文庫（初出は毎日新聞社，1990年）
[57] 西條剛央　（印刷中）　研究以前のモンダイ　医学書院
[58] 阿部とも子・保坂展人　2008　どうなる!?　高齢者の医療制度　ジャパンマシニスト社
[59] リハビリテーション診療報酬改定を考える会ホームページ（http://www.craseed.net/）（2008年10月28日現在））
[60] 鈴木　厚　2006　ポケット解説　崩壊する日本の医療　秀和システム
[61] 上田修司　2007　構造構成主義国家　現代のエスプリ　No.475　至文堂　pp.193-204.
[62] 上田は自身の理路を構造構成主義国家と表したが，これは構造構成主義的な観点から国家像を論じたものであるため，本論では構造構成的国家論と表現した。
[63] 日本人工臓器学会（編）2003　人工臓器は，いま―暮らしのなかにある最先端医療の姿　はる書房
[64] Strahan, D. 2007 *The last oil shock*. John Murray Publishers Ltd. 高遠裕子（訳）　2008　地球最後のオイルショック　新潮社

原著論文（研究）

# II - 2 現象学によるデューイ経験哲学のアポリアの克服

苫野 一徳

## 1節
### 本稿執筆にあたっての問題意識

　本稿執筆にあたって、筆者には3つのそれぞれ関連し合った問題意識がある。少し長くなるが、本論に入る前に述べておきたい。

　1つは、現代教育に最も影響を与えたデューイ（Dewey, J.）の哲学が、40年以上にもおよぶ論争を生んでいるほどに克服困難なアポリアを抱えているということ、そしてそのアポリアが、そのまま現代教育学のいくつかのアポリアの源流にもなっているということである。

　2つは、そのアポリアを、われわれは現象学の考えを取り入れることで解消することができるはずだということである。そしてこの問題を解消しない限り、教育学のいくつかのアポリアは、いつまでもデッドロックから脱け出すことができないであろう。

　3つは——上記2つの問題意識とは観点が異なるが——デューイについての研究は、アメリカにおいてはいうまでもなく、わが国でも、すでに半世紀にも及ぶ日本デューイ学会の研究の集積もあり、筆者の考えでは、デューイに内在的なその思想研究は、いまやほとんど出尽した、というものである。

　確かにデューイは、ローティ（Rorty, R.）が彼をウィトゲンシュタイン（Wittgenstein, L. J. J.）とハイデガー（Heidegger, M.）に並ぶ20世紀最大の哲学者と称し

ていわゆるデューイルネッサンスが起こるまで，（教育学におけるデューイ研究は別として，）哲学研究者の間からはずいぶんと長い間忘れられ，その哲学が正当に評価されてこなかった経緯がある。その意味で，ローティがデューイの先駆性を論じ評価するように，彼の哲学を改めて評価し直すことも必要であろうし，またそうした評価や解釈を更新し続けることも重要なことであろう。しかし筆者は，むしろだからこそ，彼をただその先駆性において評価するよりも，彼の哲学がほんとうに原理的たりうるか，その原理性において吟味するための俎上に載せる必要があると考える。そしてその上で，デューイ経験哲学の抱える問題それ自体を，どのように考えれば克服できるかを考える必要がある。その観点からすれば，これまでのデューイ研究は，大半がデューイ解釈や再解釈であって，その問題それ自体を克服しようというものではない。

ところで筆者の考えでは，教育哲学の最も重要な役割は，「教育」とは何か，そしてそれはどのようにあるのが最も「よい」か，について，その考え方を明示し続けるところにある。ところが近年は，もはやこの問いは問われることすらなくなって，教育哲学は，いわば教育の「不可能性」について暴き立てることを，大きな存在理由とするようにさえなっている。このことはこのこととして，教育哲学が教育の現実を「構想」することができないという意味において大きな問題で，筆者はかつてこうした教育（哲）学の隘路を切り拓く道筋を提示したが[1]，実は教育哲学には，もうひとつ大きな「問題」がある。しばしばいわれるように，教育哲学研究の大半が，教育の原理論を提示し合いその根本問題を解明することにではなく，教育哲学「者」研究として行われているという「問題」である。

教育哲学研究に関する論文は，そのほとんどが，いかに教育哲学「者」について緻密に調べ，先行研究を踏まえた上で解釈しているか，という観点から評価されている。もし反論があればむしろ筆者は嬉しいのだが，わが国における今日の教育哲学は，教育の問題を解明する考え方を提示し得ているかどうかという観点から評価されることはあまりない[2]。たとえば本稿では，デューイ哲学の問題を現象学の考え方によって克服することが可能であることを明らかにするが，今日の教育哲学研究においては，ほんとうにこの問題が克服されたかという観点からはなかなか評価されず，むしろ，そこにおけるデューイ解釈がどれだけ緻密で正確（そしてオリジナル）かという観点から評価が下されることになる。もちろんそのような観点は重要だし，筆者も本稿において十分先行研究を踏まえた上でデューイ解釈を行うが，しかし教育哲学研究において，かなりの程度教育哲学「者」解釈が第一義の目的とされてしまっていること，それゆえ問題解明型の哲学研究が評価されにくい土壌ができあがり，今後も教育哲学研究の多くが教育哲学「者」解釈として続けられるだろうということは，それゆえに「教育哲学」はもはや何の意味もないと教育学の世

界でいわれ始めていることを考え合わせても，悲しいことだといわざるを得ない。われわれは，教育哲学「者」研究を一つの軸としながらも，その上に教育「哲学」をすることができるはずである。少なくとも，そのような研究が奨励されてよいはずである。

このような問題意識は，おそらく本誌の問題意識とも合致したものであろう。本誌創刊にあたっては，「特に，それが理論論文であれば，内容を適切に評価し，掲載してくれる学術誌はほとんどない」[3]という問題意識が提示されている。哲学(者)研究は評価されるが哲学理路の提示は評価されにくいという，何度も述べてきた今日の教育哲学研究の領域も，やはり同様である[4]。

以上のような問題意識が，本稿執筆の背景にある。そして本稿の目的は，デューイ解釈にではなく，デューイ経験哲学それ自体の問題を克服することにある。もちろんその過程において，デューイ解釈や現象学理解に不十分なところがあれば，専門家からの御批判を賜りたいと思う。この点には十二分に自覚的でありたい。しかし本稿は，あくまでも，デューイ経験哲学それ自体の問題が果たしてほんとうに克服されているかどうか，そしてその新たな理路が，デューイ教育理論をより原理的なものとして鍛え直す可能性を示しているかどうか，その点においてこそ評価判断されるべきものであるといっておきたい。

## 2節
### 問題設定——デューイ経験哲学のアポリア

先に，デューイ経験哲学にはあるアポリアがあり，これが現代教育のいくつかのアポリアの源流にもなっていること，また，デューイ哲学のアポリアは現象学によって克服することが可能であることを述べたが，本稿の目的は，まさにこの，デューイ経験哲学それ自体のアポリアを克服することにある。そこで，デューイ経験哲学のアポリアとは何か，本節で概観しておくことにしよう。

デューイは，それまでの哲学が志向してきた「真理」や「客観」といった観念を相対化し，「知」（knowledge）というものは，外部に客観的に実在しているものではなく，常に「経験」において「保証つきの言明可能性」（warranted assertibility）として立ち現れるものであると論じ続けた。「知」の機能は，「ある経験を他の経験においても自由に利用できるものにすること」[5]であって，絶対確実な「知」などはない。『確実性の探求』においては，それゆえ経験哲学は，客観世界の記述ではなく，予言的で，仮説を提示できるものでなければならないとされる[6]。そして『経験と自然』においては，この経験的方法のみが，「哲学的思考の出発点」[7]となる，とされる。近代哲学の認識論における，「いかに外部の世界が内部の精神に影響を

与えられるのか。いかに精神の動きが，それと対立して規定されている物体に到達し，それをとらえることができるのか」[8]という主客一致の問題は，経験における有用性によって「知識」はその価値が判断される，と，問題の位相を異にして「解消」されたわけである。これをデューイは「経験的方法」と呼び，自らの哲学の方法原理とした。

さて，ところが後期の『経験と自然』において，デューイは「自然主義的形而上学」の考えを展開する。もちろん形而上学といっても，デューイのいうそれは，絶対確実な知識を得ようとする試みではなく，デューイお好みの例を使えば，経験を導く「地図」を作成するというイメージである。

「形而上学的前提を変えよ」とデューイはいう。

> そうすれば，当面の問題は認識論的問題ではなくなるだろう。問題は特定化しうる科学的問題になる。換言すれば，しかじかの性質をもったしかじかの出来事が，いかに実際に生じるかという問題になる。[9]

絶対確実な「地図」ではなく，その時々の経験を導くことのできる科学的知見を集積したような「地図」を描くこと，これを，さしあたりデューイのいう「自然主義的形而上学」と捉えてよい。

さて，ところがここに，デューイ研究者たちはあるアポリアを見出し，すでに40数年にわたって論争を続けてきた。それが，バーンスタイン（Bernstein, R.）の論文「ジョン・デューイの経験の形而上学」[10]以来，一般に，デューイの「自然主義的形而上学」は，「経験の形而上学」(metaphysics of experience) か，それとも「現実在の形而上学」(metaphysics of existence) か，という問題として知られるものである。

「経験」か「現実在」かというこの対立図式は，単純化していえば，われわれは徹頭徹尾経験世界を生きているのであり，この経験世界の外部を問うことは背理であるとデューイが考えたのか（経験の形而上学），それとも，経験の外部の存在があり，この存在の包括的特性（generic traits）を経験との関係において明らかにしようと考えたのか（現実在の形而上学），ということになる。

しばしば指摘されるように，「経験」の概念はこれがデューイ哲学における最重要概念であるにもかかわらず，その使用のされ方には曖昧さがある。経験しうるものの背後に経験され得ないものを措定しているようにみえるくだりもあれば，すべては経験としてしか立ち現れず，われわれは徹頭徹尾経験世界のみを生きていると主張しているようにみえるくだりもある。前者に力点をおけば，ゲイル（Gale, R. M.）のように，デューイの思想にヘーゲル的絶対者の概念に通ずる神秘主義をみ

るような解釈すら生まれ[11]，また後者に力点をおけば，シュック（Shook, J.）のように超越的実在の措定を拒絶した，徹底的な経験の形而上学という解釈が生まれる[12]。

そこで本稿の目的は，デューイ哲学がこうした対立し合う解釈を許してしまうことを認めた上で，はたしてデューイ自身の意図はどこにあったのかと問うのではなく，彼の哲学の方法それ自体が不徹底であったことを論証し，むしろこの問題は現象学によって解消することが可能であることを明らかにすることにある。

さて，しかし周知のように，現象学は今日悪しき西洋形而上学の末裔として，多くの論者たちから激しく批判されている。デューイ経験哲学と現象学を比較した研究においても，たとえばギャリソン（Garrison, J.）のように，フッサール（Husserl, E.）現象学をデリダ（Derrida, J.）のいう「現前の形而上学」として批判し，デューイ哲学をそうした形而上学を放棄したものとして評価するものが多い[13]。しかし筆者の考えでは，まず現象学「独我論」説や「現前の形而上学」説自体が，竹田[14]や西[15]が長年にわたって論証しようとしてきたように，広範に流布した誤解であり，その上，上述したデューイ経験哲学をめぐる対立は，エポケーと現象学的還元という現象学の基本的方法を取り入れることによって解消することが可能になるはずのものである。現象学「独我論」説や「現前の形而上学」説は別に吟味する必要があろうし，本稿においても，現象学の方法それ自体の原理性を問うという形で触れておかねばならないだろうが，本稿においては，さしあたり現象学的方法によってほんとうにデューイ哲学のアポリアが解消されるかどうか，問うてみたいと思う。

## ◆◆ 3 節 ◆◆
## デューイ経験哲学のアポリア――先行研究における論争から

### 1.「経験の形而上学」か「現実在の形而上学」か

本節では，デューイ経験哲学のアポリアがこれまでどのように論じられてきたかについて，整理しておくことにしよう。

近年の論争において「経験の形而上学」陣営に位置するシュックは，次のように「現実在の形而上学」陣営を批判する。

> もし，現実在の形而上学の擁護者たちがいうように，デューイが単に経験の特性ではなく現実在の特性の探究を試みたのだとすれば，あるジレンマが生じるのである。現実在（existence）への探究が，経験されたものとしての存在（existence）への探究と一致するにせよ（この場合当の区別は消えう

せるのだが),あるいは現実在への探究が,経験されたものとしての存在への探究と一致しないにせよ(この場合,人は彼らが経験するものを離れた,ものそれ自体への探究を試みることになる)。もし二つ目のジレンマが選ばれたとすれば,現実在の形而上学の擁護者たちは,決してデューイの承認を得ることはできず,捉えられない物自体を追いかけるという罠にはまり込むのである。[16]

　経験を超えた存在は,果たして経験された存在と一致するのか。もし一致しないとすれば,われわれはどのように経験を超えた存在(物自体)に到達することができるのか。このような問いは,明らかに近代哲学における主観客観問題の繰り返しである。そこでシュックはこのアポリアを,「経験の形而上学」という解釈から解明することを試みるのである。「哲学は,あらゆる『それ自体』としての真実を記述するという,いかなる努力も捨て去らなければならない。〔中略〕事物の経験主義的研究への方法論的従事は,哲学的次元においては,超越主義の拒絶を必要とするのである」[17]。
　存在を存在それ自体として把捉することができない以上,われわれは,それがわれわれの経験においてどのように立ち現れているかを記述することしかできない。筆者はこの解釈を,後に考察する観点からすぐれて現象学的なものとして評価するが,しかしこうした解釈に対しては,たとえばオドワイヤ(O'Dwyer, S.)の次のような批判がたえずなされることになる。

　　　(発見された出来事の)長きにわたって蓄積された経験から,われわれは仮定的に,こうした特性は一般的に,その発見に先立って自然に存在する出来事の特徴であると推測するのである。〔中略〕こうした出来事の状態は,「探究と発見に先立った存在」(LW 1：124)〔デューイの全集 The Later Works 第1巻124ページの意——引用者〕という観点から説明されるのが最良である。もしこの仮定が正しければ,デューイは意味から離れた存在について,文脈,思考,そして経験から離れたその存在について,語る準備を示していたということになる。[18]

　実際のところ,デューイの記述にはこうした二つの異なった解釈を許す理由が十分にある。「直接的経験主義(immediate empiricism)は,事物は——それがどんなものであれ,『事物』という言葉が日常的,あるいは非専門的に使用されるすべてのものは——として経験される(as experienced)ものと仮定するのである」[19]とか,「われわれがそれを経験する世界が実の世界(real world)なのである」[20]

とかいう具合に，経験の外部の実在を問うことを禁じ手とし，徹頭徹尾経験内部の世界を分析記述することを経験哲学の主旨としているようにみえるくだりもあれば，「経験は自然のなか（in）にあると同時に，自然について（of）である」とか，「経験されているものは経験ではなく，自然――石，植物，動物，病気，健康，温度，電気，などなのである。ある仕方で相互作用している諸事物が，経験である。つまりそれらは，経験されているものである」[21]とかいわれ，経験と自然とがいわば同じものとして描かれているくだりもある。さらに，「経験されたものは自然の表現であるから，それは自然的出来事の特徴の証明として使用されうるし，またまさに使用されねばならない」[22]とか，「経験することのすべての様式が，いくつかの自然の純粋な特徴（genuine traits）を明白に実現させる道である」[23]とかいうに至っては，デューイは，経験を超えた現実在（自然）が経験においていくらかその実在性を現す，といった具合に，どこか経験と自然（現実在）とを区別して語っているようにも思われるのである。

　以上のように，デューイの「経験」概念はそのさまざまな位相が混乱したまま雑多に記述されているため，われわれがその核心を的確に捉えることを困難にしている。ここから，デューイは自然主義者か実在主義者か，観念論者か唯物論者か，といったさまざまな解釈が生まれることになるが，これをアレクサンダー（Alexander, T. M.）のように，経験と自然の「連続性」という概念から解明しようとしたところで[24]，これも結局，その連続性を連続性たらしめる，主体（有機体）の側の「経験」と相互作用する客体（環境）としての「自然」という「所与」を，何らかの形で措定しているのではないかという反問から逃れることはできないのである。この「所与」としての客体（環境）を措定すれば，われわれには経験しえない経験の外部があり，経験的方法はその外部世界の「確実性」を探究し明らかにするものであるという，先のシュックがそのジレンマを論じたような解釈が可能になる。しかしこの考えは結局最終的には「物自体」の探究へといきつくことを妨げないのであって，このようにみられた経験哲学は，近代認識論における主観客観問題の図式を，十分に解消してはいないことになる。

　さて，以上のような「経験の形而上学」か「現実在の形而上学」かという論争を詳細に検討した加賀は，こうした「解釈上の対立の多くは，デューイの『形而上学』の用法を，古典的形而上学にひきつけて解釈することから生じている。しかしそのような形而上学はデューイのものではない」と述べている。加賀によれば，デューイの自然主義的形而上学は，「経験とその可能性の批判に依拠しつつ，その批判が行なわれる場の基礎地図を，現在入手できる最良の知識を使って作製する試み」である。そして，「基礎地図の対象は，我々がつねに既にその一部であるような現実在であるから，その形而上学は現実在の形而上学」であるには違いないが，しかし

デューイの主眼は，むしろこれを「民主主義の実践がその内に根づき，また中心的エピソードの一つになるような自然の見取り図」とすることにあったと述べる[25]。

自らの経験的方法を，共有可能かつ目的に応じて修正可能な地図になぞらえたデューイ[26]は，確かに加賀のいうような意味での形而上学を志向していたであろう。これをはたして形而上学という名で呼ぶ必要があろうか，と加賀はいうが，この点に関しても，筆者はその問題提起に同意する。デューイの哲学の本質を，それがたとえ形而上学という名をまとっていたとしても，民主主義を導きまた民主主義によって編み変えられていくものとして解釈することに，多くの研究者は同意するであろう。そしてこの解釈は，昨今の認識論的な論争にみられる袋小路的な現状を考えると，より建設的な解釈であるようにも思われる。

しかし筆者がここで問題にしたいのは，「我々がつねに既にその一部であるような現実在」ということが，はたして妥当なのか，ということである。「経験は自然のなか（in）にあると同時に，自然について（of）である」と，何の留保もなしに素朴にいってのけることがはたして妥当なのか，ということである。われわれやわれわれの「経験」は，現実在や自然——たとえそれがどのように解釈されようと[27]——の一部であり，そのなかにあるものである，と，素朴にいってしまうことができるのだろうか。

もちろんこのように問うときに，デューイの「状況」概念を無視することはできない。彼は次のようにいっている。

> 個人が世界のなかに生きているという言明は，具体的には，彼らが状況の連続のなかで生きているということを意味する。そして，彼らがこれらの状況のなかに生きていると言われるとき，「なかに」という言葉の意味は，ペニー硬貨がポケットの「なかに」あるとか，ペンキが缶の「なかに」あるとかいう意味とは違っている。今一度言うと，それは，相互作用が，個人と対象と他者の間で進行しているという意味なのである。「状況」と「相互作用」の概念は，互いに切り離せないものである。[28]

早川はこのようなデューイの「状況」概念を，次のように説明している。

> デューイにとっては「経験」と「状況」とは人間とその環境との相互作用によって生み出される融合状態というひとつの状態を説明する二つの理念であり，解釈の際の焦点の置き方を変えたものである。「経験」とは相互作用による融合状態のなかの内的条件としての人間的な要素を意味するために使用されるのに対し，「状況」はそのなかの外的条件としての物理的客観的要素

を示すために使用されると考えられるであろう。[29]

　有機体は，世界，自然という絶対客観的な世界のなかに否応なく閉じ込められた存在ではなく，その世界との相互作用を通して「状況」を作り出す。しかしいま一度問えば，「状況」はほんとうに，人間とその環境との相互作用によって生み出される，と，素朴にいってしまってよいものなのだろうか。あるいは，たとえこれが相当の留保を含んだいい方であったとしても，このような解釈——人間と環境（主体と客体）とを一定程度区別すること[30]——を許す記述は，哲学的に徹底されているといえるだろうか。

## 2．経験概念の二重性，および有機体と環境のトランザクション

　以上において考察してきたデューイ経験哲学の根本問題は，要するに，ゲイルのいう「限定付きの経験と全包括的なものとしてとらえられる経験という，この二つの説明における一貫性のなさ」[31]に起因するといってよいであろう。この一貫性のなさが，経験を所与としての現実在の特性を開示する限定されたものと捉えるか，それともすべては経験としてしか立ち現れない全包括的な「経験の形而上学」と捉えるか，といった二重の解釈を許すのである。そして筆者の考えでは，前者の解釈は後者に比べてよりいっそう問題である。デューイの記述においては，経験を経験たらしめる「所与」としての自然があり，そして経験においてその「所与」が姿を現す，というニュアンスが確かにしばしばつきまとっている。つまり何らかの形で経験を超えた現実在が措定されているかのように読める記述が頻繁にみられ，そうである以上，この経験的方法は，極端にいえば「物自体」への探究を思いとどまる方法論的根拠をもたないのである。「所与」としての自然があれば，これを徹底的に明らかにすることが哲学や科学の営みであるという主張へと容易に行き着くことになるからである。何度もいうように，これでは結局，経験的方法は主客問題を解明することができず，ただ位相を異にして問題を繰り返しているに過ぎない。近代哲学が主として意識に定位した観念論であったところのものを，ただ「経験」というより広義の概念へと——つまり「意識」ではなく「経験」に立ち現れたものから現実在を把握するという考えへと——移行させたに過ぎないのである。その意味において，それぞれの解釈者たちの立場はどうであれ，一般に認識論を拒絶したといわれるデューイだが実は彼は認識論や形而上学さえ復興させようとしていたのだ，というマーゴリス（Margolis, J.）[32]や，デューイは観念論者たちと密接な親近性があるというバーンスタインの指摘[33]などは，それなりに説得力のあるものだといえる。

　ともあれこのような経験概念の二重性，あるいは曖昧さが，これまで述べてきた

ようなデューイ経験哲学のアポリアの根底にあるものであって，筆者の考えでは，ここに彼の経験哲学の方法論的不徹底さが見出されるのである。

この不徹底さは，デューイ経験哲学の根本理論である，有機体と環境のトランザクションにおいてより顕著に明らかになる。『経験としての芸術』第3章や『論理学』に顕著にみられるように，デューイにとって経験はこの有機体と環境のトランザクションの過程それ自体を意味しているが，後期デューイが，インタラクションからトランザクションへと呼び名を変え，有機体と環境の両者を対立的に捉えないという姿勢をみせているといったところで，トルートナー（Troutner, L. F.）も指摘するように[34]，やはりこれら二つが経験を生み出す「所与」といった印象を与えることも確かである。

デューイ研究者の間では周知のように，経験の過程をより目的と相関的な概念として論じた彼の「探究」理論によると，われわれはこの有機体と環境のトランザクションという経験における「不均衡」「不確定状況」から，この状況の解消に向けて探究を開始する。この考えに基づけば，「知識」とは探究の過程において「不均衡」を解消するために得られた道具的知識なのであって，経験とは無関係に，あらかじめ外部に客観的に実在しているものではない。先述したように，一般にデューイはこの考えによって知識は主観と客観の一致にあり，そしてそれはいかにして可能かという，従来の主客問題を解消したとされている。

しかしここで，次のように問わざるをえない。経験が有機体と環境のトランザクションにあるのであれば，探究の目的は，究極的には先に指摘したような「所与」としての環境それ自体の把握ということになりはしないか。経験における不均衡を解消するために，われわれは究極的には環境それ自体を全的に理解することを，フッサール的にいえば近代科学が生活世界を超え出て客観それ自体の探究を志したように，志向するのではないか。とすれば，ここには自然や環境という言葉で表されるある実在の措定と，主客一致への志向性が暗に潜んでいることになる。

もちろんパース（Peirce, C. S.）以来，プラグマティズムの探究理論は，実在との完全なる一致をではなく，そこへ向けての無限の探究を意味してきた。しかしデューイも自らを「プラグマティックな実在論者」[35]というように，そこには仮説的にではあっても「実在」の措定があり，それゆえどうしても，「現実在の形而上学」といわれてしかるべき性格を拭い切れない。となれば，「現実在」それ自体を問うという，近代認識論のパラダイムへと引き戻されることをどこまでも拒絶する脅力もあるとはいえなくなってくる。筆者が方法論的不徹底というのは，まさにこの点にこそある。

以上述べてきた問題を，少し視点を変えて次のような問いの形で指摘することもできる。経験を生み出す「所与」としての環境というニュアンスがデューイにある

ことを認める限りにおいて，経験はほんとうに環境とのトランザクションであるのか。

　現象学的には，この問いは懐疑可能な超越である。デカルト（Descartes, R.）の有名な夢のたとえにあるように，われわれは，今われわれが生きているこの現実が夢かも知れないという可能性を，原理的に否定することはできない。同様に，われわれは環境とのトランザクションとして経験をしているかのように考えてはいるが，しかしまさに，かのように考えるようたとえば「神によってプログラムされている」かも知れないという可能性を，原理的に否定することはできないのである。われわれの生あるいは経験は，環境とのトランザクションである，という言明は，疑うことができる。水を飲んだのは喉が渇いたからである，かどうか，われわれは疑うことができる。誰かにただ水を飲むよう操られたのかも知れないし，あるいはそれは，われわれの欲望や意志とは関係なく，ただ遺伝子によって命じられているだけなのかも知れない。しかしまさにデカルトがいうように，ここで疑っているコギトは疑いえないのである。この疑いえないコギトが，反省によって，確かに自分は水を飲んだ，そしてそれは喉が渇いたからだ，と確信したとするなら，それが事実であるかどうかは懐疑可能だが，確信構造においては，ここにようやく有機体と環境という分節が生まれそのトランザクションが主題化され，喉の渇いた有機体が，水という環境とトランザクションした，という，一つの仮説的説明が可能になるわけである。ギャリソン（Garrison, J.）がいうように，「分析と抽象を加えた後になってのみ，われわれは有機体と環境を区別することができる」[36]。したがって，経験を有機体と環境のトランザクションとして規定するところから思考を始めるのは不徹底なのであって，むしろ記述の仕方としては，コギトにおける経験を反省的に記述したとき，有機体と環境のトランザクションという経験の構造が仮説的に構成されるとしたほうが，より適切なのである。そして現象学は，このような考え方を，デカルトやカント（Kant, I.）を乗り越える形で徹底していくのである。

　もっともここでコギトという，デューイが徹底的に否定した近代哲学の「意識」という概念の源流へと立ち戻ることは，多くのデューイ研究者にとって違和感のあることであるに違いない。そこで結論を先取りしていっておくならば，現象学におけるコギトとは，絶対的に実在する実体としての「我」のことではない。これは現象学においてはある「考え方」として鍛え直されており，そしてこの「考え方」は，おそらく相当程度検証可能であると同時に，この「考え方」によってこれまで述べてきたデューイ経験哲学のアポリアもまた，解消しうるはずのものである。以下に論じていくことにしよう。

## 4節
## 現象学の基本的方法

### 1．エポケーと現象学的還元

　現象学の最重要概念は，いうまでもなくエポケー（判断中止）と現象学的（超越論的）還元である。時期によってこれらの概念にはそのニュアンスに多少の変化がみられるが，筆者の考えでは，フッサールの基本的な態度は終始一貫して変わらない[37]。そこで，まずはこれら二つの基本概念を通して，現象学の核心を概観しておくことにしよう。

　『イデーンⅠ』において，現象学的思考はまず自然的態度のエポケー（判断中止）から始まる[38]。われわれは，客観的世界が実在するという一般的な確信をもっている。目の前の紙は客観的に実在しているし，われわれは地球という惑星に暮らしており，われわれが存在しようがしまいが，宇宙の向こうには太陽や月が客観的に実在している，と，素朴に確信している。この自然的態度が認識主体と認識対象という区別を生むことになり，そしていかにしてわれわれは正しく対象を認識しうるかという認識論の起源となったわけだが，しかしカントが明らかにしたように，対象はわれわれの感性によってのみ与えられ直観されるため，対象それ自体の絶対的客観性（物自体）は決して認識することができない。また，先のデカルトの夢の例にみられるように，われわれがそのなかを生きている客観世界そのものがわれわれの夢であることを否定することも，原理的にはできないのである。

　したがって，客観世界が実在するという前提は，そこに懐疑の余地がある以上（絶対確実であるといえない以上），この前提それ自体を方法的に（考え方として）「括弧に入れる」，すなわちエポケーする必要がある。懐疑の余地のある前提を思考の出発点とすれば，その後の考察はますます懐疑可能なものとなり，結局は，極端にいえば「何とでもいえる」思想ができあがってしまうからである。それは先にみたように，デューイの経験哲学でさえ例外ではない。有機体と環境のトランザクションにおいて探究をする，という記述の仕方は，「遺伝子」あるいは「神」がそう命じるから探究をする，といった言明と，懐疑可能という点においては同等である。こうしたある種客観主義的・科学主義的（デューイ的にいえば自然主義的）な記述の仕方は，フッサールの言葉を借りれば，「神がみずからを啓示するとされる神託に訴える以上のものではない」[39]。有機体論については，フッサールは次のようにもいっている。

　　　有機体というものは，なるほどわれわれはそれを外から観察したり分析した

> りもできるが，しかし〔中略〕結局のところ，生きた内的生命と外的表出のすべての問題が解決されるにいたる場所は，そのきわめて深い世界問題群をともなった，われわれの人間存在とこの人間存在に固有な意識生活なのではなかろうか。[40]

　詳論はできないが，この引用は「自然主義的態度」を「生活世界」に還元する際に述べられたものであって，ここでフッサールのいう「われわれの人間存在とこの人間存在に固有な意識生活」という「生活世界」的な概念は，後の節になって「超越論的主観性」として徹底される。ともあれ，有機体と環境のトランザクションにおいて探究がなされる，という記述それ自体は，探究していること自体がプログラムされているのかも知れないし，あるいは夢であるかも知れないという可能性がある以上，懐疑可能なものである。しかしトランザクションかも知れないしプログラムされているのかも知れないと，懐疑や確信の構造をもったものとしての意識作用は，疑いえない。そこで思考の出発点として定位されるべきは，この疑いえない意識作用（超越論的主観性）であるということになる。これが現象学的還元である。
　こうして疑いえない必当然的な明証たる超越論的主観性から思考を出発すれば，ここにおいて何らかの確信構造が成立していることは疑いえないが（内在），しかしその確信構造それ自体の真理性はどこまでも疑いうる（超越）ことが理解される。そこで，いわゆる客観的存在としての「（現）存在」とは，どこまでも超越であって，実はわれわれはこれを，内在における確信構造としてしか捉えられないことが明らかになるのである。

> 以上のようなわけで，存在ということが言われるときの普通の意味は，ひっくりかえるのである。普通われわれにとって第一のものであるような存在は，本当は自体的には，第二のものなのである。すなわち，そうした存在は，第一のものへの「関係」の中でのみ，それがそれであるものでありうるのである。[41]

　この超越がどのような「関係」として内在において構造化されているかを論的に問う，すなわち超越論的主観性の内的記述こそ，現象学の研究態度である。つまり現象学はいつでも，この記述が仮説的確信構造であることを自覚しているのである。

> したがって，真の認識論は，超越論的現象学的な認識論としてのみ意味をもつことになる。真の認識論は，想定された内在から想定された超越（何らかの原理的に認識不可能と考えられた「物自体」といった超越）への，不合理

な推論をするのではなく，もっぱら認識の働きを体系的に解明することに従事するのであり，そこでは，超越は徹頭徹尾，志向的な働きとして理解されねばならない。まさにそれによって，実在的なものであれ理念的なものであ〔レアール〕〔イデアール〕れ，あらゆる種類の存在者そのものが，まさにこの働きにおいて構成され，超越論的主観性によって「形成されたもの」として理解されることになる。このような理解こそ，考えられる最高の形態の合理性〔理にかなっていること〕である。[42]

こうして，客観としての「（現）存在」は，超越論的主観性の志向的対象，すなわち確信構造として捉えられるようになる。（ここでフッサールのいう「志向的な働き」については，次項で詳論する。）

さて，先述したように，しかしこの超越論的主観性とは，決して実体概念であるわけではない。フッサールによれば，デカルトの過ちは「我を思うところの実体と〔エゴ〕〔スプスタンティア・コギターンス〕みなし，それと不可分に，人間の魂または霊魂とみなし，因果律による推論のため〔メーンス〕〔アニムス〕の出発点とするという，目立たないが致命的な転換」をしてしまったところにある。コギトは実在の実在性を保証する実体ではなく，超越を自覚的に超越論的に問うことを可能にする，思考の出発点としての方法概念として考えられなければならない。そこでフッサールは，我思うの超越論的な明証の重心を，「同一の我から多様な思〔エゴ・コギト〕うことへと，それゆえ，（省察する者である私の）同一の我——この表現をより詳しくはどう規定するにしても——がそのうちに生きている，流れる，意識の生へと」[43]移すのである。後述するように，実体としての「我」「私」の同一性もまた，確信構造として立ち現れ続けるものである。そこでこの立ち現れ続けているということそれ自体を，フッサールは超越論的主観性と呼んだのである。

## 2．現象学の原理性の検討素描

以上述べてきた現象学の基本的方法をデューイ経験哲学に援用することで，筆者はこれまで論じてきたようなそのアポリアを克服することが可能になると考えるのだが，しかしその前に，このような現象学的思考がほんとうに「原理的」，すなわち疑いえない必当然的明証から始まっているかどうか，現象学批判等を手がかりにざっと検討しておく必要があるように思う。もっとも紙幅の都合上，この問題はまた稿を改めて論じる必要がある。ここではさしあたり問題提起とその回答をざっと述べ，今後に検証を求める形で提示しておきたいと思う。

### (1) 現象学批判に対する反批判

現象学批判の一つの定型は，この超越論的主観性への還元を「独我論」とするものである。しかし先のデカルト批判にみたように，フッサールは，超越論的主観性

を絶対的に実在する実体概念であるとは決していわない。われわれが客観世界にせよ何らかの価値にせよ，ある確信をもっているとすれば，その確信された客観世界も価値も絶対客観的であることは保証されないということを自覚しつつ，しかしなぜそのような確信が成立したのかを仮説的に問うことはできるはずであって，その確信構造が成立する場を，フッサールは「超越論的主観性」と名づけたのである。フッサールも，すでに生前次のようにいっている。

> 独我論という非難は，もしも私の叙述をより一層深く理解したならば，決して，現象学的観念論に対する非難という形では起こりうるはずのないものであり，ありうるとすればただ，私の叙述の不完全性に対する非難という形においてのみであろう。[44]

　現象学的にいえば，客観世界を前提とした哲学のほうこそが「独我論」であるといえるであろう。疑いうる客観世界の実在を，実在するものとして思い込み前提しているからである（このような態度を，フッサールは自然主義的態度とよんでいる）。
　いま一つの，おそらくは一つ目の批判をさらに徹底した現象学批判として，超越論的主観性という考え方それ自体の原理性を問う，というものがある。絶対的ないま，ここ，という出発点などないとするデリダの「現前の形而上学」批判などがそうである。そもそも「私」という存在も疑える，いまここの「私」が次の瞬間もこの「私」であるかどうかは疑える。「私」は，他者による私の名指しや時間の恒常性（という実はみせかけのもの）において事後的に構成されるものであって，その「私」に辿り着くまでには（いや辿り着くことさえできない）実は無限の差延があるのである，といった批判は，今も現象学批判としてよく聞くものである。デリダはいう。

> この痕跡あるいはこの差延は，つねに現前性よりも古く，現前性の開始を引き起こすものだということ，このことによって，「im selben Augenblick〔同じ瞬間に〕」という単純な自己同一性について語ることは許されないのではないか。[45]

　しかし，確かに「私」の意識は何らかの形で事後的に構成されるものであるかも知れないが，しかしそれがどのような形で構成されたのかを絶対的に知ることは不可能である。そこに無限の差延がある，といったところで，現象学的にはそれは「超越」であって事実学的に問うてはならないといえば事足りる。疑いえない「内在」は，「私」の意識は事後的に構成されたものであるかも知れないが，そう考えてい

るのは結局いま，ここの意識作用である，ということだけなのである。したがって，『デカルト的省察』第四省察において展開される「私」の構成は，「私」の構成以前に無限の差延があるというようなことを論じるのではなく，自我を構成する際の確信構造として，体験や習慣に着目し記述しているに過ぎないのである。この確信構造は確かなものではなく，ここにはほんとうは無限の差延があるだけなのだ，といったところで，それは結局超越を超越だといい続けているだけであって，このような批判は，それを自覚した上で仮説的確信構造を提示しようとしている現象学の意義を理解しない，的外れな批判というほかないのである。

ところで，以上にみた現象学批判は，これまで長い間，現象学解釈の一つの主流となっていた。しかし近年，フッサール現象学の草々を記念する『論理学研究』（1900－1901年）から，『イデーンⅠ』（1913年）を経て最晩年の『ヨーロッパ諸学の危機と超越論的現象学』（1936年）に至るまでの主要著作の数々だけを検討した諸研究から，全集フッセリアーナの継続的刊行による膨大な研究草稿の吟味へと研究対象が充実したのに伴って，上記現象学批判を根底から覆す研究が数多く現れ始めている。特に近年の現象学研究における第一人者であるザハヴィ（Zahavi, D.）は，これら批判が的外れなものであることを「論証」する作業を，丹念に行っている[46]。筆者が上に論じた現象学批判に対する反批判を検証する意味でも，筆者は彼の研究を参照したいと思うのだが，しかし今のところそれは本稿の主題を越えている。そこで現象学批判に対する反批判を，先行研究を参照しながら詳論することは，ここでは今後の課題として明記しておくにとどめておきたい。

しかしここでもう一つ，現象学の原理性検証を素描するにあたって，比較検討しておくべきものがある。現象学をその根本原理に組み込みながらも，それとはまた別の道具立て（概念装置）によってその有用性をさらに深めようとしている，構造構成主義である。

## (2) 構造構成主義との比較検討

諸学問の「メタ理論」として提唱された構造構成主義のモチーフは，原理的には懐疑可能な自然科学や経験科学を，疑いの余地のない明証性（アポディクティッシュ）から基礎づけなおそうとした，フッサールのそれとほぼ同じものといってよいだろう。異なった前提に依拠するがゆえに「信念対立」を繰り返す諸学問・諸理論が，相互に了解しうる学的基盤をどこに求めることができるか，そうして諸学問の「信念対立」をどのように解消することができるか。これが，構造構成主義の最大の問題関心である。構造構成主義のいうメタ理論は，「多種多様な枠組みのあり方や関係を基礎づける学的基盤となる理論」[47]と定義されている。

この「学的基盤」としての「メタ理論」をどのように構築していくかという課題について，西條は，まずメタ理論の射程は原理性の深度に比例すると述べる。ここ

でいう原理性は，フッサールの懐疑可能性の議論を継承し，「懐疑の余地がある分だけ原理的ではなくなっていく」[48]と説明される。したがって作業としては，懐疑の余地のない思考の出発点を見出そうとする試みが，構造構成主義の初発の営みとなる。

この営みの際，構造構成主義もやはり先述した現象学におけるエポケーと還元を遂行するのだが，その過程で見出された「疑いの余地のない」出発点は，現象学とはまた違った言葉（道具立て）で表現されている。フッサールが懐疑の果てに見出した出発点を「超越論的主観性」と名づけたのに対して，構造構成主義は，これを「現象」と呼ぶ。そこで本項では，この「言葉使い」の違いについて，少し考察しておく必要がある。

構造構成主義のいう「現象」とは，「立ち現れたすべての経験のこと」[49]である。客観的世界それ自体の実在性が懐疑可能であるのに対して，われわれは，しかしそれが何らかの形で立ち現れていることを疑うわけにはいかない。そこで，立ち現れとしての「現象」は懐疑の余地がない，というのが，構造構成主義の出発点である。

ここで重要なことは，構造構成主義において，この「現象」は「方法概念」である，と明記されている点である。西條は次のようにいう。

> 生粋の懐疑論者からすれば懐疑はあらゆることに及ぶことになるから，そういう人にも了解を得られるほどの原理性を保つためには，あくまでも方法概念として「現象」を捉える必要がある。つまり，この「現象」という方法概念の妥当性は，「異なる認識論的立場を超えて了解可能な共通地平となる"底板"を設定する」という目的に照らして，判断されることになる。[50]

もっとも，懐疑主義者は，なお「現象も疑える」とか，「そもそもなぜ懐疑の余地によって原理性が決まるのか」とか，いうことも可能であろう。懐疑主義者の論法は，「それも疑える」「なぜそういい切れるのか」「ほんとうかどうかは結局のところ分からない」などの言葉を，いい続けるところにある。このような言葉を，いい続けることは可能である。しかしそのような「懐疑」と「否定」を繰り返すことの「意味」は何か。余談的ではあるが筆者の考えでは，その「意味」の射程は，自己と他者を共通の否定性へと落とし込むことで，他者の気づいていない，あるいは為しえないこの否定性の遂行を，自分（だけ）は為すことができるのだ，と，逆説的に自己価値を担保するというところにしかない。懐疑主義者の隠された，あるいは無自覚のモチーフが，実はこうして自己価値を担保しようとする点にあることを指摘したのはヘーゲル（Hegel, G. W. F.）だが[51]（もっともヘーゲルは，懐疑主義者はこれをかなり自覚的にやっているといっているが），そのように自己価値を

担保する一つの「方法」として，懐疑主義にも確かに一定の「意味」はあるかも知れない。しかし同じ「方法」でも，「現象」を方法概念として据えることでかなりの程度諸学問の信念対立を解消することができるということが了解されるなら，その比較において，「現象」という方法の「意味」の射程はより建設的といえるであろう。

絶対的客観的なるものとは何か，という問いの立て方は，それに答えることが不可能である以上，任意の答えが無数に出て互いに対立し合うことになる。しかしこの絶対的客観的といわれるものも，実は立ち現れた「現象」なのだから，それがどのような場合にどのように立ち現れているかを記述していくほかない，といえば，何が「真理」かを巡って対立し合うことはさしあたり回避することができるようになる。信念対立を回避するという目的からしてみれば，この「現象」という方法概念は，おそらく最も有効な概念なのである。

さて，しかしそれが，なぜ「超越論的主観性」という「言葉」であってはならないのだろうか。西條によれば，それは「主観」という「言葉」に問題がある。つまり，「主観」や「私」といった「言葉」には，どうしても，実体としての「私」というニュアンスがつきまとうというのである。「現象」という方法概念によってせっかく主客問題を解消したのに，再びここに「主観」の概念を持ち込む必要はない，と[52]。

このモチーフは，十分理解されるものであろう。「主観」「主体」「私」といった言葉が，結局は独我論や主意主義であるといった批判を受け続けてきた先にもみた現代哲学の現状を考えてみれば，そうした無用な批判を避けるためにも，「現象」という道具立ては有効であるように思う。そもそもフッサール自身，「超越論的主観性」と「現象」をそれほど明確に区別しているわけではない。

> 判断中止は，人間をもやはり「現象」にしてしまったのだから，判断中止をおこなっている哲学者は自分をも，また他人をも，素朴にそのまま人間として妥当させるのではなく，まさしく「現象」として，つまり超越論的な遡行的問いの極としてしか妥当させない。[53]

しかしそれでもなお，筆者は次のようにいってみたいと思う。同じく方法概念として，「超越論的主観性」という「言葉」は，「現象」という「言葉」同様原理的であるし有効である，と。先述したように，確かに「私」という「実体」は疑いうる。しかしこの疑っている作用それ自体は疑いえないのであって，その意識作用（コギタチオ）が，超越論的主観性と呼ばれる。特に，「私」の存在それ自体をも確信構造にしてしまうこの流れる作用を記述する際，超越論的主観性は重要な意味を帯び

る。確信を更新し続ける流れる作用は，これを反省し記述する作用と常にセットになっている。流れる作用とセットになって，この作用をいわば「私の現象」として記述するものが，超越論的主観性である。

　フッサールはこれを，「本質的な曖昧性」といっている。それは実体概念では決してないのだが，しかしわれわれは結局，「私」という言葉を使わざるをえないのである。

> もっともそれは，本質的な曖昧性なのであって，それというのも，わたしが反省しつつそう名づけるばあいには，次のような言い方をするほかはないからである。〈世界，すなわちその存在とそのしかじかであるあり方においていまわたしに妥当している世界，わたしが完全に確信している人間のすべてをふくんでいる世界を現象として問題にしているのは，わたしであり，判断中止を遂行しているわたしである〉と。[54]

　「現象」を「問題にしている」のは，結局「私」なのである。そういうわけで，フッサールはこの「私」を，実体概念ではなく方法概念としての流れる「私」とこれとセットになってこれを記述する「私」，すなわち超越論的主観性と呼んだのである。「方法的には，自我とその超越論的な機能と能作の体系的な研究から出発してのみ（傍点引用者）」[55]，現象は記述することができる，と，フッサールはいっている。「現象」を記述するのは，それを「私」の「現象」として記述する「私」なのである。その意味で，筆者は，独我論という批判を無用にするためにあえて「私」という言葉を使わない構造構成主義の戦略は有効であることを認めつつも，「私」（超越論的主観性）と「現象」という「言葉」は，結局のところ原理上セットのものとして考えられるといっておきたいと思う。

　最後に，「私」（超越論的主観性）という「言葉」の有効性についても述べておきたい。人間・社会科学においては，確かに「私」という概念はあまり必要ない。何らかの「現象」を「上手にコードする」[56]ことがその仕事である。その意味で，「現象」という方法概念は有効である。しかしその一方で，筆者の考えでは，「価値」を巡る信念対立を解消するときは，むしろ「私」という方法概念の方が有効である。絶対的な「よい」や「悪い」がエポケーされている以上，われわれは，なぜそれを「私」は「よい」「悪い」と思うのか，その確信構造を記述するという方法でしか価値を論ずることができない。したがって，「政治哲学」や「教育哲学」などの分野，すなわち，どのような政治や教育を「よい」ものとして構想するか，こうした価値問題を論ずる分野においては，各人の価値についての確信構造を，互いに問い合うことが最も基本的な方法となるのである。そうすることで初めて，相互にとっての

「よい」を見出し調整していく営みが可能になる。しかし繰り返すが，相互にとって，あるいは多くの人々にとっての「よい」をどれほど見出し調整しようと，それを最終的に「よい」と捉えうるのは，この場合結局「私」であるほかない。

ともあれ要するに，これまでみてきたように，現象学のいう「超越論的主観性」も，構造構成主義のいう「現象」も，基本的な構えに相違はない。筆者の考えでは，双方共に，目的に応じて使い分ければよい「言葉」なのである。そしてこれまで論じてきたデューイ「経験」概念の曖昧さを解消するという目的からすれば——構造構成主義の理路によっても可能であろうが——以下で論じるように，「超越論的主観性」を基軸として展開された現象学の考えを援用すれば十分である。

十分である，というのは，構造構成主義は，現象学をその認識論の基軸にしているが，その射程は，諸学問，あるいは同領域内における信念対立を解消した上で，各研究目的達成のために最も有効なメタ理論を作る，その際の「視点」たりうるよう，さまざまな「概念」「ツール」を整備し理論化されたものだからである。「現象」という「言葉」もその目的において採用されたものであり，ソシュール（Saussure, F.）の「一般言語学」やそれを敷衍した丸山圭三郎の「記号論的還元」，池田清彦の「構造主義科学論」，ロムバッハ（Rombach, H.）の「構造存在論」といった諸原理も，そうしたメタ理論作成にあたっての有効な原理として，構造構成主義の理論内部に取り込まれたものである。もっともこうした諸原理は，これも構造構成主義が自覚的に理論内部に取り込んでいる，目的達成のためには余分なものを削ぎ落とす必要もあるという「オッカムの剃刀」の観点からいっても，本稿においてはあまり必要なものではない。いずれにせよ，こうした「目的に応じて方法を使い分ける」という発想もまた，「目的相関的方法選択」として構造構成主義（構造構成的研究法）が学問の原理的方法論として定式化した視点であり，こうした視点を自覚的に用いることを提示したという点こそ，構造構成主義が諸学問のメタ理論，メタ研究法として登場してきた独自性と意義なのである。

デューイ経験哲学のアポリアは，結局のところ，どれほど彼が「認識論」を拒否したといっても，主観客観問題を解消し得なかったという意味において，「認識論」的なものである。その意味で，主客問題を解消することを最大の課題としましたこれを先述したような方法で「解消」した現象学——構造構成主義ではなく——をここでデューイ経験哲学に援用することは，妥当であるし十分であると思うのである。

現象学に対する反批判，および現象学と構造構成主義の比較検討を駆け足で論じてきたが，以上をもって，現象学の原理性の素描をさしあたり終えておきたい。さらなる考察はまた稿を改めて論じることにして，以下は，これまでの議論を踏まえた上で，主題であるデューイ経験哲学のアポリア克服を試みたいと思う。

## 5節
### デューイ経験哲学のアポリアの克服——志向的分析の方法

　デューイ経験哲学の方法論的不徹底のゆえのアポリアは，われわれは「経験」を超え出た対象を知ることはできず，したがってこの経験において立ち現れた質（これをバーンスタインは「現象学的なもの」という）[57]を記述するほかないとするのか，あるいは「経験」が経験を超えた現実在の包括的特性を明らかにするとするのか，という点にあった。この対立はすなわち，デューイ経験哲学が近代哲学における主客問題を解明しえなかったことを意味している。

　しかしこの問題は，前節で論じた現象学的方法によって解消される。フッサールの生活世界の概念とデューイの経験哲学はしばしば比較されることがあるが，筆者の考えでは，デューイはむしろ，生活世界への還元までしか遂行することができなかった，ということができる。科学の成果によって，われわれは客観世界がわれわれとは無関係に客観的に実在しているように信ずるようになっているが（自然主義的態度），しかし客観的諸事実は，実のところ「ある程度人間の興味や目的」[58]に相関しているという感度を，デューイもフッサールとともにもっている（フッサールにおいて客観的諸事実という概念はエポケーされているが）。そして，「科学的概念は，確かな検証という条件のもとで機能する仮説の体系」[59]なのだから，任意の科学理論を絶対的な真理として信奉することはできない，とデューイは考える。したがって思考の出発点は任意の科学理論ではなく「観察可能な」事象であって，それこそがトランザクションであるということになる[60]。

　しかしこの自然主義的（デューイのいう意味での）[61]出発点がまだ不徹底である，ということは，これまでに何度も述べてきた。トランザクションがいかに「観察可能」であっても，観察者によってその対象の対象性は変化するし，そもそも「観察対象」の事実性，実在性自体疑いうる。そこでフッサールは，個々人の観察可能な生活世界における自然的態度をエポケーし，先に論じたような超越論的主観性へとさらに還元を遂行するのである。ここにおいて，デューイのいうトランザクションは，思考の出発点から，超越論的主観性が自らの「経験」を分析したときに構成した，一つの確信構造として捉えなおされることになる。フッサールは次のように，自然主義的な経験主義を批判している。

　　　　　経験主義的論証の原理的欠陥は，次の点に存する。すなわち，「事象そのもの」への還帰という根本要求が，経験による一切の認識の基礎づけという要求と，同一視され，もしくは混同されているということ，これである。〔中

略〕事象とは，そのまま即座に，自然事象であるのではなく，通常の意味での現実が，そのまま無造作に，現実一般であるのでもない。[62]

　観察されうるものそれ自体が「事象そのもの」だと自然主義的経験主義は考えているが，それは誤りである。観察対象それ自体もまた原理的にいって懐疑可能であるがゆえに確信構造にすぎないのであって，それを確信しているのは，超越論的主観性における，フッサールの言葉でいえば「意識体験」のほかないのである。これ以上疑うことのできない思考の出発点は，こうして超越論的主観性における「意識体験」（コギタチオ〔認識作用〕—コギタートゥム〔認識対象〕という契機をもつ意識作用）に定位されることになる。

　以上の考察によって，デューイ経験哲学のアポリアは解消されることになる。まず経験を超えた現実在という概念は，現象学的エポケーによって括弧に入れられる。経験において現実在の包括的特性が現れるかどうか，われわれは決して知りえない。ばかりか，経験対象（現実在）それ自体の実在性すらわれわれには知りえない。知りうるのは，ただ，われわれが超越論的主観性において何らかの「経験」をしているということ，その「意識体験」だけなのである。目の前の鉛筆の実在は疑いうる。しかしその実在をわれわれが「経験」において何らかの形で確信しているのであれば，その確信がどのように成立しているか，それを意識体験の仮説的構造分析として記述することはできる。現象学が切り開いた領野は，こうして現象学的還元後において，あらゆる事象を超越論的主観性における確信構造として記述するという，まったく新しい「無限の領野」[63]なのである。

　さて，このようにして行う分析的記述を，フッサールは志向的分析という。超越論的主観性における「およそいかなる意識体験も，それ自身で何ものかについての意識である。」すなわち意識体験は「志向的」なのであって，したがって「超越論的現象学者としての私が，普遍的で記述的な確認作業の主題として持っているのは，それが個々のものであれ普遍的なつながりにおいてであれ，もっぱら，それぞれの意識の仕方の志向的相関者としての対象のみなのである」[64]。

　それが科学的対象であれ価値の対象であれ，一切は意識の仕方の志向的相関者としてのみ立ち現れる。それがいかなる構造をもって立ち現れるかを記述するのが，現象学的な志向的分析である。志向的分析は科学的・客観主義的分析に対立するものではなく，むしろ科学的・客観主義的分析も，超越論的主観性による仮説的確信構造，すなわち志向的分析に包摂されるものなのである。

　さて，以上の考察により導かれる，デューイ経験哲学のアポリア克服のプログラムは次のようである。すなわち，二重性や曖昧さを含んだデューイの「経験」概念をこの超越論的主観性における「意識体験」として定位し，哲学原理として，現象

学によって彼の経験哲学のアポリアを克服する。つまり現象学的にいえば、デューイのいう「経験」は、絶対客観としての現実在の特性を露にするものというニュアンスを失い、ただ、疑いえない「意識体験」としてのみ捉えられることになる。そうすれば、「経験の形而上学」か「現実在の形而上学」かという対立も、いかに「現実在」の包括的特性を把捉するかといった問いも、解消されることになる。「現実在」という概念が絶対客観的な存在というニュアンスを含むとするならば、現象学においてそれ自体はすでにエポケーされている。それは常に、「意識体験」（＝経験）において志向的に確信された、諸々の確信構造にほかならない。

　以上、現象学によってデューイ経験哲学のアポリアを克服してきたが、この試みによって、デューイ経験哲学は「経験の形而上学」か「現実在の形而上学」かという論争に、原理上終止符を打つことができたであろう。疑いえない必当然的明証は、どこまでも超越論的主観性における「意識体験」（＝経験）だけであって、ここにおいて立ち現れてくる確信構造が、果たして絶対客観としての「現実在」と一致しているかどうかとか、あるいはその特性を開示しているかどうかとかいった、そのような問いはもはや無意味なのである。近代認識論における主客問題を解消したのは、以上のように、デューイ経験哲学ではなく現象学である。

## ●◆● 6節 ●◆●
## 今後の課題

　これまでの考察を、最後に短くまとめておこう。
　「経験の形而上学」か、それとも「現実在の形而上学」か、という対立的解釈を、デューイ経験哲学はその方法論の不徹底のゆえに許してしまうものであった。この主客問題は、むしろ現象学が十全に解明した。それが、エポケーと現象学的還元によって、一切を超越論的主観性における確信構造として捉えるという原理である。絶対客観的な実在（構造構成主義的にいえば外部実在）の実在性を、われわれは決して知ることができない。それは常にすでに、超越論的主観性の意識体験における、志向的対象として立ち現れるものなのである（繰り返すが、ここでいう超越論的主観性は、デカルト的な実体概念としての「コギト」ではない）。このように考えると、デューイにおいてはいまだわずか、現実在の実在性を露にするものというニュアンスの残っていた「経験」の概念は、現象学のいう超越論的主観性における「意識体験」として徹底されるべきであるということができる。

　最後に、今後の課題について述べておきたい。
　よく知られているように、デューイは20世紀の教育（学）に最も影響を与えた哲学者である。筆者の考えでは、彼の教育思想の最大の意義は二つある。

一つは，彼がそれまでの多様な教育の究極目的論を，一振りにして相対化してしまった点にある。たとえば17世紀のコメニウス（Comenius, J. S.）以来，教育は「真理」としての知識を与えることを大きな目的として設定してきたが，デューイにいわせれば，知識とは絶対的な「真理」ではなく，時代や状況によって変わるものである。またカントやヘルバルト（Herbart, J. F.）にとって，教育は子どもを道徳的存在へと育むものであったが，この「道徳」もまた，絶対的な法則はありえない。そこでデューイは，よく知られているように，教育はこれを超えるいかなる目的ももたない，それは「絶えざる経験の再構成」であり，「より以上の成長」である，と，論じたのである[65]。
　これは，何が教育の究極目的かをめぐる対立をすべて相対化するという意味において，非常に有効な理論であった。しかしこのことが同時に，現代教育における大きな問題をも生んでいるのである。つまり，ではわれわれはどのような「経験の再構成」や「成長」を志向した教育を構想すればよいのか，という問題である。デューイはこの問いに，明確な答えを与えることができなかった[66]。
　いま一つの意義は，ある知識体系を子どもたちにただ受容させることは不可能であって，そこには必ず子どもたちの興味・関心が必要になることを明らかにした点である。いわゆる「なすことによって学ぶ」経験主義に基づいた教育は，デューイの影響によって世界的に広まったといってよい。
　しかしこの点もまた，今日大きな問題を生んでいる。確かに知識はわれわれの興味・関心に応じてしか得られないかも知れないし，経験の過程において身につくものであるだろうが，しかしそうはいっても，われわれが社会で生きていくには，興味にかかわりなく身につけるべき知識がある，という，いわゆる「新教育批判」といわれるものである。こうした批判に対して，デューイは有効な反論を展開し得ていない[67]。
　要するに，デューイ教育思想の最大の意義は，実はそのまま現代教育学のアポリアとして今日問題化されているわけである。
　筆者が本稿においてデューイ経験哲学のアポリア克服を試みたのは，実は以上のような現代教育学のアポリアを解消するという動機によっている。上述したデューイの教育思想は，その根拠を彼の哲学的方法原理たる，経験哲学にもっている。したがってデューイ教育思想が生み出した問題もまた，彼の経験哲学それ自体を再構築しないことには解消しえないものなのである。そこで，本稿においてデューイ経験哲学のアポリアを克服してきたその理路が，いかにして上記教育学のアポリアを解消しうるのか，これを明らかにすることが，今後の大きな課題となる。

## 【註および文献】

［１］苫野一徳 2008 構造構成主義による教育学のアポリアの解消—教育学研究のメタ方法論 構造構成主義研究，２，88-110.
［２］2007年度の教育哲学会における，「これからの教育哲学を考える」と題された研究討議を振り返りつつ，司会の２人は日本の教育哲学研究の動向を概観している。それによると，教育哲学会の内部においても，外国紹介や分類に留まる教育哲学研究を批判する潮流がかつてあった。しかしその後，「それまでの教育哲学研究の分類では捉えきれないような人物・内容が主題として取り上げられ」，この頃から「混迷の時代」といわれるようになった，という。(松下晴彦・丸山恭司 2008 研究討議に関する総括的報告 教育哲学研究，97，63-68.)
［３］西條剛央・京極 真・池田清彦（編著） 2007 現代思想のレボリューション—構造構成主義研究 １ 北大路書房 p.1.
［４］もっとも，註［２］でも述べたように，今日の教育哲学は，そもそも哲学理路を提示することさえその「混迷」の状況のゆえに難しい。つまり，どのような方法によって説得力ある理路を紡いでいくことができるかを，見失ってしまっているのである。この点については註［１］の論文を参照されたい。
［５］Dewey, J. 1980 Democracy and education: an introduction to the philosophy of education, In Boydston, J. A (Ed.), *The Middle Works*. vol. 9. Carbondale: Southern Illinois University Press p.349.（以下デューイ全集からの引用は，*The Middle Works* は *MW*, *The Later Works* は *LW* と記載し，巻数およびページ数を併せて記載することにする。）
［６］Dewey, J. The quest for certainty: A study of the relation of knowledge and action. In *LW* 4. p.63.
［７］Dewey, J. Experience and nature, In *LW* 1.p.19.
［８］［７］の pp.19-20
［９］［７］の p.203
［10］Bernstein, R. 1961 John Dewey's metaphysics of experience. *The Journal of Philosophy*, 58 (1), 5-14.
［11］Gale, R. M. 2002 The metaphysics of John Dewey. *Transactions of the Charles S. Pierce Society*, 38, 501.
［12］Shook, J. 2000 *Dewey's empirical theory of knowledge and reality*. Nashville: Vanderbilt University Press.
［13］Garrison, J. 1999 John Dewey, Jacques Derrida, and the metaphysics of presence. *Transactions of the Charles S. Peirce Society*, 35 (2), 349.
［14］竹田青嗣 2004 現象学は〈思考の原理〉である 筑摩書房
［15］西 研 2001 哲学的思考—フッサール現象学の核心 筑摩書房
［16］［12］の p.263
［17］［12］の p.228
［18］O'Dwyer, S. 2004 The metaphysics of existence rehabilitated. *Transactions of the Charles S. Peirce Society*, 60 (4), 718, 725.
［19］Dewey, J. The Postulate of Immediate Empiricism. In *MW* 3.p.158.
［20］［６］の p.235
［21］［７］の p.12
［22］［７］の p.27
［23］［７］の pp.30-31
［24］Alexander, T. M. 1987 *John Dewey's theory of art, experience, and nature: The horizons of feeling*.

New York: State University of New York Press.
[25] 加賀裕郎 2005 デューイ自然主義の形而上学的展開 同志社女子大学学術研究年報, 56, p. 111, 115, 112.
[26] [7] の p.34
[27] 本稿ではあまり検討しないが，デューイのいう「自然」「環境」「現存在」という言葉の使われ方の曖昧さもまた，これまでに述べてきた論争の要因になっている。それは結局，「経験」においてその実在性を現すものなのか，それともただ「経験」に立ち現れた限りにおいていわれているものなのか，デューイの記述からは判別し難い。
[28] [7] の p.25
[29] 早川 操 1994 デューイの探究教育哲学──相互成長をめざす人間形成論再考 名古屋大学出版会 p.31.
[30] もちろんデューイはこの両者が別物ではないことをいたるところで論じている。しかしそれでもなお，彼の記述は，今日にいたるまでこれまで論じてきたような論争を生んでいるのである。その意味で，彼の記述の仕方は不徹底である。
[31] [11] の p.501
[32] Margolis, J. 2002 Anticipating Dewey's Advantage. In *Reinventing pragmatism: American philosophy at the end of the twentieth century*. New York: Cornell University Press. p.89.
[33] [10] の p.14
[34] Troutner, L. F. 1974 John Dewey and the existential phenomenologist. In Denton, D. E. (Ed.), *Existentialism and phenomenology in education*. New York: Teachers College Press. p.25.
[35] Dewey, J. Brief Studies in Realism, In *MW* 6, p.121.
[36] Garrison, J. W. 1998 John Dewey's Philosophy as Education. In Hickman, L. A (Ed.), *Reading Dewey: Interpretations for a postmodern generation*. Bloomington: Indiana University Press, p.65.
[37] この点に関しては，近年の現象学研究の第一人者とされるダン・ザハヴィ（註 [46]）も筆者と同じ見解を示しているが，本稿ではこれ以上論じない。
[38] Husserl, E. 1976 *Ideen zu Einer Reinen Phänomenologie und Phänomenologischen Philosophie*. Haag: Martinus Nijhoff, S. 56. 渡辺二郎（訳）1979 イデーンⅠ-Ⅰ みすず書房 p.125.
[39] Husserl, E. 1976 *Die Krisis der europäischen Wissenschaften und die transzendentale Phänomenologie: Eine Einleitung in die phänomenologische Philosophie*. Haag: Martinus Nijhoff, S. 192. 細田恒夫・木田 元（訳）2006 ヨーロッパ諸学の危機と超越論的現象学 中央公論新社 p.344.
[40] [39] の S.116 訳書 p.203-204
[41] [38] の S.106 訳書 p.214
[42] Husserl, E. 1973 *Cartesianische meditationen*. Haag: Martinus Nijhoff, S. 浜渦辰二（訳）2007 デカルト的省察 岩波書店 pp.154-155.
[43] [42] の S.63, 70 訳書 pp.54-55, 66
[44] Husserl, E. 1952 Nachtword, In *Husserliana*, Bd. V, S. 138-162. [38] の訳書 p.33.
[45] ジャック・デリダ 林 好雄（訳）2005 声と現象 筑摩書房 p.148.
[46] Zahavi, D. 2003. *Husserl's Phenomenology*. Stanford: Stanford University Press. 工藤和男・中村拓也（訳）2003 フッサールの現象学 晃洋書房
[47] 西條剛央 2007 メタ理論を継承するとはどういうことか？──メタ理論の作り方 構造構成主義研究, 1, 11.
[48] [46] の p.17.
[49] 西條剛央 2008 ライブ講義・質的研究とは何か──SCQRM アドバンス編 新曜社 p.129.
[50] [49] の p.130.
[51] Hegel, G. W. F. 1976 *Phnomenologie des Geistes*, In *Werke*, Bd 3, Frankfurt am Main: Suhrkamp. S. 159-163. 金子武蔵（訳）1995 精神の現象学（上）岩波書店 pp.203-208.
[52] 西條が超越論的主観性と現象について直接的に比較したものは管見の限り見当たらないが，この

ことは筆者との間に幾度となく繰り返された議論の中で，一貫して主張されてきた．
[53] [39] の S.187　訳書 p.334
[54] [39] の S.188　訳書 p.336
[55] [39] の S.189　訳書 p.339
[56] 西條剛央　2005　構造構成主義とは何か―次世代人間科学の原理　北大路書房　p.187.
[57] [10] の pp.13-14
[58] Dewey, J. The public and its problems. In *LW* 2，p.240.
[59] [6] の p.132
[60] [58] の p.258
[61] フッサールのいう「自然主義的」は，『ヨーロッパ諸学の危機と超越論的現象学』に詳論されているように，「自然的態度」を自覚的にとる近代科学の態度をさす．これに対してデューイは，「真理」を探究するそれまでの「形而上学」的哲学に対して，あくまでも生活経験において事象がどのように経験されているかを探究する，その方法を「自然主義」といっている．
[62] [38] の S.41-42　訳書 p.103
[63] [38] の S.107　訳書 p.216
[64] [42] の S.71, 75　訳書 p.68, 76
[65] [5] の p.82
[66] 苫野一徳　2008　教育的経験＝成長の基準の解明素描―ヘーゲル哲学のデューイ教育哲学への援用　投稿中　(2008年度日本デューイ学会研究大会発表論文)
[67] 苫野一徳　2007　デューイ「興味」論の現象学＝実存論的再構築―教授法の原理および実践理論体系化序説　関東教育学会紀要，34, 39-50.

原著論文（研究）

# II-3 関心相関的妖怪論による妖怪学における信念対立の解消
## ——当該領域の総合的な研究方法論の構築に向けて

甲田 烈

### 1節
### 問題設定

　妖怪ブームといわれて，もう長い時間がたとうとしている。それは直接的には，漫画家の水木しげるの手になる『ゲゲゲの鬼太郎』の度重なるアニメ化や，同一作者の手になる妖怪画集の刊行，そして宮崎駿監督による『となりのトトロ』や『もののけ姫』のヒットを意味しているのだろう。それだけではない。ゲーム，テレビアニメや映画の類いに止まらず，都市伝説や「学校の怪談」という形で，誰でも「妖怪」と聞けば，なんらかの具体的イメージを持てるまでになっている。それはもはや，1つの市場価値を持つ文化形成物なのである。われわれは，どこかで妖怪を迷信や幻想の産物と考えながらも，その実在を完全に否定しようとは思っていないからかもしれない。それは，これらの消費文化を通して，われわれが日本文化の中に蓄積されている記憶を喚起されるからだと解釈することも可能だろう。

　こうした動向を背景として，近年では民俗学・国文学・美術史・芸能史・歴史学・臨床心理学などの諸分野で，妖怪研究は盛んになされている。とりわけ，1997（平成9）年から2002（平成14）年にかけて行なわれた国際日本文化研究センターにおけるプロジェクト「日本における怪異・怪談文化の成立と変遷に関する学際的研究」を基盤とした『日本妖怪学大全』[1]の刊行や，2001（平成13）年に発足した東アジア恠異学会の研究成果である『怪異学の技法』[2]の出版は記憶に新しい。

このような研究状況からすると，妖怪研究は正当な学問の分野として位置づけられ，体系化の方向に歩み出しているように見える。しかし，この2つのプロジェクトに参加した京極は「学際的に"妖怪"を取り上げていくことは，かなり難儀な作業になると予測される」[3]と述べ，「複数の見解を無理やり統合することには何の意味も見出せません」[4]と指摘している。また，国文学の研究サイドからは田中が泉鏡花の作品研究に際して，「妖怪」という語の適正性について疑義を提示している[5]。妖怪研究は，肝心な「妖怪」という語義をめぐってさえ疑問が呈され，統合化の動きを見せてはいないようである。

これは一体どういうことであろうか。

1つには，「妖怪」という語が現代日本の日常を生きているわれわれにおいて，意外と固定化したイメージを喚起してしまうことに起因するだろう。たとえば，本論の冒頭で筆者は妖怪ブームの様相について触れたが，そこでイメージされている「妖怪」とは，塗り壁や傘お化けといった具体的な姿形をともなった異形のモノたちのことである。これは通俗的な妖怪理解だと言えるだろう。

しかし学問的な研究において，このような見方は障害になる。というのも，後に述べるように，それは「妖怪」の1つの側面でしかないためだ。また，研究者間において，「妖怪」の定義が一致しないことも，この言葉を積極的に用いることを忌避させる一因であるだろう。たとえば，日本古代における「妖怪」の意味と，現代におけるそれが異なっている場合，同じ「妖怪」という言葉を使ってその対象となる事柄を論ずることは困難であるだろう。たとえば，墓の鳴動と口裂け女を同列に論ずることはできない。さらに，「妖怪」は文化的なイメージとしての問題なのか，それとも実在したものと考えてよいのかということでも，対立が生じるだろう。「妖怪」の実在論者は現代の科学研究の頑迷さを批判し，非実在論者は「妖怪」に対する信念そのものを病理現象へと解体しようとする。

現代の「妖怪」研究の混迷は，「妖怪」という言葉そのものに内在する定義の差異と，他方でその実在や非実在をめぐる認識の差異，そして，そうした位相の異なる信念対立の要因を解消，もしくは低減するための方法論が欠如していることに由来しているのではないだろうか。「妖怪」研究の歴史は長く，特に今世紀に入って総合学として産声をあげながらも，その言葉が孕むずれによって，早々とその寿命を終えようとしているかに見える。

本論文の目的は，この生まれたての「妖怪」研究をメタレヴェルから基礎づけ，その研究に有効な方法論を示すことにある。そのために，信念対立の解消のためのツールとして構造構成主義を援用する。まず，2節では「妖怪」研究をめぐる民俗学と歴史学の解釈の差異と，臨床心理学と精神医学における解釈の差異を概観しながら，「妖怪」研究の現状と，その問題点について検討していく。そして3節では，

妖怪研究をその起源に遡源し，井上円了と柳田國男という2人の研究者の学的営為の認識論的基盤に着目する。なぜなら，この両者の「妖怪」へのアプローチの違いが，語彙の定義，および実在／非実在をめぐる差異の，近代における起点になっていると考えられるからである。さらに4節では，このような検討をふまえて，構造構成主義を援用した新たな妖怪研究のメタ研究法として，「関心相関的妖怪論」を提唱する。

本論においては，以上のような関心から，個々の具体的な「妖怪」をめぐる民俗伝承や臨床事例の考察を目的としてはいない。そのため，論を進めるための必要条件としてそれらに適宜言及するに止まる。また，問題の性格から，以下の考察は民俗学・歴史学・心理学・精神医学などを縦断することになるが，論者の分析視角は妖怪学の原理を探るという目的から，哲学[6]にある。その意味で，本論は「妖怪」研究の信念対立を低減するという目的から関心相関的に構成された研究[7]であり，その提言に止まるものと言えよう。

## 2節
## 「妖怪」研究をめぐる2つの信念対立

本節では，人文科学的な「妖怪」研究における既存の代表的な理論を概観しながら，その問題点について考察していく。「妖怪」研究には，それが文化研究であることを前提としながらも，その言葉の定義をめぐる論者の対立と，その存在の有無についての対立という，2つの位相の異なる対立軸がある。これまで，このような観点から既存の研究について概観したものはなく，その意味においても，こうした考察は意義のあるものと考えられる。

### 1．「妖怪学」と「怪異学」
#### (1) 妖怪学の提唱
小松は前節で言及した「日本における怪異・怪談文化の成立と変遷に関する学際的研究」の研究代表であるが，1990年代という早い時期に，民俗学・文化人類学を背景に「妖怪学」を提唱している[8]。それによれば，「新しい妖怪学は，人間が想像（創造）した妖怪，つまり文化現象としての妖怪を研究する学問」[9]である。妖怪存在は，動植物や鉱物のように，人間との関係を考えずに，その形や属性について捉えることはできない。それは人間の想像世界の中で生きているものであり，妖怪研究とは，妖怪を生み出した人間の心を研究することなのである[10]。

ここで重要なことは，小松妖怪学が「文化現象としての妖怪」を対象としていることである。そこでは外界に妖怪が実在するか否かは問題にされていない。長い文

化的伝統の中で、われわれは想像世界の中で妖怪を生み出し、その歴史は途絶えた事がない。そうだとすれば、妖怪を通じて人間の心を探究する学的営為があってもよいのではないかと、小松は考えているのである。

それでは、小松の捉える「妖怪」とは、いかなるものであろうか。その定義には変遷があるが、『妖怪学新考』においては、それを「不思議」との遭遇と追放すべき存在としての妖怪という二極で捉えている[11]。たとえば、毎日、夜中になると天井で「家鳴り」がしたとしよう。これを不思議な現象だと思ったとき、これは「妖怪体験」となる。したがってもし、天井で鼠の巣でも発見されれば、不思議と感じられた「妖怪現象」も消滅してしまう。他方、これに人間を超越した存在の働きを認めたとき、天井の「家鳴り」は「妖怪」となる。その際もし祈祷師を呼んでお祓いをしてもらい、「家鳴り」が止んだとすれば、そこで「妖怪」は退治されたことになる[12]。

このような理論の背景には、「妖怪とは、日本人の神観念の否定的な「半円」である」[13]という理解がある。つまり、「妖怪とは神の零落した姿である」という従来の柳田民俗学における妖怪理解を排して、神とは祭祀されている超自然的存在であり、妖怪とは祭祀されていない超自然的存在である[14]と考え、人間に対して肯定的な属性を持つものを「神」、そうではないものを「妖怪」と規定し、人間の側からそのプラス値とマイナス値が転換する可変的関係を捉えた結果、導きだされた概念なのである。たとえば、東北に伝わるザシキワラシは「神」であろうか、それとも「妖怪」であろうか。日本人の伝統的な「神」観念からすれば、ザシキワラシは家に富をもたらすから「神」であると言えよう。しかし、もしザシキワラシが家に災厄をもたらすようなことがあれば、そのとき研究者はザシキワラシに「妖怪」というレッテルを貼ることになる[15]。

ところで、小松は近年の研究において、先に述べた「妖怪現象」を起点として、「妖怪」の新たな定義を試みている。妖怪とは「文字通りに理解すれば、神秘的な、奇妙な、不思議な、薄気味悪いといった形容詞がつくような現象や存在、生き物を意味して」おり、これが広義の定義となる[16]。そして、その意味領域としては①出来事、もしくは現象としての妖怪（現象―妖怪）、②超自然的存在としての妖怪（存在―妖怪）、③造形化された妖怪（造形―妖怪）が区分される[17]。まず①現象―妖怪とは、恐怖や不安、神秘感をともなう出来事である。たとえば、村人が山仕事で小屋に泊まり、真夜中に近くの川から奇妙な反復音がするのを聞いたとしよう。翌日、音がした原因を探ろうとしたが、よくわからない。調べてみると、土地の人々の間では、そのような怪音現象は小豆を洗っている音に似ていることから、「小豆洗い」と呼ばれていることが判明する。それは怪異現象を土地の人々が共通体験として語り伝えていく過程で、「名づけ＝共有化」[18]がなされたからである。さらに、

①からは②が導かれる。なぜなら，「○○という神秘的（超自然的）存在がいて，そうした存在が△△という妖怪（怪異）現象を引き起こしたものである」[19]と説明される物語が伝わるからだ。「小豆洗い」は現象であって存在ではないのだが，小豆を洗うような怪音現象が「小豆洗い」という存在—妖怪に変化していったのである[20]。これが「現象—妖怪」の「存在—妖怪」化であり，それがさらには造形化・視覚化されて，江戸時代に至る妖怪画の流行や着物や屏風，根付や印籠のデザインに用いられるようになったことが，③の造形—妖怪である。

　小松のこのような妖怪論は，「妖怪」概念を可能な限り広義に設定しようと試みている点に特徴がある。上述したような「妖怪」の意味領域の説明は，『妖怪学新考』における「妖怪現象」と「退治すべき妖怪」という二極構造を，妖怪の造形化という項を加えて再構成したものと考えられるが，「神」と「妖怪」の相対関係については，とりわけ言及されていない。したがって，それは棄却された仮説とは断定できないであろう。そして小松妖怪学を批判する動向は，こうした側面を疑問視することから，自己の立論を展開しているのである。

**(2) 怪異学による妖怪学批判**

　西山は先に述べた東アジア恠異学会を立ち上げ，小松妖怪学を厳しく批判している。その根拠となるのが，「妖怪の言説史」[21]である。たとえば1872年に京都府は民間陰陽師を平民に編籍し，その見返りに「妖怪の言を唱へ，諸人を誑惑候」ことを禁じている。ここで説かれている「妖怪」とは，具体的な姿形を持った造形—妖怪ではなく，「怪しいこと」を意味する。明治の妖怪博士井上円了の「妖怪」観もこのような見解の延長上にあり，このような定義からすれば，「妖怪概念は怪異概念と齟齬していたわけではなかった」[22]のである。ところが，妖怪概念は変節を始め，やがて柳田國男の『妖怪談義』以降，「特定のフォルムを持った妖物を，妖怪概念の主役に置くような変化」[23]がもたらされる。小松妖怪学は超自然的で人間に祀られているものを神，祀られていないものが妖怪という定義を持っているが，それは如上のような「妖怪」をめぐる言説の変遷を視野に入れていないことから，欠点を有する。「妖怪概念は優れて近代的な性格を持っており，時系列を無視して神概念に位相変換できるものではない」[24]のである。

　それでは，「怪異」ならば，どうであろうか。たとえば，狐は人間と生活圏を共有する。その狐が人家の床下に入り，鳴き声をあげることもありうることである。ところが，「狐が内裏の床下で鳴くと怪異となる」[25]。それは近未来に王権を危機に陥れる禍事と為政者によって判断される。「しかも国家や王権はそうした怪異への対処，すなわち不可視の危機管理を通して逆説的に王権の正当性を主張しえることになる」[26]のである。すなわち，「怪異」とは時の国家権力の危機管理に用いられる現象解釈のための言葉である。その内実は特定の姿形を持つ，現代のわれわれ

が普通にイメージするような「妖怪」が引き起すことではなく,むしろ自然現象が当時の王権を担う人々からすると異様に感じ取られる,そのことを「怪異」と呼んだのだと考えられよう。したがって,このような立場からすれば,「妖怪」と「怪異」の語義変遷を検討していない妖怪学の試みは,著しい問題を抱えたものと映ずる。記録文書が記す「怪異」について,より歴史的事実に忠実に史料を読み解くこと,「歴史学研究の新たな方法論的ツール」[27]として,かくして「怪異」が選択されるのである。

　西山の怪異学の要点は2点に纏められるだろう。すなわち,歴史的に変節した「妖怪」概念によって過去の史料を読み解かないために,あえて「怪異」という語を用いること。そして,「怪異」を判断する主体は時の国家権力に存することである。前者については,小松も自らの「妖怪」概念を「暫定的な定義」[28]と認めており,「妖怪」概念と齟齬しない「怪異」概念とは,その観点からすれば現象—妖怪ということになる。しかし,「怪異」や「妖怪」を判断する主体について,小松と西山の判断は分かれる。前者はそれを体験の当事者と彼が帰属する民俗社会に帰し,他方西山は,それを王権に帰している。妖怪と怪異,現象概念としては重なる領域を研究課題としながらも,両者は解釈者の位置や史料解読の立場において鋭く対立するのである。

### (3) 両者の研究の問題点

　もう少し,妖怪学と怪異学の対立軸とそれが孕む問題点について考えてみよう。なぜなら,ここには外部実在の客観性をめぐる2つの対立した立場が認められるからである。多田羅によれば,歴史学は実証主義を基礎としている。そして実証主義とは,「われわれとは独立して外部に世界が実在する」という根本仮説に依拠しているのである[29]。西山は歴史学の方法論的ツールとして「怪異」を提示したが,それはこのような世界観を前提していることを意味するであろう。ここから導き出される判断として,史料に記されていない「妖怪」という言葉によって,前近代の「怪異」を解読することを警戒する態度が導かれる。なぜなら,文字どおり史料に記されていない概念は,当時の人々の世界観においては実在しないということになるからである。そして,歴史的記録文書に記されているとおりに客観的に事象を分析することが,怪異学の要諦ということになるのではないだろうか。

　他方,小松妖怪学の場合,あくまで「文化現象としての妖怪」が対象であり,それが史実として記されているか否かは問題にならない。なぜなら,「妖怪」とは人間が想像した文化的構成物であり,その客観的な実在性を問題とせずとも,研究は進められるのである。このような立場は民俗学・文化人類学を前提としており,「対象に内在する意味論」[30]に依拠している。つまり,「妖怪」とは主観的・間主観的なものだと言えよう。ここからは,妖怪は日本文化に広範に見られる現象であり,

それは人間の想像物であるから，妖怪の研究を通して当該社会・時代の人々の世界観の研究は可能だとする立場が確立されることになるだろう。

妖怪学と怪異学は，民俗学・文化人類学対歴史学という，人文科学内のアプローチの差異に見えるが，その根底には主観／客観という認識論的な対立が横たわっていると言えるだろう。すなわち，われわれと独立した外部実在を認める自然科学的立場と，外部実在と思われるものも実はそうではなく，言語によって構成されていると考える立場[31]である。このように妖怪学と怪異学は前提としている世界観が異なる以上，両者の議論は噛み合ない。次節では，このような「妖怪」研究をめぐる信念対立の系譜について論じていくが，その前に，一見，妖怪学や怪異学と交差しない「妖怪」研究をめぐるもう1つの対立軸について検討しておこう。

## 2．〈霊〉の実在をめぐって
### (1)〈霊〉の実在と臨床心理学

〈霊〉の実在というのは，学問的らしからぬ扇情的なテーマに見える。夏の怪談特集や子ども相手の情操教育の一環としてならいざしらず，今さらこうしたことを真面目な研究テーマとすることは不見識の誹りを免れない。西條が指摘するように，神秘的な現象を対象とした研究が通常の科学以上に厳密な実験や検証に裏づけられていたとしても，多くの科学者はそれを信用しない[32]。しかしながら，〈霊〉の実在をある一定の留保の下に容認し，そのことが治療効果に結びつけばよいとて考える立場が，臨床心理学の一部にはある。實川は心理学の見地から〈霊〉を「霊，神，モノ，妖怪，気を漠然と総称するもの」[33]と定義づけ，しばしば〈霊〉研究がインチキとして非難されることに対して，「個別の不正事例を，ただちに研究領域全体の信頼性に直結させるのは，論理の飛躍である」[34]と反駁している。さらに實川と松本[35]は，「憑き物と考えたほうが，現象の理解が得やすく，論理的にも一貫性が高い」[36]ケースとして，「猫憑き」の症例を取り上げている。以下，この症例の解釈を中心に，臨床心理学における〈霊〉の実在性の意味について考えてみよう。

クライエントは統合失調症の診断を受けたことがある21歳の男性である。家庭環境は複雑で，祖父の代に財をなしていたが，失業した父と妹がいつも家に居続けている状態だった。祖母は社交的な人物だが浪費が激しく，母もまた家庭に収入をもたらす仕事には就いていなかった。また，彼の大伯父は統合失調症で，邸宅の別棟に半軟禁状態に置かれたまま亡くなった。週に原則1回の面接が3年続いた。開始から2年ほどの後，一家は邸宅を手放すことになり，クライエントは祖母から離れ，父母と妹と暮らすことになった[37]。

カウンセラーの松本が，クライエントが猫を「しょっている」ことに気づいたのは，引っ越し後の3回目の面接の折である。4回目の面接時には，手放した邸宅

に住みついた猫との交流がクライエントから語られた。それは可愛がることと，猫いじめのエピソードが交互に語られるものだった。そして6回目には，クライエントは猫の悪口を言い続けたが，松本の「猫はあなたのことをどう思っているのかな？」という問いかけに対して，黙って猫踊りを始めた。そして10回目，昔の邸宅に残してきた猫に対する，クライエントの「ほんとうは，猫に謝りたかったのかもしれない」という言葉に対し，松本は「謝りなさい！」と強く命じ，ともに猫に謝罪したのだった。そして11回目の面接では，亡くなった大伯父が夢に出てきて，頭を下げてくれたという報告がクライエントからあった。自分は大叔父を可哀相だと感じており，「やっぱり猫がおじさんを連れてきてくれた」と語った。以降，統合失調症の症状はかなりの改善を見せた。猫のエピソードは，それ以降語られていないのである[38]。

實川は以上の症例を次のように解釈する。すなわち，猫をめぐるエピソードは2ヶ月の面接の期間に集中しており，しかも，面接の開始から2年間，猫の話題が出たことはなかった。「やはりこの時期に彼に猫の霊が憑いており，その導きによって初めて様々な体験，思想，感情が味わわれたと考えるのが，もっとも自然」[39]だと考えられる。日本の憑霊解釈の仕来りでは，霊は何かを告げるために訪れるのが合意であり[40]であり，「猫踊り」はもともと，踊りが霊の憑依によって行なわれたという仕来りの現れであった[41]。さらに，「猫の霊に謝り，祓い，廻向したことにより，彼の大伯父とのかかわりも前進したことは重要」[42]なことである。猫の霊との遣り取りを通して，クライエントの心だけでなく，大伯父とクライエントとの関係も癒されることになったからである[43]。近代科学や教育がいくら否定しようとしても，霊を感じる人間は多くいるのだと，實川は主張している[44]。

彼らは直接に言及していないが，このような〈霊〉の実在に対して，意識の拡張という見地から根拠を与えるのが，1960年代末にアメリカで生まれたトランスパーソナル心理学である。「トランスパーソナル」とは，文字どおり個（パーソナル）を超える（トランス）だが，この心理学においては，人間の霊的成長が，従来の心理学で説かれるような個＝自我の確立で終わるのではなく，自己超越によって自己意識の時空が拡大する現象を積極的に認める[45]。しかし同時に，自己超越の体験であれば，全てがトランスパーソナルなものと言うわけではない。たとえば，霊的体験と統合失調症との区別として，①身体的疾患の有無，②脳の器質的障害の有無，③体験プロセスが非日常的であることの自覚の有無，④体験されたイメージが実際の世界の出来事ではないという自覚の有無という4つの条件に加え，過剰な投影や関係妄想の有無が挙げられる。すなわち，各条件について，「無」であることが，それが「有」である統合失調症と霊的体験を区別する重要な基準となるのである[46]。

トランスパーソナル心理学においては，日常的な意識の拡張と同時に，人間の知

覚も変容すると考える。そこで，意識が拡張した状態で，普通は眼に見えない〈霊〉が知覚されたとしても，それは即幻想ということにはならない。当事者が通常の現実を無視して，意識拡張の世界に耽溺したとき，それは従来の精神医学で扱う諸症状に該当すると考えるのである。ここには，われわれと独立自存する外部実在の実在性を唯一のものとは考えず，意識との相関においてそれを定義するという世界観が前提されていると言えるだろう。このような立場からすれば，〈霊〉の実在とは，その客観的実在というよりは，意識の拡張におけるもう一つの現実なのである。

**(2) 精神医学における憑依現象の解釈**

以上のような〈霊〉の解釈は，現代の生物学的精神医学においては肯定できないものであろう。精神医学によれば，憑依とは症状（symptom）であり，そのスペクトラムは原始反応，心因性ヒステリー，祈祷性精神病，非定型精神病，精神分裂病（統合失調症），うつ病，てんかんが知られている[47]。また，生化学的には多重人格障害にノルエピネフリン，セロトニン，オピオイドという脳内物質が関与し，大脳生理学的には，扁桃核において長期的なニューロン興奮性の変化から，やがて人格変化を引き起こすキンドリング現象が注目される[48]。このような見解を多くの妖怪現象に応用すれば，たとえばこっくりさんは自働催眠による幻覚，車に出る幽霊の話はハイウェイ・ヒプノシスとして解釈され，精神障害を伴う場合は治療の対象となるだろう[49]。

生物学的精神医学の視点からは，体験者にとっての現実感や，当事者たちにとっての〈霊〉の意味は問われない。通常の人間には感知できないものが見えてしまうことは，多くの場合は脳の器質的疾患をともなう精神の「病」なのであり，日常を逸脱した病理と見なされるのである。このような精神医学の見解が，外部実在を素朴に前提し，意識の機能を物理的組成に還元する自然科学的世界観に基づくものであることは見やすい道理である。外部実在としての唯一の現実を前提とする思想からすれば，もう一つの現実は誤謬の現われ以外のものではないのである。

**(3) 〈霊〉の実在性をめぐる信念対立**

これまで述べてきたように，臨床心理学の一部の動向やトランスパーソナル心理学は，〈霊〉の実在を積極的に容認しようと試みている。とはいえ，われわれとは独立自存に，外界に〈霊〉が実在するのではなく，それは意識の拡張というトランスパーソナルな体験に伴って，そのような体験をもたらす意識状態と相関して知覚されるものなのであり，そうした体験と通常の日常的な意識体験を区別できない状態は精神病と見なされる。このような心理学的立場においては，われわれと独立自存する外部実在は想定されていないために，自然科学的な立場を前提とする脳内の器質的障害という捉え方は，診断の指標にはなるが，基本的に〈霊〉は意識相関的に立ち現れる現実であると考えられている。このような立場から，「猫憑き」の症

例解釈は，文化現象としての「妖怪」を探究する民俗学的な研究に対して親和性を有することになったと考えられるだろう。そしてこのことは，實川が文化現象を探求する民俗学的な憑依現象の研究を憑拠としていることからも明らかであろう。

他方，すでに触れたように伝統的な精神医学は，われわれと独立自存する外部実在を素朴に前提している。〈霊〉は非実在的なものであり，精神疾患の産物である。そもそも精神病というものは，正常なはずの知覚の「異常」なのであり，それは身体や脳の損傷に由来するものと考えられるのである。香川は近代の精神医学の登場によって，「精神の病は「肉体化」され，その原因は個人の身体に閉じこめられる」[50]ことになったと指摘している。

これまで検討してきたように，〈霊〉の実在／非実在をめぐる臨床心理学と精神医学の対立は，文化現象としての妖怪の探求を目的とし，外部実在を認めない妖怪学の立場と，歴史書に記された「怪異」の解明を目的とし，客観的史実を前提とする怪異学との対立とは位相を異にする。しかしながら，意識相関的な現実を重んじる臨床心理学と，客観的現実の立場を重んじる精神医学とは，主観／客観対立の変奏として捉えられるのではないだろうか。この位相の異なる対立は，互いに不干渉な位置にあるために，相互が有する認識論的な根本問題の構図を見抜けないでいるのである。それでは，このような認識論的問題の図式は，妖怪研究の歴史においてどのように胚胎してきたのであろうか。われわれは妖怪の実在／非実在に照準して研究を進めた井上円了の思想と，井上に対抗して日本人の有する畏怖の感覚の解明を目的として妖怪研究を進めた柳田國男の思想に，その起源を見ることができる。次節ではこの問題を取り上げるが，そのための前提として，両者の立場から影響を受けながらも，そうした学的立場とは懸隔している通俗的な妖怪概念[51]に触れなければならない。

## 3節
## 井上妖怪学と柳田民俗学における「妖怪」の意味

### 1．通俗的「妖怪」概念の陥穽

本論の冒頭ですでに述べたように，われわれは「妖怪」と聞くと，なんらかの具体的イメージを連想してしまう。たとえばそれは，『ゲゲゲの鬼太郎』に登場する一反もめんや塗り壁であり，宮崎アニメに描かれるトトロや真っくろ黒助であろう。しかし，これまで妖怪研究の現状を検討してきたように，研究者たちが問題とする「妖怪」は，このような姿形をともなったものとは限らない。そもそも，文化現象や精神現象を広範に捉えようとすれば，かえって「妖怪」の可視的イメージはその障害になることさえある。それでは，なぜ通俗的なメディアの領域において，姿形

を持つ「妖怪」イメージが定着したのであろうか。京極は「妖怪」という言葉が通俗的なレヴェルで何を領域化しているのか[52]を問い，その条件として①前近代的存在であること，②民俗学的なイメージを持っていること，③①②の条件を備えているキャラクターが確立していることを挙げており[53]，京極はこのような立場から「妖怪」の言説史を再構成している。

それによれば，「妖怪」は江戸期には戯作者たちによって「化物」と呼ばれ，キャラクターが確立されたものになっていた。明治の哲学者であった井上円了は，起きている事象＝コトを前近代的な迷信＝モノで解釈しようとする態度を否定し，コトからモノを切り離そうとした。それに対して風俗史家の江馬務は，逆に井上が否定したモノのみに着目し，妖怪変化史を描いた。さらにそうした試みは藤沢衛彦によって大衆化されたが，柳田國男は妖怪的なモノゴトを「妖怪」として再定義するために，井上，江馬，藤沢，心霊科学とは別の道をたどり，習俗・語彙＝コトを蒐集し，その背後にモノ＝霊・神を透視するという方法を採用した。この場合，「妖怪」とは多くは特定の固有名詞を持ったコト・モノということになるが，それは柳田以前に扱われていた通俗的な「化物」の概念と結合する要素を備えていたといえる[54]。このようにして，「妖怪」とは前近代的なモノであり，民俗学が扱うものであり，なおかつ特定の姿形を持つという観念が形成された。

ここで注意すべきなのは，「妖怪」とはコト＝現象であるはずが，通俗的な概念においてはモノ化していることである。京極は柳田國男によって蒐集された「ぬりかべ」という，福岡県遠賀郡の海岸地方で伝わる感覚遮蔽現象に着目し，それを例に「モノ化するコト」のプロセスを次のように描いている[55]。「福岡県の海岸では夜，歩行中に突然前方を塞がれる現象をぬりかべと呼んでいる」，または，「九州ではぬりかべと呼ばれる不思議な現象が起きる」という報告文には，モノは登場せずコトが起きているだけである。そこに登場するモノはコトの報告者であり，その内容は「歩行中に壁が現われて動けなくなるコト」であり，それが「ぬりかべと呼ばれている」というコトの報告である。水木しげるによるビジュアル化はその記号的表現であり，「コト」を記号化した「モノ」なのである[56]。

ところで，西條は丸山圭三郎の記号学的還元について論及する中で，「原理的には関係概念（コト）であるコトバが，実体概念（モノ）であるかのように誤解され，さらにはそれが「物神化」して絶対性を帯びる」[57]ことに触れているが，通俗的な「妖怪」概念とは，このような「実体概念（モノ）と化する関係概念（コト）」という，通常の言語機能に基づくある特定の現象の領域化ということになるであろう。このような「妖怪」概念の生成は，実は現代の通俗的な観念のみにあるものではない。すでに「化物」は江戸時代に流通していたし，小松妖怪学が触れるように，現象―妖怪の存在―妖怪化とは，コトがモノ化するということも可能なのである。

このような経緯を踏まえることがなければ，以下に論ずる井上と柳田の対立軸を読み取ることは困難である。なぜなら，すぐ後に述べるように，井上も柳田も「コト」を記号化した「モノ」としての図像化された「妖怪」について，直接的に論及しているわけではないからだ。通俗的な「妖怪」概念によって妖怪研究の言説史を裁断してはならないのだ。

## 2．井上円了の妖怪学における「妖怪」の定義

井上の妖怪研究に対する哲学史的評価はなされていない。しかし，民俗学の立場からは，「妖怪否定論者」としての評価が有力である。宮田は「柳田の立場からいうと，井上円了の妖怪学が，妖怪とは迷信の産物であると考えているところに問題があった」[58]と述べ，小松は「妖怪現象や妖怪存在を信じる人々に対して，科学的知識を動員してそれを否定していく研究」[59]であると紹介している。

ところが，井上の『妖怪学講義』(1897年) を見ると，哲学・心理学・医学・宗教学・教育学など脱領域的な探求が行なわれており，民俗学の基準のみによって評価できない内容を有することがわかる。井上は「余のいわゆる妖怪は感覚以外に及ぼし，卜筮，人相，九星，方位の如き観理開運に関する諸術，ならびに鬼神，霊魂，天堂，地獄のごとき死後冥界に関する諸説，またみな妖怪の一種に属する」[60]と述べ，鬼火，不知火のような物理的妖怪，奇夢・霊夢のような心理的妖怪，こっくり，魔法，催眠術のような物心相関的妖怪と，広範な領域をカヴァーしていることを明らかにしている[61]。井上の妖怪学とは「哲学の道理を経とし緯とし，四方上下に向かいてその応用の通路を開達する」[62]という哲学的アプローチを基礎として，「仮怪を払い去りて真怪を開き示す」ということを目的とする[63]。井上はここで哲学を火気に，そして人間の心理状態を心灯に喩える。もし，火力が弱まって暗くなってしまった心的状態に哲学というエネルギーを加えることができれば，「従来の千編万種の妖怪，一時に雲消霧散し去りて，さらに一大妖怪の霊然としてその幽光を発揚するを見る」ことができる[64]と述べる。

このように，井上妖怪学とはまず哲学である。ここで注目すべきは，物・心・物心相関という認識論的な「妖怪」の分類がなされると同時に，「仮怪」から「真怪」へという人間が志向する発達のプロセスとしての分類原理が提示されていることであろう。井上における妖怪の定義とは，「異常，変態にして，しかもその道理を解すべからず，いわゆる不思議に属するものにして，これを約言すれば不思議と異常を兼ぬるもの」なのである[65]。この定義に照らせば，認識論上の妖怪分類は物理的・心理的・物心相関的な異常現象を意味し，一見すると不可思議な現象に思われるが，それも哲学的思考によって理解が可能となるものなのである。こうした立場からすれば，迷信否定＝井上妖怪学という等式も誤りではない。

しかし他方で井上は「仮怪」と「真怪」という分類原理も用いている。「この仮怪は真怪を離れて別に存するにあらずして，仮怪の裏面，心象の内部に存する」[66]のであり，「妄境を払い去りて後に開顕するところの，一種高等玄妙なる意識の別境，これを真際という」[67]のである。井上において，「仮怪」とは認識論上の妖怪現象であり，妄境と同義である。しかし，「仮怪」を否定し去った世界が，科学的・合理的世界像に色どられた世界であるとも井上は考えていない。それは「高等玄妙なる意識の別境」なのであり，「一切の心象の境遇を通過して，心体の本境に達せし」[68]だからである。

だが，このような「真怪」が「仮怪」とはどこか別次元に，形而上学的実体として存すると考えてはならない。それは「仮怪の裏面，心象の内部」に存するからである。井上によれば，物心いずれの側面を問わず，「真怪」はその裏面に隠されている。そこで「その本源，実体に達するに至れば，みなついに真怪となり，不可知不可思議に終わる」[69]のである。

このように，井上は妖怪の認識論上の分類（物理・心理・物心相関）においては，妖怪はそのいずれかの現象に還元されるものとして，徹底的にその実在を否定しているように見える。しかしながらそうした認識論上の分類を離れて，「仮怪」から「真怪」への意識の発達のプロセスとして妖怪を捉えた場合，それは諸現象に内在し，その裏面に遍在する，意識の異なる次元として，その実在を肯定されるものとなるのである。世界はある時に不思議で異常に見えることがある。そこから異常に見えるもの（現象的妖怪）を哲学的分析によって諸現象へと還元し，その後に見えてくるもの，それは世界そのものの不思議なのである。妖怪の実在／非実在に拘泥し，その立場から世間に伝わる多くの妖怪現象を「仮怪」として非実在的なものと認定し，他方，世界そのものの不思議を「真怪」として救いあげることが，井上妖怪学の目的であると考えられる。それは単純な迷信否定でもなければ，通俗的「妖怪」の肯定でもない。井上は哲学的思考を用いて，その一部を否定し，一部を肯定したのである。

## 3．柳田民俗学における「妖怪」の定義

柳田は1908（明治41）年の「幽冥談」において，早くも井上妖怪学を批判している。妖怪の説明について「井上円了さんなどはいろいろの理屈をつけて居るけれども，それは恐らく未来に改良さるべき学説」であり，「一方の不可思議説は百年二百年の後までも残るもの」[70]と指摘するのである。柳田によれば，妖怪というものが人間の心の迷いから生ずるものだという学説は，徳川時代の学僧が怪異弁談や弁妄などとして試みた説明で，一種の方便として説かれたものだからである[71]。このような井上批判は印象批評の域を出るものでないと言える。しかし，そのポイン

トは妖怪が学問的に解釈されることによって，「不可思議」の領域が消去されてしまうことへの危惧にある。井上が「不可知不可思議」を肯定していることを柳田は知らなかったわけではないであろうが，妖怪を昔の人々が「不思議」と感じていたこと，それ自体に柳田は価値を見出そうとしているのである。

　このような立場は，1956（昭和31）年の『妖怪談義』において，より明確に提示される。柳田はまず，自らが妖怪研究を開始していたいきさつについて述べ，地方調査における相手の受け答えが「全体オバケというものはあるものでござりましょうか」[72]であることに注意を喚起する。「まだしも腹の底から不思議のないことを信じて，やっきとなって論弁した妖怪学時代」[73]は，はるか昔なのであり，「ないにもあるにも実はそんなことはもう実は問題でない。吾々はオバケがどうでもいるものと思った人が昔は大いにあり，今でも少しはある理由が，わからないで困っている」[74]のである。ここでは吾々（民俗学者たち）による妖怪への問いの視座の転換が語られている。妖怪が実在／非実在のいずれかであることと，それが現在でも信じられていることの原因の探求は位相を異にする。もし，その存在を信じている人間がいる限りは，そこから日本人の信仰の古層を探り出せると柳田は考えた。すなわち，「我々の畏怖というものの，最も原始的な形はどんなものだったろうか」[75]と問うことが，柳田の妖怪研究の要諦なのである。

　上に述べたような課題を果たすための手がかりとして，柳田はまず妖怪と幽霊の区別に着目する。妖怪は出現する場所が一定であるのに対して，幽霊は向こうからついてくる。そして妖怪は相手を選ばずに出現するのに対して，幽霊は特定の相手の前に現れる。そして最後に妖怪は宵と晩の薄明かりに出現するのに対して，幽霊は丑三つ時に現れる[76]。このような幽霊・妖怪の差異の指標は，現代においては容易に反証例を見出せるであろう。

　たとえば，この基準で考えると「自縛霊」は幽霊なのか妖怪なのかがわからない。特定の場所に現れるという側面から考えると，これは「霊」とされているに関わらず，妖怪とも考えられる。また，「自縛霊」は祟る目的に対して先方から現われるのではなく，その場所にいる人間には誰にでも祟る。これも妖怪の性質に近いであろう。しかし，「自縛霊」はある場所で恨みを残して亡くなった者の「霊」であり，「妖怪」ではないはずである。このように，疑問を呈することはできるが，柳田はここで当時用いられている「オバケ」という言葉の内実についても同時に考えていると捉えることもできる。「オバケはいるものでござりましょうか」と問う者の頭の中では，妖怪と幽霊の区別はついていない。そのため柳田は場所・相手・時間の基準を用いて，あえて妖怪と幽霊の意味領域を差異化したのである。

　ところで，柳田が次に着目したのが妖怪の個別的名称の変遷であった。そうした事例について，柳田が取り上げている隠れ里（カクレザト）→隠れ座頭（カクレザ

トウ）という音韻の変化にともなう信仰形態の変容について取り上げてみよう。東北や北海道で伝わっている「隠れ座頭」という妖怪は，子どもを夕刻にさらっていくとされている。しかし茨城県では，「隠れ座頭」の餅を拾えば裕福になると語られ，福をもたらす要素もある。これらから考えると，「座頭と解したのはまったくの思い違いで，これだけは古くからある隠れ里の口碑が，少しづつ化け物話に変わっていく過程」[77]であることがわかる。それは「隠れ里」が瑞相をもたらす現象であったことが，次第にその内容が忘却されて「音」のみが残り，妖怪の名称に変化したものと考えられるわけである。

　また柳田は，秋田の「ナマハゲ」について次のように論及する。こちらは「隠れ座頭」のように音韻の変化はないケースだが，年中行事の中で家主に慎んで迎えられる厳粛な存在が，妖怪と同様の名称で伝えられている。そしてそれは，「零落せんとする前代神の姿」[78]として理解できるのである。

　柳田はこのような事例を一般化して，「ばけ物思想の進化過程」[79]という仮説を導出している。すなわち，人間が妖怪を敬して遠ざける段階から，進んでその存在を信じない者がその力を試そうとするという中間段階を経て，やがて人間や神仏の威力による妖怪退治譚に変容していく。換言すれば，このプロセスはかつて崇められていた神々が零落して妖怪化し，新しい神々への信仰と交替するさまを現していると言えよう。このような「妖怪＝神々の零落した姿」という仮説にも現代の民俗学の立場から批判がなされている。小松は柳田の仮説が19世紀の進化人類学の影響を受けたものであるため，神々→妖怪という一方向的な過程のみを描き，人間→妖怪や妖怪→神々という多様な信仰形態を描ききれないものと指摘している[80]。

　しかし柳田の妖怪論は，民俗学の立場から幽霊と妖怪の区別をし，信仰度の濃淡によって神々との差異化を図り，この２つの分類基準によって「妖怪」の意味領域を確定したことに意味があると言えよう。この観点からすればすなわち，「妖怪」とは，幽霊と区別されるモノゴト，神々の零落した姿なのである。

## 4．井上妖怪学と柳田妖怪論の対立の構図

　すでに述べたように，井上の妖怪学は，「妖怪」の実在／非実在を機軸とした研究であった。井上は「異常，変態にして不思議な現象」を妖怪と定義し，世間で伝えられている妖怪伝承の多くを「仮怪」として否定した。それは近代合理主義を推進するための試みというより，井上が考えていたもう１つの現実「真怪」へと人々を目覚めさせることを目的としていたと言えよう。したがって，井上の「現実」に対する態度は両義的である。一方において，「仮怪」や「妄境」として否定される現実があり，他方において，「真怪」や「意識の別境」として肯定される現実がある。井上の妖怪論は，人間の認識と独立して自存する客観的な現実を前提としては

いない。そうであるとすれば，妖怪はモノ＝実体ではなくコト＝現象のレヴェルから考えられなければならない。しかし，井上がその「妖怪」概念において真―仮という軸を導入したことは，そこに価値の高低という判断を導入したことを意味する。このような態度は，井上自体においては，客観的実在としての現実が信じられていないという微妙な問題を孕みながらも，たとえそれが当時の人々に信じられていたとしても，彼によって「仮」とみなされた「妖怪」現象を価値の低いものとして切り捨てがちである点において，後の歴史的怪異研究や精神医学に接続する態度だと考えられる。

ところが柳田はむしろ，井上が「仮怪」として否定した妖怪たちに照準した研究を進めたと言えるだろう。その問題関心からすると，妖怪の実在／非実在は問題とはならない。人々の間でそうした伝承がある以上，それは「畏怖の原始的な形」を復元するための素材となるのである。そこで，文化的現象としての妖怪が問題となり，幽霊との区別や，神々への信仰が衰退するプロセスという指標において妖怪が定義されることになる。それは，事実の探求と迷信否定という側面において，現代の民俗学や人類学に接続する態度と言えよう。

このように考えると，井上と柳田が対象とした「妖怪」はその意味領域を異にし，両者の対立――とりわけ，後続の世代である柳田の井上批判――は，問題の位相を異にするものとして，そもそも噛み合ないものであることがわかる。そしてこのような位相を異にする対立軸は，怪異学と妖怪学，精神医学と臨床心理学の対立軸と同様の軌跡を描いている。

怪異学は，歴史的史料には「妖怪」という語句は記されていないということから，史料に記されたという意味で客観的実在性を持つ「怪異」のみを研究対象とすべきだと主張するのに対して，妖怪学は，「妖怪」の客観的実在の有無に関わらず，広く人々に信仰されていた「文化現象」としてそれを研究すべきだと説いている。そして他方，精神医学は〈霊〉の実在を否定して，客観的にそれは実在しえないと認定することから，それを症状の複合体と捉えるのに対して，臨床心理学の一部の動向は，臨床現場における意識相関的な現実として〈霊〉の実在を仮定する。

このように，客観的な「実在」の有無に対して，あらかじめ予断をさしはさむ怪異学と精神医学に対して，その文化的ないしは個人にとっての「意味」を対象とする妖怪学と「臨床心理学」は，領域を異にするために類似した信念対立に陥っているにも関わらず，問題意識が共有され，交差することはないのである。では，歴史的には妖怪研究の着手点から存するこうした信念対立を低減する役割を果たすような，総合的な妖怪研究の方法論を構築することはできるであろうか。

## 4節
## 関心相関的妖怪論の原理

### 1．妖怪研究に構造構成主義を導入することの意義

　前節まで議論してきたように，わが国の妖怪研究は，その発祥の段階に由来する根深い信念対立がある。このような状況を見て，京極のように総合的な妖怪学成立の困難を指摘することもできよう[81]。しかし，見解やアプローチが異なるとはいえ，それら相互の問題関心を可視化し，共通了解の幅を広げていくことは可能だと考えられる。このような課題に対して，信念対立の低減・解消のための方法論的ツールとして提示された構造構成主義が有効性を発揮すると考えられる。ここでは，構造構成主義の原理として，「現象」「関心相関性」そして「哲学的構造構成」を軸に，そのアウトラインを示し，それを妖怪研究へと援用した関心相関的妖怪論を定式化する。なぜこの3つの原理を選択するかといえば，「現象」の尊重は特定の「理論」や「知見」に捉われない方法論の確立の原理となるものであり，「関心相関性」は構造構成主義において，存在や意味，価値といったものを基礎づける中核原理であり，「哲学的構造構成」は，本論文の冒頭ですでに述べたように，基本的な分析視角として「哲学」を採用するという目的と合致すると同時に，この論文では積極的に言及しない「科学的構造構成」に基づく妖怪論の可能性も担保したいと考えるからである。

　構造構成主義において「現象」とは，各人に立ち現れる経験そのものであり，夢や幻もそこには全て含まれる[82]。そして「存在・意味・価値は主体の身体・欲望・価値と相関的に規定される」[83]ということが，「関心相関性」である。注意すべきは，関心相関的に立ち現れる事象には，存在といったモノだけではなく，意味・価値というコトもまた含まれていることであろう。そして「哲学的構造構成」とは，「所与の確信を「構成された構造」として捉えることにより，その確信がどのように構成されてきたかを問う」[84]営為のことである。この観点からみれば前節までの論述は，妖怪研究の信念対立をめぐる「哲学的構造構成」だと言えよう。

　なお妖怪研究史において，個別の妖怪論を包括的に説明しようと試みるメタ理論が存在しなかったわけではない。たとえば井上の妖怪学は，その方法論的基盤を哲学に据え，あらゆる「妖怪」を現象に還元した点において，妖怪研究のメタ理論を志向したものと言えるであろうが，「真怪」という現象の深層について，共通了解を得られるか否かは問題である。というのも，その後の妖怪研究はその実在／非実在を焦点とせずに民俗社会における文化現象を主たる関心とする妖怪研究にシフトしていったために，井上のこうした哲学的論争を誘発する側面は継承せずに理論展

開をしていったと考えられるからである。妖怪研究におけるメタ性の深度を担保するためには，真―仮というような価値概念を無条件に導入することは，それ自体が1つの判断基準であり，それゆえに無条件に導入することは適切ではない。その意味において，「現象」に対する「関心相関性」を機軸としつつも，それがために特定の哲学的立場を研究の初発の時点で強要しない構造構成主義によって妖怪論を原理的に基礎づけることが可能になると考えられる。

### 2. 関心相関的妖怪論の定式化

それでは，関心相関的妖怪論はどのように定式化できるであろうか。構造構成主義の原理を妖怪研究に援用すれば，「全ての妖怪論は関心相関的である」となる。それは，研究の初発の段階において，研究者に対していかなる特定の「理論」や「学説」を前提としてはいない。その意味で，歴史学や精神医学に基づく怪異・妖怪研究に対しても，文化現象としての妖怪や〈霊〉の実在に関心を有する民俗学・臨床心理学における妖怪研究に対してもメタレヴェルに立つものである。以下，この原理を機軸として，本論で言及した妖怪研究の信念対立を解消してみよう。

小松の妖怪学は「人間学」の構築のために「文化現象としての妖怪」を分析することを目的としたものであった。そこでは，「妖怪」の意味は可能な限り広く設定されている。すなわち，現象としての妖怪（現象―妖怪）を起点とし，その名づけによる存在化（存在―妖怪）や，さらには絵画などによる造形化（造形―妖怪）をも含むものである。これに対して西山の怪異学は，もともと歴史的に「怪異」概念と同義であった「妖怪」概念が近代において通俗化したことに疑問を呈し，歴史史料からの「怪異」記録の丹念な再構成を目的としている。両者は，「妖怪」と呼ばれる「現象」に対して，異なる関心の下にその現象を構造化しているのであり，その意味において対立するものではないし，真の「妖怪」とは何かという問いは，ここでは意味をなさない。そうではなく，各々の関心において切り出された現象が，その関心との相関関係において，どのように構造化されているかが問われてくることになるであろう。

また，〈霊〉の実在を是認するかのような立場をとる臨床心理学の一部やトランスパーソナル心理学の動向は，クライエントの治療への寄与や，〈霊〉の実在を仮定した場合の症例解釈の有効性という関心から，憑依現象について記述しているのであり，それは精神の病に対する物理的・生理学的基盤からその構造化を行なう精神医学の立場と，関心領域が異なるだけであって矛盾はしていないということができる。

それというのも，関心相関性の原理を導入することによって，クライエントの内的世界や面接室で生起する現象を捉えるために，「あえて憑依現象が実在する」と

いう立場を採用することもできれば，物質的基盤を有する病変に着目するために，「あえて憑依現象を症状と捉える」精神医学の立場をとることもできるためである。〈霊〉の実在／非実在という問題は，外部実在の存在を前提としたときに，あらゆる迷信の胚胎するトリッキーな領域と化する危険があるが，以上のように関心相関性と構造化に到る軌跡が明示されていれば，その範囲において妥当性を公共的に問うことが可能となる。

　以上のような怪異学と妖怪学・臨床心理学と精神医学は，ナイーブにその関心を自覚せずに議論をするならば，信念対立を避けることはできない。しかし，何らかの関心を絶対的なものとして措定せず，自他の関心を相対化することによって，個別理論を説明するメタ理論をも基礎づける超メタ理論となる構造構成主義を導入することによって，その対立を原理上解消することが可能となるのである。

　そしてこのことは，かかる信念対立の起原となった井上妖怪学と柳田妖怪論にも適用できるであろう。そもそも，井上は妖怪の実在／非実在に拘泥している側面があるが，それは彼のいう「仮怪」に対してであって，「真怪」という次元の設定においては，関心相関的な観点から妖怪の実在を認めていたと考えられる。

　このようなある次元での否定が，別の次元での肯定となるという井上の認識論は理解しがたく，後世に継承されてはいない。柳田は井上に対して，妖怪否定論者というレッテルを貼り，それに対して日本人の畏怖の起原を再構成するという観点から，「神々の零落した姿」として妖怪概念を構造化したのであった。この場合も，外界に客観的に定義できる唯一の「妖怪」というものがあるということを前提した上で議論がなされた場合，信念対立は避けられなくなるであろう。

　しかしながら関心相関的観点を導入するならば，この両者の立場も，矛盾なく位置づけることができる。井上は哲学の立場から，人々の認識を「妄境」としての「仮怪」の領域から「別境」としての「真怪」の領域へと人々の認識を転回させるという関心相関に応じて妖怪概念を提示したのであり，柳田は日本人の信仰の形態を明らかにするという関心の下で妖怪論を展開したからである。こうした観点からみれば井上と柳田の試みは，どちらに優劣がつけられるというものではなく，各々の関心相関の下で，その妥当性が問われる営みなのである。

　真の「妖怪」の定義を措定せずとも，研究の妨げにはならない。このように，構造構成主義を妖怪研究に導入することにより，この領域で見られる理念の対立を低減し，解消する理路が開かれる。近年，盛行を見せつつある妖怪研究において，このような視点を導入することは，各々の学的領域の相互理解や複数の領域をまたぐ脱領域的研究の進展のために，寄与しうるだろう。

## 5節
## 今後の課題

　以上のように，哲学的構造構成の立場から従来の妖怪研究における信念対立の様相を描き，関心相関性の導入によって，それを乗り越える関心相関的妖怪論の原理を定式化した。従来の妖怪研究は個別的な諸学問分野内で展開されたために，多様な学説が無自覚に前提している世界観をあらためて省察し，それらメタ理論を基礎つける超メタ理論を構想するという方向での，こうした考察はなされてこなかった。本論の意義はそこにあるといえよう。

　しかしこれは探求の出発点に過ぎない。本論では学問的な原理の問題を取り扱った関係で，個々の史料や伝承，臨床事例に見られる「妖怪」現象に対して，独自の解釈を提示することはできず，これまでの哲学・民俗学・心理学・美術史などに蓄積された「妖怪」の分類原理を，本論で提示した関心相関的妖怪論を踏まえて考察することも，以降の課題としなければならない。とりわけ，サブカルチャーの隆盛を前にして，通俗的な「妖怪」概念に捕われることなく，逆にそれも領域化する形で研究を続け，海外における妖精・怪物など類似の事象との比較研究を行うことは，当該領域の活性化のために重要なことであろう。

　筆者は民俗学者でも臨床心理学者でもない。しかし哲学の立場から，とりわけ井上の妖怪研究の持つ原理性には触発された。それは構造構成主義によって，より原理的な枠組みへと深化させることができるだろう。妖怪研究の領域は広大なのであり，その諸分野を通観し考察するためには，強靭な原理的思考が必要なのである。

## 【註および文献】

[1] 小松和彦（編）2003　日本妖怪学大全　小学館
[2] 東アジア恠異学会（編）2003　怪異学の技法　臨川書店
[3] 京極夏彦　2007　妖怪の理　妖怪の檻　角川書店　p.24.
[4] [3] の p.20
[5] 田中貴子　2006　鏡花と怪異　平凡社　p.32を参照。
[6] 「哲学」の定義は困難である。さしあたり，西條剛央　2005　構造構成主義とは何か―次世代人間科学の原理　北大路書房　p.21を参照。
[7] 関心相関性を機軸とした研究については，[6] の pp.52-53を参照。
[8] 小松和彦　2000　妖怪学新考―妖怪から見る日本人の心　小学館（原著は1994年），p.10を参照。
[9] [8] の p.12
[10] [8] の p.12を参照。
[11] [8] の p.48を参照。
[12] [8] の p.48を参照。

[13] ［8］のp.49を参照。
[14] ［8］のp.42を参照。
[15] ［8］のpp.49-50を参照。
[16] 小松和彦　2006　妖怪文化入門　せりか書房　p.10.
[17] ［16］のp.10を参照。
[18] ［16］のp.14を参照。
[19] ［16］のp.12を参照。
[20] ［16］のp.14を参照。
[21] 西山　克　2003　序章　怪異のポリティクス　東アジア恠異学会（編）怪異学の技法　臨川書店　p.12.
[22] ［21］のp.12
[23] ［21］のp.12
[24] ［21］のpp.12-13
[25] ［21］のp.9
[26] ［21］のp.10
[27] ［21］のp.13
[28] ［16］のp.26
[29] 多田羅健志　2007　歴史学の信念対立を読み解く─構造構成主義的アプローチ　西條剛央・京極真・池田清彦（編）構造構成主義の展開─21世紀の思想のありかた　現代のエスプリ　No.475　至文堂　p.130.
[30] ［16］のp.34
[31] この両者の対立の認識論的起原の問題については［6］のpp.33-39を参照。
[32] ［6］のp.148を参照。
[33] 實川幹朗　2007　心の癒しの近代─〈霊〉のタブーの起原　實川幹朗（編）心理療法とスピリチュアルな癒し─霊的治療文化再考　春秋社　p.224.
[34] ［33］のp.231
[35] 實川幹朗・松本京子　2007　ある猫憑きの青年と霊の役割　實川幹朗（編）心理療法とスピリチュアルな癒し─霊的治療文化論再考　春秋社　pp.129-190.
[36] ［35］のp.130
[37] ［35］のpp.134-149を参照。
[38] ［35］のpp.149-154を参照。
[39] ［35］のpp.167-168
[40] ［35］のp.168を参照。
[41] ［35］のp.172を参照。
[42] ［35］のp.179を参照。
[43] ［35］のp.179を参照。
[44] ［35］のp.189を参照。
[45] 中村雅彦　2003　呪いの研究─拡張する意識と霊性　春秋社　pp.20-21を参照。
[46] ［45］のp.106を参照。
[47] 高橋伸吾　1993　きつねつきの科学─そのとき何が起こっている？　講談社　p.76を参照。
[48] ［47］のpp.141-145を参照。
[49] このような「怪談」の科学的解釈としては，以下の書に詳しい。中村希明　1994　怪談の心理学─学校に生まれる怖い話　講談社
[50] 香川雅信　2005　江戸の妖怪革命　河出書房新社　p.256.
[51] 京極夏彦　2003　通俗的「妖怪」概念の成立に関する一考察　小松和彦（編）2003　日本妖怪学大全　小学館　pp.547-582.
[52] ［51］のp.553

［53］［51］の p.574を参照．
［54］［51］の pp.554-572を参照．
［55］京極夏彦　2003　モノ化するコト―怪異と妖怪を巡る妄想　東アジア恠異学会（編）2003　怪異学の技法　臨川書店　pp.29-34を参照．
［56］［55］の p.33を参照．
［57］［6］の p.93を参照．
［58］宮田　登　2002　妖怪の民俗学　筑摩書房　p.54.
［59］［8］の p.16
［60］井上円了　1897　妖怪学講義　東洋大学井上円了記念学術センター（編）井上円了選集　16巻　東洋大学　pp.22-23.
［61］［60］の p.22
［62］［60］の p.23
［63］［60］の p.24
［64］［60］の p.24
［65］［60］の p.59
［66］［60］の p.239
［67］［60］の p.237
［68］［60］の p.237
［69］［60］の p.284
［70］柳田國男　1908　幽冥談　柳田國男　1979　ささやかなる昔　筑摩書房　p.191.
［71］［70］の p.190
［72］柳田國男　1956　妖怪談義　柳田國男　1989　柳田國男全集　筑摩書房　6巻　p.14.
［73］［72］の p.15
［74］［72］の p.15
［75］［72］の p.13
［76］［72］の pp.16-17
［77］［72］の p.24
［78］［72］の p.56
［79］［72］の p.93
［80］小松和彦　憑霊信仰論―妖怪研究の試み　講談社　p.280を参照．
［81］［3］の p.24を参照．
［82］［6］の p.124を参照．
［83］［6］の p.53
［84］［6］の p.191

原著論文（研究）

## II - 4 契機相関性の定式化へ向けて
### ——構造構成主義における その都度性の基礎づけ

桐田 敬介

● ● ● 1 節 ● ● ●
問題提起

　構造構成主義を援用した「実践」に関するメタ理論は，特に医療や看護といった領域において数多く構成されてきた[1]。たとえば京極は目的相関的実践原理において，医療者の実践方法は医療者や患者の障害治療目的と現実的な制約との相関関係によって規定されると述べており，この理路は現場の情勢を考慮した上での理論の応用実践を認識可能にするメタ理論となっているといえよう[2]。また加藤は診察という実践において，患者の症状や家族との関係などはその都度動いていくため，その場その場で立ち現われる現象を，関心相関的観点から意識的に構造化する姿勢が肝要だとする，診療実践に関する構造構成的な考察を記述している[3]。その他にも様々構築されているが，それらの理路を構成する関心，目的としては，理論と実践の乖離や医療者・患者間の信念対立の解消，その都度的な診療実践の裏づけといった問題を解消することが挙げられよう。その意味で，これらのメタ理論は実践における目的や方法の評価基準を，「志向性の暫定的な規定」から構成しようとした理路だといえる。
　しかし，これらの実践に関するメタ理論は，実践目的や方法の価値付けを基礎づける次元に留まっており，現場や実践という生成的な様相そのものを基礎づけることはできていないのである。このことはたとえば，現場を構造化する志向性（身体・

関心・欲望・目的）をその都度揺らいでいるもの（生成変化しているもの）として前提し，そこから志向性を暫定的に規定することの意義を導いていることからもみてとれる。その方法論的意義が「実践者の志向性の揺らぎや無自覚さを反省すること」にあるためか，これらメタ理論は，現場や実践において，それらを構造化する志向性はどのように生成変化するのかということを論じえないのである。

このために，たとえば，患者に対する具体的な治療関心や治療目的の探索過程において，以前は明示的でなかった関心や目的が，現場のある表出（患者の仕草，言葉など）から明示的になったり，事態が急変して志向性が変貌したりといった，「志向性がその都度現場と関わりながら生成変化していく」という志向性の生成的な様相，その都度性を，これらメタ理論においては基礎づけることができない。このことは，これらメタ理論の内で，実践目的や方法などへの価値付けがそれぞれの現場においてその都度の志向性によって暫定的に選択されているということ，すなわち実践の「その都度性」を十分に基礎づけることができないことを意味している。

今まで述べてきたことは，これらのメタ理論の援用元である構造構成主義についても同様だといえる。構造構成主義の中核原理とされる志向相関性は《あらゆる存在・意味・価値は主体の身体・欲望・関心・目的と相関的に規定される》というものであるが[4]，この原理が（方法論的に）基礎づけているのは，常に志向性（身体・欲望・関心・目的）が生成変化しているからこそ，それらを暫定的に規定することが，信念対立の解消において意義があるということである。

だがそのために，構造構成主義は，志向性が移ろうことを前提としており，志向性の生成変化がどのように生起するか——たとえば志向性はそれ自体で生成されるのか，それ以外の何かから規定されているのか——を基礎づけるような理路を備えていない。このために志向相関性は，志向性がその都度生成変化しているということ（「その都度性」）を，その理路の内で基礎づけることができないのである。

ゆえに，構造構成主義や実践に関するメタ理論が「志向性の暫定的な規定」や実践の「その都度性」を基礎づけるためには，その都度志向性や立ち現われが移ろって行くような生成的な様相を言い当てる，新たなメタ理論が要請されるといえる。その理路を定式化することができれば，構造構成主義はその理路を関心相関的に組み込むことが可能になり，理論上においても現場においても，移ろって行く「実践」のその都度性を——それは医療における言語行為や非言語的表出の実践，武術における実践，芸術における観賞や制作といったあらゆる行為を含むだろう——十全に基礎づけることが可能になると考えられる。

●◆● 2 節 ●◆●
## 本論の目的

　あらゆる「現場」には，実践者の志向性による構造化を生成変化させていく，その都度的な立ち現われが生起しているといえるため，本論はこれらの生成変化を言い当てる理路を構成し，構造構成主義をはじめとした様々なメタ理論にとっての生成論的な理路を定式化することを目的とする。

●◆● 3 節 ●◆●
## 方法

### 1．方法論の選択
#### (1) 科学的方法と哲学的方法

　本論の目的を達成する方法として，現場における現象を説明する科学的解明の方法ではなく，現場の本質を言い当てる哲学的解明の方法を採用することをまず初めに断っておこう。それらの方法について解説するなら，現場の科学的解明とは社会科学や心理学などで考察されている実証的な研究であり，現場の哲学的解明とは行為論や実践哲学などの分野で考察されている原理の研究であると言える。

　科学的方法を採らない理由としては，第一に，現場を説明する理論を構成したとしても，その理論は常に特定の時代の，ある現場におきた現象の説明であることは免れえず，実践のメタ理論とはなりえないこと，第二には，現象の科学的説明がある哲学的な前提から演繹されている理論であるといえるため，あらゆる現場に妥当し，かつ認識論の異なる実践者にとっても妥当する「メタ理論」の構築を目的とする本論にとっては，特定の前提に依拠することは不適当だといえること，が挙げられる[5]。たとえば実証的な諸研究は，池田も述べているように帰納主義や反証主義といった「外部実在は独立的に自存している」という哲学的な諸前提に依拠することによってその理路が成立しているといえるため[6]，社会的構築主義といった「現実は言語によって構築されている」認識を有する実践者や理論家にとっては，それら実証研究の知見が妥当と見なされない共約不可能性という問題が生じてしまうおそれがあるのである[7]。こうした問題を解消するためには，異なる認識論を有する実践者，理論家にとっても，またあらゆる現場においても妥当する理論を提出する必要がある。この理論的要請に適う方法として，科学的営みが依拠していた特定の認識論，前提に依らずに，「問題の根本まで遡り，その問題自体を解消してしまう」力を有する哲学的原理の究明という方法が挙げられる[8]。したがって本論では，構

造構成主義に倣い哲学的解明の方法を採用する。

### (2) 生成変化の確信構造

よって以下では現場・実践の「生成変化」についての哲学的解明を行っていくことにするが，構造構成主義における実践のその都度性の基礎づけを目的としている本論において，その解明は現象学的思考法を方法論として選択し，展開していくことをここに記述しておく。なお付言しておくと，以下に述べていく現場・実践の現象学的解明の記述は，竹田・西の現象学理解を元に展開している。彼らの現象学理解を元に本論を展開していく理由としては第一に，竹田現象学が現象学を思考法として用い，その使い方を原理的なかたちで示していること，第二に，西現象学が，現象学を哲学的解明（基礎づけ）に用いることの「意味」を明確に述べていることが挙げられる。

さて，現場と実践を現象学的に解明していくこととは，具体的に何をどうすることなのか，ひとまず明らかにしておくことにしよう。先に述べたように，予想だにしなかった現象が生起したり，実践者や理論家の予測が外れたりといった現場の様相を言い当てることが，本論の問題とすることであった。このことを現象学的に解明するということは，現場の様相が新たに生成変化していると，私たちに確信される条件とは何かと問うことといえる[9]。砕いて言えば，「ある事件が起きたから，現場の情況が変化した」と現場の現象を説明するのではなく，「事件が起きたと認識される条件は何か」，「現場の情況の変化を認識させる条件は何か」といったように，事件・情況・現場の変化が《いかに》私たちの認識にとって構成されたのかを問うことである。つまり，特定の前提に依拠しない哲学的思考においては，外部の実在も意味も価値も還元し，それらが「どのようにして」私たちに立ち現われてくるのか，できるだけ予断を廃して記述する必要があるのである。なぜなら，疑える余地のある前提を排し，論理的に考える限り疑い得ないところまで省察した結果をのみ記述しなければ，異なる認識を有する実践者や理論家たちに妥当する理論は，構築しえないといえるからだ。したがって本論における現場・実践の哲学的解明とは，現場において移ろって行く関心や欲望，存在・意味・価値が「生成変化していると確信される条件（構造）を記述すること」といえよう。以降こうした記述の営みのことを，別段理由がなければ，「生成論」と呼称することにする。

また，先にも述べたように，この生成変化の確信構造，生成論が哲学であるためには，論理的に考えればそう考えざるを得ない，というところまで突き詰められた普遍的な洞察性が与えられていなければならない[10]。なぜなら，そうした現場の生成変化の様相を，ある現場にとってはこのように変化したといえるが，この現場にとってはあまり変化しなかったといえるというように分類してしまうと，原理的にはあらゆるケースについて分類せねばならず，原理的な解明には至らないことに

なるためだ．したがって，求められる生成論は，あらゆる現場に妥当しつつ，現場から超越した外的な視点からでなく，行為者がその視点を身につけることで，生成変化の様相のなかで行為・実践していくことを担保する理路ということになる．よって，本論が採るべき方法は，「普遍的な洞察性を有する，生成変化の確信構造を内的視点として記述すること」であるといえよう．

上記に述べた条件と，構造構成主義に導入可能な生成論的理路の構築を行うという目的を勘案して，本論はロムバッハ（Rombach, H.）の構造存在論を援用し，行為・実践の基礎づけの哲学的解明を行っていくことにする[11]．構造存在論は構造構成主義における広義の構造概念の継承元であるため，親和性の高さが期待でき，また生成論についても（後に記述していくが）卓越した原理的深度により支えられた理路と考えられるからである．言い換えれば，その理路は「構造」というキータームを用いて多種多様な領域を哲学的に，かつ生成論的に解明している理路といえる．本論では，構造存在論において展開されている理路のなかで，生成変化の哲学的解明に益すると思われる知見を選択し，それらを援用することで本論の目的を達成することを試みる．

### ●●● 4 節 ●●●
## 原理的生成論としての契機相関性の構築

### 1．生成変化の存在論
#### (1) 存在論の変遷

ロムバッハは構造存在論のなかで，「構造」という独自な哲学的概念を述べるために，その前段階にある存在論として，実体存在論，機能存在論（システム理論），ハイデッガー（Heidegger, M.）の「世界」概念などを論じ，なおかつ「構造」をその原理性に比して，異なる様相——構造体制，構造力動性，構造生成，構造結合論——に分類して論じている[12]．以下では，志向や存在，意味や価値が生成変化しているとはどういうことか，ロムバッハに倣い，いくつかの存在論を参照しながら，生成変化を存在論的に洞察していくことを試みていくが，そのまえにすこし存在論という問題設定について述べておこう．

生成変化する現象の存在論を論じることは，殆ど現場における生成変化の確信構造を記述するということと同義であるといえる．なぜなら，論述的な側面から言えば，「存在論」とは存在者（自然物や器具など）の立ち現われ（存在）が如何にして成立してくるのかを問うことといえるからだ[13]．その意味でも生成変化する現象の存在論とは，「ある立ち現われが生成変化として如何にして成立してくるのか」を記述することであるから，ロムバッハの行っている生成の存在論の記述は，本論

の方法として適していることが理解されよう。

　ではまず，ロムバッハによって実体存在論と分類されている存在論を考察してみよう。この存在論は，たとえば神や精神，物質を「独立自存する存在」とすることからも見て取れるように，「存在はそれ自体の普遍的・不変的な本質〔それがなにであるか〕によって自存し，その本質に向かって生成変化する」という認識を有しているといえる[14]。だがこの実体存在論のように，対象が諸実体としてそれぞれ独立に，その本質を普遍・不変に内的に有しているのならば，私たちはその「本質の捉え方」が新たに生成変化していくことがあること，個々人で異なる本質の捉え方をすることがあることなどを基礎づけることができない。よって，実体存在論では生成変化の確信を与えることはできないといえる。

　次いで機能存在論，システム理論を考察してみる。この考え方の要諦は，「全体的なシステム（機構，法則，制度など）における機能性によってのみ，それぞれの存在・意味・価値はシステム内の要素（位置価）として規定される」ことといえる[15]。だがこの考え方は，自律し閉じたシステムを現象から独立した外部に想定し，存在を要素として一般化しているため，そのシステムの機能性からは規定できないような現象，逸脱そのものを，システムはその内に基礎づけることができない。将棋というシステムを例にとれば，王将を取られないようにするために，盤上からあらかじめ取り上げてしまうという逸脱行為を，将棋というシステムは基礎づけることができない。このアナロジーは，将棋のルールがルール自身を覆すような「存在」の生成を予め記述できないことに対する，ルールが不可避的に内蔵することになる不完全さを示している。このことはたとえば，ゲーデルの不完全性定理が端的に示している事柄である[16]。さらにいえば，システム理論は社会や文化といった外部的な諸法則によって存在を規定する理路といえるため，内部視点としての哲学的理路の構築を目的とする本論にそぐわない。よって，現場における生成変化は，機能存在論，システム理論では基礎づけることができないといえる。

　続いて，ハイデッガーによって提起された「世界」という存在論について考察しておこう[17]。ハイデッガーは，存在者の存在は，現存在の「配慮」によって意味づけられている「世界」（有意義性の連関）の「内」で立ち現われていくと考えた。たとえば人間にはそれぞれの世界観（有意義だと思うことの全体）があるといえるため，彼らにとってあらゆる存在・意味・価値は，彼らの世界観の内でのみ出会われるというわけである。ハイデッガーは現存在のこの在り方を「世界＝内＝存在」と分析し，その本質を「関心」という構造，すなわち「（世界の内部で出会う存在者）のもとでの存在として，（世界）の内にすでに，おのれに先立って存在する」ことと分析した[18]。

　そして現存在の超越（変化）の基礎づけとして，「関心」の存在意味を時間性と

分析し,「時間性の脱自的統一態」によってその「世界」は超越されていくとした。砕いて言えば,先ほど挙げた関心の構造の中に,「時間性」が既に含まれていることを分析し,その都度「世界」が超越することを基礎づけたのである。つまり,「おのれに先立って」は将来に,「～のもとで」は現持に,「～の内ですでに」は既往性に基礎づけられており,その都度これらの異なる時間性が統一されることによってその都度「世界」は変化していく。たとえば今,ハサミを探そうとした現存在の関心は,ハサミが必要になる将来と,今ハサミが手元に無い現在(現持),ハサミを使ったことのある過去(既往性)とを了解したといえる。このように,その都度の現存在における関心の在り方は,根源的な時間性(将来,現持,既往性)に基礎づけられた,時間性への配慮(世界時間)として現われていると考えられる。

　この考え方はその意味で,存在・意味・価値が変化していくことを現存在の関心とその世界性,時間性から論じている点において,現場の生成変化を支えることが出来るように思える。しかしこの分析においては——ハイデッガーも「根源的な時間から存在の意味へ通ずる道があるのであろうか」[19]と述懐している通り——世界の変化を基礎づけるはずの時間性は「世界時間」,「関心」にだけ関わり,世界における存在意味がその都度どのようにして生成するかは基礎づけられていないのだ。そのためハイデッガーにおいては,いまだ存在の意味は世界という帰趨全体性に担われている[20]。砕いていえば,ハイデッガーはその都度の具体的な関心の在り方を,時間性を用いて言い当ててはいるが,関心や存在が《いかに》生成変化するのかを基礎づけておらず,それらの生成変化は前提とされるに留まっているのである。

　さて,ここで述べた「世界」存在論における問題は,1節に述べた構造構成主義における「志向性の生成変化」が厳密に基礎づけられていないという問題といくらか同型であるといえる。次項にて,そのことを詳しく述べていくことにする。

### (2) 志向相関性が前提している志向性の生成変化

　西條も「関心が動的に移ろい,また対象化されにくいものであるからこそ,(関心を)反省的に振り返ることにより,それを自覚的に認識するための認識装置が必要となる」(括弧内筆者)と述べているように[21],志向相関性は志向性や存在・意味・価値の生成変化を前提することによって機能している理路といえる。繰り返すが,志向性が生成変化しているからこそ,志向性を暫定的に規定すること——信念対立の解消のために,存在・意味・価値のズレを認識させること——が方法論的な有効性を発揮するのである。

　ゆえに当然ながら,志向性の生成変化を前提していることが悪いのではない。この「志向性の暫定的な規定」は信念対立の理論的解消や学の基礎づけ,価値の原理論を打ち立てるといった諸目的に即した方法論的な要請として行われている以上,その目的を考慮せずに批判しても建設的にはならないだろう。暫定的にしろ規定さ

れなければ，私たちはむしろ志向相関性の機能性を受け取ることが出来ない——たとえば，移ろっている関心をもとに信念対立を解消することは殆ど不可能だろう。したがってここでは，理論設計の異なる目的のもとにおいては，その志向性の暫定的規定が障害となる場合があるということを述べておく。

　本論で目指しているのは生成変化の存在論，すなわち生成論の構築であった。ゆえに理論的な要請からすれば，志向性も存在・意味・価値も移ろっている生成的な様相を問題にする本論においては，志向性を一意に暫定的に規定する必要はない。むしろ，存在や意味，価値といった立ち現れとの「関わり方」を，志向性を規定することで一方向的にしないことの方が重要である。また，身体，欲望，関心，目的といった志向性もまた「何らかの立ち現われ」（広義の構造）であることは疑い得ないといえるため，本論で目指されるべきはこれら志向性（身体・欲望・関心・目的）と存在・意味・価値といった諸々の立ち現われの関係性を，志向相関性からのみに一方向的に規定しない理路として提示することになるだろう。

### (3) 生成変化の存在論

　さて，今まで述べてきた事柄を考えれば，存在や意味，価値がそれだけで独立に自存，変化したり，システムや世界といった帰趨全体性を持ち込んだり，志向性がそれだけで自存，変化したりする考え方は，本論が目的とする理路としては不適当であることが理解されたと思う。

　ここで，以下のように考えてみる。存在や志向性を独立自存させないということは，それらを互いに関わりながら生成変化していける様相として記述するということである。独立的でない志向性の生成変化は，それと相関している他の存在が生成変化することに対応させずには考えられないだろうし，独立的でない存在の生成変化もまた，それと相関している志向性（身体・欲望・関心・目的）が生成変化することに対応させずに導くことはできないはずだ。さらに，特定の全体性からそれらの生成変化が規定されるとすると，これはまたシステム理論，「世界」存在論と同じ轍を踏むことになるため，生成変化の存在論はむしろ，志向と存在の相互相関性のうちで，それらが生成変化していくような理路とする必要がある。よって，志向性と存在・意味・価値を「相互にその生成に関わっている存在」として整備する以外には，これらの生成変化を「独立自存的，帰趨全体的でない生成変化の様相」として整備することは不可能であると考えられる。これらを考慮にいれて，本論は以下の考え方を採る。

《志向・存在・意味・価値は，相互にその生成に相関しあうことで，互いを生成変化させ合っている》。

この考え方をいくらか比喩的に言うなら，私たちは【相互に相関し移ろっていく諸々の立ち現われ（志向・存在・意味・価値）のなかに生きている】と認識することだといえよう。

　だがここで，この諸々の立ち現われが実体論的，システム的，または志向性からの一方向的な規定として立ち現われると誤解されては元も子もない。したがって，志向または存在が独立自存しているのでも，何らかの全体性に規定されているのでもなく，相互の相関関係の内でのみ，それら「立ち現われ」の《志向・存在・意味・価値》が生起することが理解されるような「概念」を構築する必要がある。

　したがって本論では，この相関関係の内で生起していく「立ち現われ」のことを，ロムバッハの構造存在論に倣って——それ自体で独立自存する実体でもなく，全体性から規定される要素（element）でも無いという意味において——「契機」（moment）と呼称しておく[22]。

　「契機」とは，ロムバッハに依れば「相関によって生じる現象」，「相互の相関関係によってしか規定されえない現象」を示す概念であるが，砕いて言えば，それら「立ち現われ」は，他の「立ち現われ」の生成変化に関わっている「契機」，いわば生成変化の「きっかけ」という存在意味においてのみ，生起していると考えるのである。「契機」の考え方は，後に詳しく述べるように，志向性も存在も，意味も価値も，個々独立して生起したり，ある全体的な規定に従属し続けたりすることはなく，その都度の契機相互の相関性（きっかけの関わり方）によってのみ，その立ち現われの《いかに》が生起する（現象する）ということを示している。それでは，この契機の考え方によって，諸々の立ち現われの生成変化はどのように私たちにとって基礎づけられるのか，構造存在論の理路を辿りながら以下に見ていくことにしよう。

## 2．現場・実践・行為の本質——構造生成
### (1) 現場における経験とは何か

　ロムバッハの構造存在論は，多様な領域における哲学的考察を，構造という概念を用いて縦横無断に論じているが，その中に本論の関心である現場の経験を基礎づけることに益する知見がある。その比喩的なモチーフが，その序論にも記述されている「道」の経験であり，その経験本質が「構造」という概念である[23]。

　どんな道であれ，その道がどのような道であるかは，歩んでみなければわからず，当然歩んでいる途上でもその先の道がどのようになっているかはわからない（と確信されている）。自分が歩んでいる道が上り坂になっていくのか，下り坂になっていくのか，砂利道かアスファルトかは，歩んで見なければわからず，歩んでいなければ「道を経験している」とはいえない。ゆえに，歩むことが道を経験すること

あり，歩み終えたところで初めて，私たちはその道を経験したと感じる。
　その意味で「道」とは，その歩み（行為）のなかで立ち現われていく個別的な契機（上り坂など）が他の個別的な契機と入れ替わりつつ相関していくうちにのみ，その「経験」が立ち現われていく経験であるといえる。この，道を歩む行為自身から生成されていった「諸契機」が互いに相関しあうことで，「道」という『全体的な諸契機の連関』として構成されるという「道」経験の本質を，ロムバッハの議論においては『構造』と呼称する。
　今まで述べてきた「道」という比喩を，「現場」と読み替えてもらえばわかりやすいかもしれない。現場の現象は一回起性で予測不可能であるといえるため，現場にはその時々で比類のない独自な経験，つまり外的な尺度や予測，理論から規定しきれない経験が生成しているといえる。そして，この経験を与える現場を構成していくものは，そのつどの現場において立ち現われていく「諸契機（志向・存在・意味・価値）の移り変わり」以外にない。その意味で，一般に「現場の経験」という言葉で言われているものは，その現場における諸契機の『全体的な連関，相関関係』のことといえる。こうした「その時々の現場に独自な経験の構成」を，『構造』と呼称しているのである。

>　厳密に言えば，「構造なるもの」は存在しない。諸契機が存在するだけである。全体連関〔構造〕は「ある」のではなく，個別的なものの精緻さが由来するところとして表明されるだけである。全体連関を捉えようと試みると，全体からは拒絶されて，個別的なものの継起的な精緻化に依拠するよう指示される，という経験をする。このように道を教示される認識を，われわれは「経験」と呼ぶのである。…（中略）…認識の暫定性が認識の最終的な規定である，いやそれこそ認識の規準にして尊厳であるということが把握されれば，経験は凌駕されることのない形態を獲得する。…（中略）…経験は常に個別経験である。個別経験は常に途上にある。認識行為が途上にある限り，その認識行為は問いのうちにある。経験とは，「実験」がなされると否とにかかわらず，己れを問いのうちに置く知である。(pp.144-145)（〔　〕内筆者）

　そして，現場における経験をよくよく考えてみれば，それまでの経験されているものの撤回や，認識の精緻化といった事態，つまり経験（構造）の修正を意味していることが理解されるだろう。日々のなかで情勢は変貌していく——新たに立ち現われてくる問題や，その解消や未解決などの事態。したがって，次に整備されるべきは，現場の経験が「構造」を変貌させるような異他的な契機として生成することを言い当てることだといえる。そしてロムバッハはこの契機を，「根元的－他者」

の経験であると分析している。

> 道が根元的─他者の無を経由している場合にだけ，生成が，行動する者の誕生を意味する行動が成立する。そのように誕生した者だけが存在する。誕生は絶対的な非（Nicht）から生ずる。絶対的な非は，他のものの只中での根元的─他者として，また他のものとして破り開ける──唯一の可能性の脱去として，死の厳粛さとして，耐え難い笑止なものとして，消耗しているため無理を言えないこととして，うまくいかない為の絶望として。この根元的─他者の根元性は意のままにならぬことのうちに，この他者ではないことのうちにある（死，神，不安，失敗）。(pp.224-225)

根元的─他者と言われるとわかりづらいが，上記引用と，「構造生成の開始は必ず「現実性の瓦解」でもある。」(p.227)という言葉を手がかりにすれば，それは現場における【構造を変貌させる現象の「立ち現われ」】，砕いて言えば【うまくいかないこと】であるといえる。

ここにおいて，疑問に思う人がいるかもしれない。うまくいく／いかないといった区分は，各現場，個々人にとって様々であるだろうし，その説明可能な度合いも判断に入れると，うまくいく／いかないということを言い当てられるのかと。しかし現場が一日としてまったく同じ流れにはならないことを考えれば，その「うまくいく／いかない」といった区分が恣意的であっても，理論や予測（構造）で上手くいく度合いが高くても低くても，手持ちの経験はそのつどの事象に即して新たな経験である『構造』として多かれ少なかれ修正され新たに生成されていることは確かだといえる。

たとえば特定の理論を現場において使うとしてもその使われる対象，事象はその都度異なるため，その使われ方（修正法）もその上手くいき方（生成）も，その都度異なる（修正され生成されている）ことは確かだろう。ということは，現場には程度はどうあれ不可能性（うまくいかなさ，難度）が存している。こうした不可能性に，私たちは対処し，習熟していく。そして，この不可能性の修正，可能性の生成は，「それは行く」という根源的な「成り行き」（Vorgang）の内で生じる[24]。

> 新たな可能性は不可能性を原料として作られており，作りかえられた不可能性である。不可能性はそれによって「より可能的」になるわけではなく，前に「可能性」として待ち構えていたものの段階に後退するわけではない。…（中略）…このようにして達成された可能性は，自力で果たされたものでも，他力に負うたものでもない。また両者の「混合」でもない。歩みが届くこと

> は歩み自体から理解されねばならず，しかもその時々に，たった今なされた歩みから次の歩みだけが生じ，かくして行くこと自体が行く，という風に理解されねばならない。(pp.225-226)

　その意味で，現場に習熟した医療者は，そのつどの現場において，その構造修正は正しいのか誤っているのかといった「尺度」を独自に生成し次第に身につけていくということができるだろう。したがって，根元的‐他者の契機によって脅かされ，「うまくいく」か「いかない」かという不安定なバランスに立脚する現場においては，構造修正の判断の尺度はその都度の構造（諸契機間の相関性，たとえば行為者の志向，環境，対象などの関係性）から，つまり理論的な尺度からでなく──むしろ理論の想起も契機として含めた──現場における【諸契機（志向・存在・意味・価値）の相関関係の移り変わり】によって生成されているといえよう。

　現場の経験とは，内的，外的に立ち現われていく諸契機の継起と相関的に構造（認識，予測，理論，経験）を修正し，その方法で上手くいったことを確信として首尾一貫的に纏め上げることによって得られる。結果，その都度の現場の事象に即して，新たな経験としての構造が生成される。これが本論における『構造生成』の意味である。そして，この構造生成の尺度である「首尾一貫性」とは，論理的整合性でも当初の目的を満たすことでもない。一言でいえばそれは，「見越しえない諸々の可能性の解除」である。現場に入る前はいろいろな目的や意図，起るかもしれない事態といった諸々の可能性を勘案しているが，それらは現場に入らなければ「見越しえない」。その見越しえなさの解除は「成り行き」の歩みの内でのみ立ち現われる。したがって，その都度の現場における実践において，成り行き上うまくいったこと，それが首尾一貫性の確信条件である。

> 「うまくいく」あるいは「首尾よくいく」というとき，予め定められた目標が成就されるわけではなく，見越しえない諸々の可能性が解除されるのである。…（中略）…内的に体験を導いているもの──これだけが成り行きを操作しうるのである──についての自己確信が，構造の規準に関する唯一，したがって一義的な尺度である。構造はうまくいくか否かについてだけ問われる。その他の外的な尺度性には関係付けるべきではない。(p.265)

　ひとまずまとめておこう。ロムバッハは（本論の関心に即して述べるなら）現場の経験の本質を「構造」と呼称し，それが独自で固有な経験として新たに「生成する」とした。それはいわば次々に立ち現われてくる現場の事象の経験，諸契機間（志向・存在・意味・価値）の相関関係による相互的な生成変化の経験に即したかたち

で，手持ちの構造（理論，予測，認識，経験）が新たに生成していくことであった。その構造生成の導き手となるものは，外的な理論的尺度ではなく，それら諸契機を歩み抜いた結果，見越しえない可能性が解除されえた（成り行き上うまくいった）という確信，首尾一貫性であった。

これまでで，まず現場の経験の本質である構造生成についてはそのモチーフ（道，成り行き，首尾一貫性）を描きおおせたと思う。続いて，行為・実践の本質について考察していく。

**(2) 行為とは何か——発現，仕事**

たとえば，何も書かれていないまっさらな紙に，一本の線を引くことを考えてみればわかるように，行為の結果は何らかの事象として与えられ私たちに迫ってくるものである。一本の線が引かれる前には，その線は立ち現われていなかった（と確信されている）ことを考えれば，この事態はいわば「事象が現象する」という言葉が適当であるような，「新たな事象の生成」に関わるという様相を呈していることが分かる。またたとえば，この紙に似顔絵を描いていく場合などはそれら線や色といった異他的な諸々の「事象が現象する」事態が相互に連関しあうことで，それら線や色の集合以上の「像」が「現象する」様相として新たに立ち現われていく，ダイナミックな様相を呈していくことが分かる。そしてこの様相は，その都度独自な様相として生成されていく。

このことは，先に見たその都度の現場において生成する「諸契機」が相互に連関しあうことで『構造』としての経験が成立するという「道の経験」の理路と親和性が高いことを示している。たとえば『描画』における「線，色，筆致，背景，像…」，『会話』における「言葉，身振り，内容，情勢…」，『読書』における「文字，文体，読書環境…」といった，「諸契機」と『構造』の関係を考えてみれば，「道の経験」の本質である『構造』は，行為の本質をも言い当てていることが理解されるだろう。つまり，それぞれの『行為』の経験は，私たちにとって《その都度の異他的な諸契機間の連関生成》，すなわち『構造生成』として生起しているといえる。

そして，この「行為」によって連関していく「諸契機」は，その都度新たに立ち現われていく「現象」であるといえる。この契機の「立ち現われ」を，構造構成主義における「現象」と混同するおそれがあるため，本論ではロムバッハに倣い「発現」と呼称することにする。

> …認識関心が自ら〔意味の〕凝集力を把捉するならば（もちろんこれはそれだけでは起りえず，継起の把捉を伴ってしか起りえないが），もはや所与のものだけが所与性によって支配されているというのではなく，所与性（構造の首尾一貫性，意味）も所与のものの成一果（Er-gebnis）であると捉えら

れる。この瞬間，所与性は自己所与性になる。…（中略）…意味がもはや所与のものを「超えて」いるのではなく，所与のもの自体における所与のものとして現われ，かくして所与のものすべてがその硬直した瞬時性から構造論的な明証へと流動化するならば，意味は自己所与性となる。…（中略）…意味が所与のものから，また所与のものが意味から規定されるならば，そこで展開される自己所与性は全体として発現（Aufgang）と名づけるほか無い。この発現とは，所与のものの発現でも，意味の発現でもなく，この両面に向けて発現する発現そのものである。このような場合には，存在的なものと存在論的なものとはもはや区別できない。そして構造は存在的なものでも存在論的なものでもなく，存在的－存在論的という区別に先行し，この区別を凌駕するものである。(pp.156-157)（〔　〕内筆者）

　上記引用を少し説明しておこう。自己所与性とは，要するにその都度経験されていく異他的な諸契機が成り行きの内で連関し，構造として首尾一貫性が仕上がることを意味している。「発現」とは，所与のもの（存在者）と所与性（存在・意味・価値）とが，成り行きの内でその都度はじめて現象してくることを述べている。たとえば先に例に挙げた，描かれていく「線」の内に立ち現われていく「像」は，描かれるたびにその都度新たな存在者と存在との両面へ向けた発現（線－輪郭，像－人）として，生成されているといえる。そして，この「発現」という概念が，契機の立ち現われ方を説明する。すなわち，その都度の成り行きの内でそのつどの諸契機と連関されていくことによってのみ，そのつどの契機（現象）の《存在・意味・価値》は「発現する」。
　たとえば現場において当該患者の容態が急変することがあるように，その都度のこの存在者（患者）がその成り行きの内でどのような「存在」に成るか（安全か様子見か危険か）は，「前々から」完全に規定することはできない。そしてその存在者の存在意味は診療実践の内で，その都度の成り行き上，新たに生成変化されていくといえる。つまり存在者の「存在意味」は，予め存在者に普遍的に内蔵されているものでも全体性に決められるのでもなく，その都度の諸現象の継起把捉において（成り行きにおいて）はじめて立ち現われる。ロムバッハは，ハイデッガーのように存在を存在者の「基礎」としたり，世界という存在意味の帰趨全体性から規定したりせずに，その都度の成り行きにおいて生じる独自な「存在」の生成（契機の発現）において，この存在者もその存在意味もはじめて生起するとしたのである[25]。そして，この諸契機の発現をロムバッハは，行為（仕事）と関連させて分析している。

## II-4 契機相関性の定式化へ向けて

> 異他的なものの異他性は先所与性にある。先所与性を自己所与性へ変貌せしめる必要がある。自己所与性への変貌は，構造の固有力動性に基づく意味負荷としてしか生起しえない。新たな意味規定のうちで「変貌」は起こる。構造は「自己」として実存しているのであるが，その自己は変貌のうちで己を構成する。実存とは，構造の場合，自己－獲得を意味する。それ以外のしかたでは構造は「存在」しない。…（中略）…この仕上げは同時にまた，諸々の先所与的なものを，構造がそこで自己自身を定立する構造の独自意義へと，手を加えて変えることである。…（中略）…仕事とは，多様な意義をある継起の有する連関のうちへもたらすことであり，しかもこの成り行きがそれ自身の能作に基づいているような仕方で，それを行うことである。仕事の「所産」はこの連鎖の一環にすぎない。…（中略）…あらゆる所産は中間所産として理解することができ，このような所産は一般的な意味ではすべて例外なく「契機」である。(pp.244-245)

たとえば読書や会話といった行為の成り行きは，幾つもの異他的な諸契機が連関し仕上げられていく構造といえる。そしてその文章を読んだり，会話に参加したりといった諸行為は，それら諸契機間に横たわる異他性を，連関させることで独自な構造に仕上げること，すなわち「仕事」と呼称される。そしてこの構造の独自性は，構造に関係付けられていない契機によっても与えられる。ここに，先に述べた異他的な契機と構造の問題が重なってくる。

> 構造は何よりも，構造が指針としている周囲場（世界）によって特徴付けられる（自己を与えられる）。構造が度外視するもの，構造に関係しないものも構造を特徴付ける。そのようなものは関係しないことで構造に関係する。…（中略）…自己境界付けにおいて，除外されているものもまた除外されているものとして処理されている。必ず根本的に開かれ，油断無く目配りしている時にのみ，異他性ないし没関係性があっても差し支えない。(p.249)

例えば本論において，世界経済や政治の問題が実践現場の哲学的解明に必要であれば，それを記さないことは本論の趣旨にとっての逸脱となろうが，筆者の考える限りそれは本論の趣旨にとって必ずしも必要だとはいえない。このように，論考の内容の首尾一貫性，独自性は，論考の志向性に外れる問題を度外視することによっても特徴付けられているといえる。つまり契機は，いかな関わり方であれ，行為によって仕上げられる構造連関に独自性を与える存在として，関係して（発現して）おり，その関わり方を駆動するのが成り行きであり，仕事である。

ひとまずまとめておこう。行為においてもその本質は現場の経験と同じく，「構造生成」にあるということだった。事象に即して，成り行きの内で発現していく諸契機を連関させ，首尾一貫的に仕上げることが，「仕事」という言葉で言われている経験である。そして，それぞれの行為は新たに立ち現われていく契機と先行諸契機とに（関わるにしろ関わらないにしろ）相関関係を与え連関させる点において，諸契機を新たに発現させ構造を変貌させていく経験であった。

このことを本論の趣旨に沿わせると，現場における実践・行為とは，現場の構造をそのつど生成していくことそのものであるということができる。先に述べた現場の経験の本質が「構造生成」であるなら，現場における実践とはその構造生成を稼動させること，そのものである。そのつどの現場において，諸契機を発現させ，構造を変貌させ，新たに諸契機の連関を生成していくことが，本論で提起したい行為という経験の本質である。

## 3．契機相関性の定式化

ここでは，これまで述べてきた生成変化の存在論を，ひとつの生成論的理路，「契機相関性」として定式化する。その内実は，構造構成主義の志向相関性と，ロムバッハの構造存在論における構造生成の理路を援用して整備された生成論的理路であるということができる。

図Ⅱ-4-1の上部の大きな矢印が，構造構成主義における「志向相関性」である。志向相関性とは，《存在・意味・価値は主体の身体・欲望・関心・目的と相関的に

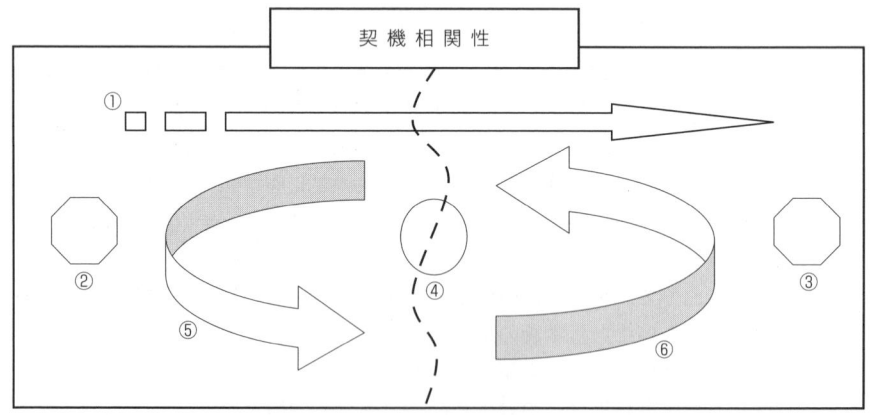

①：構造構成的「志向相関性」／契機相関性　　②・③：諸契機
④：構造構成的「認識主体」／契機　　⑤・⑥：契機相関性

**図Ⅱ-4-1　契機相関性と志向相関性との関係性**

規定される》という「原理」であるが，志向相関性は諸契機との相関性，「契機相関性」を経る事で，「その都度性」を獲得する。つまり「契機相関性」とは，その都度の存在・意味・価値といった諸契機の発現（生成・変化）と相関して，そのつど志向性の立ち現われも変貌していく様相を言い当てているのである。たとえば交渉などが顕著な例であろう。その都度発現していく自分の思惑や相手の身振りといった立ち現われの意味や価値を考慮していくなか，その都度の関心，欲望といった短期的な志向性，いわば「ミニ志向」を相手に目掛けていく。会話における一言や無言，身振り，そのつどの話者の関心はその会話の構造（情勢）の生成変化に関与しているといえるため，それらは構造の生成変化に相関し発現している（関わっている）現象，「契機」であるといえる。そして「行為」は，新たな契機の発現であると同時に，このそのつど生成変化していく諸契機と相関して生成変化する志向群（身体，欲望，関心，目的）と相関的に選択され，かつ諸契機を構造として連関させていくことであるということが出来る。腹が減っているという価値契機が立ち現われているときには，関心や欲望，目的は腹を満たすことを志向し食事を取る行為への価値が高められているといえるが，食事をしていく中で腹が満たされているという価値契機が立ち現われていけば，次第に腹を満たす関心や欲望は薄れていくだろう。そして，満腹になったと了解されたなら，もう食事をとる行為への志向や価値は，腹が減っていた時に比べ減ぜられているといえよう。契機相関性はこの意味で，志向性と存在・意味・価値の生成変化を，契機（発現）との相関性によって「相互相関的な移り変わりによって生成される構造」として認識しようとする生成論的視点（理路）である。

その結果として，この理路は行為と志向性との相関関係をある種循環的に記述することが可能となる。目の前の紙に一本の線を引いたり，誰かと喋ったりといった，そのつどの行為によって生成変化されていく「諸契機（存在・意味・価値・志向）」と相関的に，諸契機を含み変転する現場の『構造』もまた生成・変化されていく。実践的な行為を理論的に基礎づける為に，《構造は諸契機と相関的に生成変化する》という「構造」概念の自己生成的な側面を認識しようとする理路が，契機相関性なのである[26]。

## 5節
## 契機相関性の理論的射程

### 1．契機相関性の機能性

この生成論的理路（契機相関性）は，構造構成主義の中にインストールすることによって，いわば現場における短期的（ミニ）志向群生成についての記述が関心相

関的に選択できるようになる。すなわち，契機相関性を理論探求の目的に照らして選択されるひとつのツールとして，（現象構造化のための方法として）関心相関的に選択することが可能となる。

(1) 志向相関性との異同

だが，ここで改めて疑問に思う人もいるだろう，契機相関性は志向相関性とどこが違うのかと。この問いに答えておく意味でも，契機相関性と志向相関性との異同について述べておく。

端的に言えばその最大の違いは，「志向性もまた構造生成に関わる《一契機》である」と言明している点にある。原理的に考えれば，志向性や存在は常に蠢いているような動的なものであるといえる。志向相関性はその蠢きを前提として，信念対立の解消のために志向性の暫定的規定を方法論的に基礎づけたが，契機相関性はその蠢きを基礎づけるための理路なのである。

ゆえに，この理路は諸契機が「立ち現われつつある（発現する）」様相における記述であることが重要となる。契機がその都度新たに立ち現われてくるがゆえに，わたしたちは契機に対して新たな志向を生成することを志向できる。もちろん大前提のある志向性によってある行為が選択されているとしても，関心がその都度移ろっていくような現場の「最中」について，契機相関性というそのつど生成変化する志向・存在・意味・価値（諸契機）との相関性を記述できる理路の方がそうした事態をより的確に言い当てる（基礎づける）ことができるといえよう。

(2) その都度的な行為・実践の基礎づけ

構造構成主義やそれを援用したメタ研究法である SCQRM は，その中核概念である志向相関性の原理性によって，実践の効率的な運用に効果を発揮する理路であった[27]。それらの理路は現場をその実践者の志向と相関的に構造化されるものとしてきたが，現場には実践者の志向による構造化を変貌させていく諸契機が溢れているといえるため，これらの変貌をも理論的なレベルで言い当てる理路を構成する必要があるのだった。

そうした観点からいえば，本論で定式化した契機相関性は，これら実践における方法論や評価体系の整備に有用な超メタ理論と，予測不可能性が付きまとう現場の経験とを繋ぐ，ひとつの生成論的視点（理路）であるということができる。

1節で見たように，京極は目的相関的実践原理として，加藤は構造構成的精神医療として，現場における実践のメタ理論を構築しているが，契機相関性はこれらの実践論を生成論的側面から原理的に基礎づける（補完する）ものとなっているといえよう。契機相関性は志向相関性に，諸契機と相関して変化するその都度性を与えるため，予測不可能ながらも行為し，その都度の情勢を認識していくような現場のダイナミズムを，メタ理論の場において認識可能にする。この契機相関的観点から

すれば，「実践」とは「現場（構造）を契機相関的にそのつど生成していくこと」といえるため，その都度の現場においての一言や無言，身振りといった諸行為や，その都度移ろって行く志向群といった諸契機の発現と相関し，新たに構造が生成されていく様相として「現場」を認識することができるようになる。

もちろん医療における実践は，慎重にアセスメントを行い，治療方針を決定しカンファレンスなどを通して医療チーム内で治療方針を共有し，なおかつ科学的根拠（エビデンス）に根ざして臨床判断していく必要があるため構造構成主義が有効性を発揮するのだが，それと同時にある時点で決定した治療方針は経過をみながら随時修正，変更していくのであり，「契機相関性」はそうした治療プロセスの根本にある「その都度性」を基礎づける理路となっているのである。

つまりこの契機相関的観点は，「実践の生成論的な基礎づけ」に益する視点であって，志向相関性のような「実践の効率的な運用」に直接益する視点ではない。むしろ，現場が契機相関的に自己生成していくものであるからこそ，志向相関的な静態的な思考が現場に益する視点となっているといえるだろう。しかしながら，この契機相関的観点を実践に関わるメタ理論にインストールすることによって，現場における実践の評価体系や価値判断を，ある志向から静態的に構造化されるものとしてでなく，契機相関的に生成されていくものとして理論的にも現場においても基礎づけることを可能にするのである。

すなわちこの理路は，（医療）実践の「その都度性」の正当性を基礎づける理路ということもできるのである。たとえば現在，医療ミスを訴えるケースが多発しており，それを契機とした医療崩壊は深刻な社会問題となっている。しかし，本論が言い当てたように原理的に医療とはプロセスである以上，予測不可能な事態は常に起こりうるのであり，その時点でもっている情報の中でその都度判断していくほかない。事後的にみれば，「なぜそうした事態を予測できなかったのか」ということは何に対しても可能だが，それは実践者の内的視点からみれば不可能なことだった，ということは十分ありえるのである。そうした意味において医療実践のその都度性を基礎づける——原理上そのようなものであることを言い当てる——契機相関性は，間接的に医療実践に益するものとなるし，ひいては医療崩壊などの社会問題を食い止めるための理論的基盤の一つとして役立ちうる可能性があるのである。

**(3) 関心・目的・方法の探索過程，本質の洞察過程**

契機相関性は，その都度の志向性の移ろいを認識する理路であるため，理論探求において予め自明でない関心や目的を探索していく場合や，方法の妥当性，問題の本質を洞察していく過程を勘案する場合などにも上手く機能するといえよう[28]。契機相関的観点から見れば，関心は契機相関的に構成されていくのだから，とりあえず自分の前に図を描いて見たり，興味のある対象をリストアップしてみたり，過

去の経験を振り返ったり未来を想像してみたりすることの「意義」が方法論的に基礎づけられる。うまくいくかどうかはその都度の現場の成り行きに委ねられているが，私たちが関心や目的を設定する際にそのような想起や記述を行わずに構成できるとは考えにくい。とりあえずの段階であるにしろそれら諸契機を発現させることで，研究者の現場は変容しそれらと相関的に関心が生成されていき，結果として目指される関心や目的の探索過程が行われていくということができるだろう。

　たとえば，西條はその都度性の重要性を経験的に重視しており，『ライブ講義・質的研究とは何か』では「とりあえずの鉄則」として，「やってみないとわからないことが多すぎる」から「その都度その都度これでいいかなと思ったら，とりあえずでいいのですすめていくことが大事」ということを再三強調しているが[29]，契機相関性はまさにそうしたその都度性や試行錯誤性が重視されるような行為や実践を理論的に基礎づける理路なのである。

　もちろん，こうしたその都度性を自然に実行できる人には本論はそれほど有益な視点とはならないかもしれないが，しかし慎重さゆえに研究を進められないという人も少なくないということを考えれば，そうした人が本論を読んで，なるほど確かに行為実践はその都度の「道」を歩む「成り行き」そのものであると深く理解できたならば，最初から良い研究をしようと硬くなり研究が進まないという硬直した事態に陥ることなく，「こういう場合は，とりあえずやってみることによって，はじめてみえてくることがあまりに多いから，まずはとにかく動いてみることだ」といったようによりしなやかに研究を進めることも可能になるといえよう[30]。

　また西條は，実践目的や方法は現実的制約や関心と相関的に規定されると述べているが[31]，関心も現実的制約もその実践過程の中で生成変化していくことはあるだろう。契機相関的に見れば，現場における探索とは，それら発現してきた諸契機を再構成しつつ，ある首尾一貫性に仕上げるよう志向していくことで，結果的にうまくいく関心・目的・方法の探索をしていくことだといえよう。さらに，京極の定式化した「関心相関的本質観取」と連動させれば[32]，そのつどの現場における問題に対する本質観取を，そのつどの志向によって首尾一貫的に評価，判断される，異時観測による複数の原理構成として生成変化させることが可能となる。

　これらの契機相関的観点から，予め自明でない関心・目的・方法・本質を，契機相関的に探っていくというような暫定的な関心・目的・方法の探索過程，本質の洞察過程が得られるということができるだろう。

(4) あらゆる「現場」の生成論的研究の基礎づけ

　本論は主に，たとえば医療現場におけるような，言語行為や非言語的表出を考慮に入れながら動的に行為する実践をメタ理論的に裏づけることを目的に整備されてきた理論であるが，この理路はあらゆる現場に妥当することを眼目としてきたため，

多様な現場において上手く機能することが考えられる。

　たとえば考えられる「現場」としては，教育現場や研究の現場，武術における試合や観戦といった現場，芸術における製作や観賞といった現場，などが挙げられよう[33]。それらはおしなべて，予測不可能性が付きまとう現場であり，契機が発現していき独自の構造が生成していく現場であるといえるため，契機相関的な志向性の移ろいや行為による契機の発現といった本論で述べてきた生成論の考え方が適用できると考えられる。

　このことはさらに，それらの現場を研究する研究者にとって，生成論的な探求の一貫した存在論－認識論を与えることを意味するといえるかもしれない。たとえば構造構成主義の関心相関性の理路を用いて，契機相関性を認識論として採用し，その都度の現場の移ろいや行為を省察する理論構築の可能性が開かれることが期待できる。その際に，外的な尺度を採らず，内的視点として構築してきた本論の理路は，現場における生き生きとした視点を研究の俎上に置くことを可能にするといえよう。

## ●◆● 6 節 ●◆●
## まとめ——契機相関性の意義と限界

　本論では，実践現場における行為の基礎づけという目的のもと，生成変化の確信構造を理論化した「契機相関性」という新たな生成論的視点（理路）の定式化を試みた。この定式化によって，5節でみたようにあらゆる現場に妥当する行為論，生成論の端緒が開かれたといって良いだろう。すなわち，契機相関的観点（認識論）として，成り行きによって発現してくる諸契機について認識することが基礎づけられたのである。これによって，あらゆる実践における，関心・目的・方法・本質の探索が，道を歩む中で生成されてくる過程（プロセス）として基礎づけられた。このことは実践のその都度性を基礎づけるため，先ほども医療崩壊の文脈で述べたように，実践者に対して事後的に成されるような不適当な批判から（間接的にではあれ）実践者を守る可能性があるといえる。

　また，構造構成主義において前提されていた志向性の生成変化を契機相関性として基礎づけたことにより，構造構成主義はもとより，SCQRMやその他の実践に関わるメタ理論を用いる際の諸前提——その都度性——を認識論的に担保する事が可能となった。これらのことは結果として，構造構成主義の理路を用いつつ，実践論や行為論といった生成論的な様相を理論化することの可能性も開かれたことを意味する。つまり，関心相関的に契機相関的観点を認識論として用いることにより，その方法論的な妥当性が担保され，かつ生成論的な様相を理論上においても実践の現場においてもより深く認識することが可能となった。

ただ今回は，基礎となるであろう概念群の構築を主に行ったため，生成的様相についての詳しい記述については不十分な点も多々あると思われる。生成的な様相は多岐に及ぶ，言語行為，武術，芸術など，継承すべき領域は多々存在するため，今後そうした領域における生成的な様相を継承していく必要があるだろう。

また哲学的な問題としては，今回は紙面の都合上，時間性や空間性，自我，他我論といった諸問題，発現する異他的な諸契機の構造論的同一性の構成などについて省かざるをえなかった。そのため本論は，その都度の現場における経験，行為・実践を基礎づけ，実際に使えるツールとしての論述は行いえたといえるが，発生的な諸相を基礎づける「生成論」としてはいまだ論述されるべき問題が残されているといえる。本論は先にも述べたように，生成・発生的な様相を論ずる生成変化の確信構造のもとに構成されているため，この論述を避けて通ることはできないだろう。本論でひとまず暫定的に定式化した契機相関性，発現，構造という諸概念を提起することで，以降の生成論議論の導入としたい[34]。

## 【註および文献】

［１］田中義行　2007　構造構成的認知症アプローチ―様々な手法を適切に利用していくための取り組み　現代のエスプリNo.475　至文堂　pp.181-192.
　　村上仁之　2007　認知運動療法の新展開―構造構成的認知運動療法の構想　現代のエスプリ　No.475　至文堂　pp.148-159.
　　高橋　史　2007　構造構成的臨床心理学―折衷主義の再考と発展的継承　現代のエスプリNo.475　至文堂　pp.137-147.
　　三澤仁平　2008　「健康の不平等」の理論構築に向けて―構造構成的医療化の提唱　構造構成主義研究, 2, 154-176.
　　京極　真　2005　エビデンスに基づいた作業療法の現状，問題，新展開―構造構成主義アプローチ　秋田作業療法学研究, 12,2-8．
　　京極　真　2006　EBR（evidence-based rehabilitation）におけるエビデンスの科学論―構造構成主義アプローチ　総合リハビリテーション, 34（5），473-478.
　　京極　真　2006　エビデンスに基づいたリハビリテーションの展開―構造構成主義の立場から　リハビリテーション科学ジャーナル, 2,1-9．
　　京極　真・西條剛央　2006　Quality of Life の再構築―構造構成主義的見解　人間総合科学会誌, 2（2），51-58.
　　名郷直樹・桐ヶ谷大淳　2007　臨床現場で役に立つかどうかわからない EBM 講座　構造主義医療のアプローチによる Evidence-practice gap の分析　第22回日本家庭医療学会（http://a-youme.jp/jafm2007/program_ig.html（2008年10月27日現在））
　　名郷直樹・福士元春・八森　淳・船越　樹・桐ヶ谷大淳　2008　構造主義医療の挑戦―科学的実体としての疾患と自然言語で語られる疾患のギャップ　第23回日本家庭医療学会（http://a-youme.jp/jafm2008/ws/index 2.html（2008年10月27日現在））
　　志村健一　2008　エビデンスをめぐる三種のちから―構造構成主義的ソーシャルワークの提唱　ソーシャルワーク研究, 34（1），1．
［２］京極　真　2008　「目的相関的実践原理」という新次元の実践法―構造構成的障害論を通して　構

造構成主義研究，2, 209-229.
- [3] 加藤　温　2008　構造構成主義の視点から見た精神医療の一考察─構造構成的精神医療の提唱　構造構成主義研究，2, 134-153.
- [4] 西條剛央　2005　構造構成主義とは何か─次世代人間科学の原理　北大路書房　pp.51-81.
- [5] [4] の pp.160-162
- [6] 池田清彦　1998　構造主義科学論の冒険　講談社　pp.72-81.
- [7] 京極　真　2007　構造構成的医療論の構想─次世代医療の原理　構造構成主義研究，1, 104-127.
- [8] [4] の p.21
- [9] 竹田青嗣　2004　現象学は〈思考の原理〉である　筑摩書房
- [10] 西　研　2005　哲学的思考─フッサール現象学の核心　筑摩書房　[4] の pp.48-49
- [11] Rombach,H. 1971　*Strukturontologie : Eine Phanomenologie der Freiheit*. Verlag Karl Alber Gmbh, Freiburg/München, Germany　中岡成文（訳）1983　存在論の根本問題─構造存在論　晃洋書房
- [12] ロムバッハのこの分類については、主に pp.219-221, pp.307-311 を参照。
- [13] Heidegger, M. 1927　*Sein und Zeit*. Halle a.d.S. : Niemeyer. 細谷貞雄（訳）1994　存在と時間（上・下）筑摩書房　pp.25-101（上）
- [14] ロムバッハも述べているとおり、この定義が実体存在論的な思想を展開した哲学者すべてを代表するものであると一義的には言及できないが、「実体」が「それ自身で自存している」ことを意味していることは確かであるということができる。
  Rombach,H. 1965／66　*Substanz System Struktur in 1*.　Verlag Karl Alber Gmbh, Freiburg/München　酒井　潔（訳）1999　実体・体系・構造─機能主義の有論と近代科学の哲学的背景　ミネルヴァ書房　pp.1-6.
  Aristotelis *Metaphysica*. 出　隆（訳）1961　形而上学（上・下）　岩波書店
  Descartes,R. 1642　*Meditationes de prima philosophia*.　山田弘明（訳）2006　省察　筑摩書房
- [15] [11] の pp.22-39, 161-214
- [16] 高橋昌一郎　1999　ゲーデルの哲学─不完全性定理と神の存在論　講談社
- [17] [13] の pp.190-202（上）
- [18] [13] の p.406（上），p.307（下），[11] の p.144, 326
  ロムバッハは、ハイデッガーの関心（Sorge）を、さらに「間心」（Interesse）という意味，「Inter-esse＝間に─あること」として分析している。つまり関心は、「世界とおのれの間に存在し、双方に関わっている存在」、すなわち世界＝内＝存在，現存在の本質であることを示している。
- [19] [13] の pp.424-427
- [20] [11] の pp.308-309
- [21] [4] の p.78
- [22] [11] の pp.18, 25, 26, 31, 102, 137, 151
- [23] [11] の pp.1-4
- [24] [11] の pp.155-169, 225-226, 238-243
- [25] [11] の pp.38-63, 151-169, 292-295
  ロムバッハのこの考え方は存在論的同一性（構造論）と呼称され、ハイデッガーによって提起された存在論的差異という問題を解消する一つの試みといえる。ハイデッガー自身はこの考え方を「存在論的無差別への逆戻り」として批判したとされるが、これは「成り行き」のなかで生起する構造生成に対する無理解としてロムバッハは棄却した（[11] の pp.359-360）。本論ではそれらの議論に関して紙面の関係上論ずることができずその検証は次稿に譲りたいが、彼はこの生成的な考え方を自我─他我論、時間─空間論に応用しており、その原理性は相当の深度が期待できる。
  詳しくは [11] の主に pp.98-132, 260-264, 320-349 を参照。
- [26] 斎藤清二　2008　物語と対話に基づく医療（NBM）と構造構成主義　構造構成主義研究，2, 177-189.
- [27] 西條剛央　2008　ライブ講義・質的研究とは何か　SCQRM アドバンス編─研究発表から論文執筆，

評価，新次元の研究法まで　新曜社　pp.193-239.
- [28] 西條剛央　2007　ライブ講義・質的研究とは何か　SCQRM ベーシック編―研究の着想からデータ収集，分析，モデル構築まで　新曜社　pp.53-71.
- [27] の p.182
- [29] [28] の pp.85-97, 112-113, 220-222
- [30] この考え方はある意味で，「完全な認識の不可能性」を前提として「行為」する，戦略的ニヒリズムに通じる行為論といえよう．
Nietzsche, F. 1956 *Die Unschuld des Werdens*. Der Nachlass, Ausgewählt und geordnet von Alfred Baeumler, Erster und Zweiter Band, Alfred Kröner Verlag in Sttutgart (Kröners Taschenausgabe, Band 82 und 83)　原　佑・吉沢伝三郎（訳）　1994　生成の無垢（上・下）　筑摩書房
- [31] [28] の pp.60-61
- [32] 京極　真　2008　「方法」を整備する―「関心相関的本質観取」の定式化　看護学雑誌, 72 (6), 530-534.
- [33] 筆者が見聞きしている生成論的な研究としては，文芸批評の一方法論である生成批評や，舞踊，イメージ（主に絵画）の意味生成論などが挙げられる．
  松澤和宏　2003　生成論の探求　名古屋大学出版会
  石渕　聡　2006　冒険する身体　現象学的舞踊論の試み　春風社
  岩城見一　2001　感性論―エステティックス―開かれた経験の理論のために　昭和堂
- [34] 事実，構造存在論が描き出している理路の中で，本論で述べることができたのは構造体制と構造力動性，そして構造生成のさわりほどであるが，基本的な構造生成のモチーフは素描できたと考える．今後はこれの他の生成論的存在論との詳細な差異化や，構造生成，構造結合論に至る精緻化を行う必要がある．

## 【謝辞】

ネキダリス勉強会の皆様との議論がなければ本論は生成され得ませんでした．有難う御座いました．最後に，この理路に関わったすべての人たちに感謝の意を込めて．有難う御座います．

原著論文（研究）

# II-5 構造構成的—教育指導案構成法の提唱
## ——実践知の伝承・継承・学び合いの方法論

山口 裕也

> 教育制度の究極的な目標は，自己教育をその人自らが行えるようにすることである。
> ガードナー（Gardner, J.）[1]

### ◆◆◆ 1節 ◆◆◆
### はじめに——「教育」という営為と，その「伝承」「継承」「学び合い」

人間社会における「教育」という営為は，「伝承」「継承」「学び合い」という機能を媒体として発展してきたといえる。「人」から「人」へと伝承し，継承され，学び合われる教育という営為には，例えば学校教育においては，「教師」から「教師」へ，「教師」から「子ども」へ，「子ども」から「子ども」へ，「子ども」から「教師」へ，そして，それにかかわる「あらゆる人」の間で，といったように，「人」と「人」とが相互に作用し合う，人間社会の根本原理を見いだすことが可能である。人は——それが自覚的ではないとしても——人から教育を施されることによって成長・発達し，教育を施す人もまた，人に教育を施すことによって成長・発達する。そして，そうであるならば，人間社会は，あらゆる場面での教育によって支えられているといっても過言ではない。

しかし，公教育においては，以下で述べていくように，今後，「教師」から「教師」へと実践知を伝承・継承し，学び合うという意味での継承[2]機能が低下する可能性が高いと考えられる。

## 2節
## 公教育の継承機能の低下危機

### 1．公立小・中学校教員数の年齢別構成の変化

　例えば，公立小・中学校教員数の年齢別構成（以下，単に教員構成とする。図Ⅱ-5-1[3]）からは，今後10―20年近くの間に大量の教師が退職を迎えるという事実を確認できる。また，佐藤[4]によれば，少人数学級や習熟度別指導の普及により，この数年間で非常勤講師と臨時採用教師の数が爆発的に増加した。ある県では，新任採用教師の10倍近い人数を採用しているという。もちろん，これらの教師すべてが経験年数が少ないという意味での若手教師であるわけではないものの，今後，30人

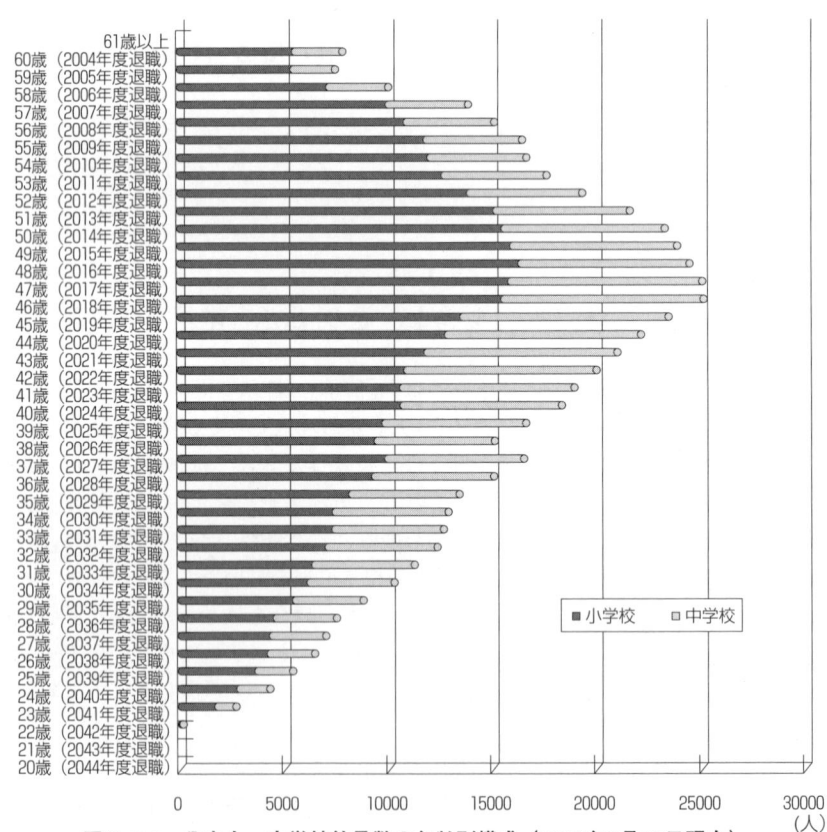

図Ⅱ-5-1　公立小・中学校教員数の年齢別構成（2005年3月31日現在）[3]

（程度）学級などが導入・普及すれば，教師数が不足することで新任採用教師数が増加し，ますます教員構成は若年化することが予測される。

　公教育を支える土台の一つは，「教師」，そして，その「質」と「量」である。教員構成が若年化すれば，若手教師が，日常的にベテラン教師から指導・育成される機会の減少につながるだろうし，このような機会が減少すれば，指導・育成する側，される側を問わず，教師の力量形成の機会が減少することになると考えられる。すなわち，教師の「量」の変化は，優れた実践知を「伝承」する側の教師「数」の不足につながり，「質」，その中でも特に若手教師の「指導力」に影響を及ぼす可能性を否定できないといえる。

　もちろん，教員構成の若年化はあくまで「量」の問題であり，そのことがそのまま公教育の継承機能の低下，さらには公教育全体の教育力，各々の学校の学校力，個々の教師の指導力といった「質」の低下につながるという安易な予測はできない。しかし，ここで強調しておきたいのは，教員構成の若年化に伴って，今後，公教育の継承機能が低下する可能性があり，そのことが，公教育にどのような影響を及ぼす可能性があるのかということを，学校に通う子どもたちのあらゆる要因について言及する際に，必ず考慮しておく必要があるということである。例えば，昨今，社会的関心を集める傾向にある子どもたちの「学力」についても，苅谷[5]が指摘するように，「どのような学力観に立とうと，あるいはどんな授業改善の実践論を展開しようと，それを実際に担う教師の質と量の問題を抜きには語れない」のである。

## 2．求められる公教育の継承機能の強化

　上記のことは，教員構成の若年化に起因する，「公教育の継承機能の低下危機」と名付けることができるだろう。そして，この危機への対応は，公教育が人間社会を支えている土台の一つであるという前提に立てば，決して公教育の範疇だけには収まらない課題であることを，再認識しておく必要がある。これらのことから，公教育には，喫緊の課題として，教師間で実践知を伝承・継承し，学び合うという意味での継承機能の強化が求められているといえよう。

### 3 節

## 継承機能の強化に向けて——「継承環境」と「継承方法」の観点から

　上記の課題は，人口動態という社会構造が生み出したものである。このような状況においては，何らかの施策を打っても，即時解決に至らないことは自明である。

## 1．「継承環境」の整備の限界

　教員構成の若年化を受けて，例えば，退職を迎えた教師たちを，現職教師の指導者として各地方自治体教育委員会に再雇用する試みがある[6]。

　しかし，苅谷[7]は，「三位一体の改革」で議論されているように，もし義務教育費国庫負担金制度が廃止されれば，都道府県が負担する教職員人件費は，公立高校で2010年以後，2004年度比で毎年1000-2000億円の負担増となり，義務教育と合わせれば，2018年までに累積で約6兆円になると指摘している。（本推計は，40人学級を前提としたものである。なお，本制度は，2006年から国負担が二分の一から三分の一に引き下げられた。）さらに，苅谷は，「こうした人件費の増加は，定期昇給の制度や退職金の水準を現状維持する限り，国であれ，地方であれ，どこかが負担しなければならないものである。いくら地方に財源を移しても，負担増から地方の自由度が高まるわけではない」[8]と指摘し，「教育費負担の格差はさらに拡大していく。〔中略〕このような時代に，国による給与負担の制度が改変されたり，その役割が縮小すれば，〔中略〕財政力の弱い地域ほど，教員数を減らすために学校の統廃合を進めるか，給与を下げるしかなくなる。前者の場合は，バス通学などの遠距離通学といった負担を子どもに強いることになるし，後者の場合には，教員の質と数の確保が難しくなるという問題が生じる」[9]とも指摘している。これらのことから，必要な教師数の確保さえ困難になる可能性のある中で，さらに退職教師を再雇用することに，一定の財源的限界があることは明らかであろう[10]。

　これに加え，所属校での教育活動という時間的物理的制約のある教師が，教育委員会の行う学校「外」での研修などの場をもって，再雇用された教師から直接指導を受ける機会を一定数以上確保することは困難である。また，再雇用された教師たちが自ら学校現場に赴くという手段をとっても，今後，若手教師数が増加するほど，個々が十分な指導を受ける機会を確保することは困難になるだろう。そもそも，そのような機会を多く設定し過ぎることで，子どもたちと向き合う時間が削減されてしまい，本末転倒に陥る可能性もある。

　これらは，教育委員会の行う人員確保や力量形成の機会の設定といった，学校「外」での「継承環境」の整備という観点からの課題対応に，限界・制約があることを示す一例である。もちろん，このような施策が必要ないということを主張したいわけではない。しかし，地方間格差を含めた財源的限界，教師の時間的物理的制約を考慮すれば，学校外での継承環境の整備だけでは不十分であるといえる。

## 2．求められる「継承方法」の確立

　ここで，学校外での継承環境の整備だけで不十分ならば，例えば退職教師を直接学校現場に再雇用することや，学校「内」での研修，授業研究などを充実させれば

よいという発想は多くの者がもつだろう。

しかし、前者からの課題対応には、一定の財源的限界があることは上述したとおりである。また、後者については、秋田[11]が、現在、特に中学校における授業研究などが、教師が生涯専門的な学びを続ける場として機能し切れていない可能性を示唆するとともに、小中学校教師の半数を占める平均年齢が40歳を超える中堅教師が必要とする研修を、学校「内」で行っていくことが必要であると指摘している。

これらのことは、退職教師や現職教師が、どのように伝承と継承を行い、どのように学び合うのかという具体的な方法を確立することが、公教育の喫緊の課題であることを示唆するものであると考えられる。継承環境の整備を補完する、「継承方法」の確立が求められているといえよう。

### ◆◆◆ 4節 ◆◆◆
### 本稿の問題意識——「いまあるもの」の価値を再度問う

昨今、公教育においては、何らかの課題が発生すると、対症的な観点から、人員投与や、新しく、大掛かりなシステム論の開発などに対応策を求めることが多い状況があると考えられる。しかし、このような策に傾倒しがちになることで、「いまあるもの」を、よりよく伝承・継承し、学び合っていくという観点が、本来、継承を媒体として発展してきたはずの教育、特に公教育には欠けてしまいがちになっているのではないだろうか。そして、このような観点に立ち、個々の教師が、個々に専門性を探求することを促進し、それをよりよく伝承・継承し、学び合う方法の確立が求められているのではないだろうか。本稿の問題意識は、まさにこの点にある。すなわち、「継承環境」の整備を補完するために、「いまあるもの」の価値を再度問い、それをより有効に活かした「継承方法」の提唱を行うことである。

### ◆◆◆ 5節 ◆◆◆
### 教育指導案の機能と現状の教育指導案作成法の課題点

#### 1. 学校教育における教育指導案の機能

教師にとって、学校の教育活動の基本は授業にあるといえる。そして、授業は、それが細案であれ、略案であれ、明文化されないものであれ、教育指導案[12][13]を足場として実践されるものである。この意味で、指導案は、経営計画、教育課程などと並び、学校の教育活動を推進する「いまある」基盤の一つであるといえよう。

指導案は、主として、（a）授業前に自らのねらいを明確にし、自分自身の足場を固め、（b）実際の授業の場において、展開を進める実行案となり、（c）授業後に、

本時を反省，評価し，(d) 協同研究者や授業参観者にとって，指導者の意図や工夫を検討する手がかりを提供することを目的として作成される[14]。また，子どもたちの評価の結果によって後の指導を改善し，さらに新しい指導の成果を再度評価するという「指導と評価の一体化」が答申[15]されて以降，指導案には，子どもたちの評価の観点（方法）を詳細に記述する必要性が一層高まっていると考えられる。これらのことから，指導案は，授業実践のマネジメントサイクル［Plan：授業の構想・立案→Do：授業実践→Check：子どもたちの評価に基づく授業評価→Action：授業改善］すべての段階において機能するものであるといえよう。

## 2．実践知の継承の媒体としての教育指導案

また，酒井[16]は，国語科の指導案について，「百聞は一見に如かずということが真理であって，一見に勝る説明はなかなか困難であろう。しかるに，授業を一見しただけでは理解の及ばない専門性を多く抱えているのが国語の授業であって，〔中略〕指導案は，［そうした］国語の授業の多くの問題を集約し，一聞として示すために利用できる唯一のものとさえいえる」と指摘している。

もちろん酒井の指摘は30年以上前のものであり，映像配信が手軽にできるようになった現在では，指導案が，国語科に限らず授業の専門性を一聞として示すために利用できる「唯一」のものであるとは言い切れないだろう。これに加え，指導案が，授業「前」に展開「案」として作成される以上，授業が指導案どおりに展開するとは限らないし，実際の授業の場においては，ときに指導案を「捨てる」柔軟性こそが必要であるともいえる。しかし酒井の指摘は，「唯一」という点を除けば，ある程度普遍性をもったものであると考えられる。すなわち，授業を一見しただけでは理解の及ばない専門性は，酒井の指摘通り，例えば授業映像を一見しても理解が及ばないと考えられるからである（なお，これは，見る「回数」ではなく「視点」の問題であると推測できる）。そして，指導案は，作成者が意識的にそのような専門性を記述することによって，例えば指導法を学ぶ媒体としても利用できると考えられる。これらのことから，指導案は，実践知の継承の媒体としても利用できる側面があるといえよう。また，指導案は，授業「後」に授業記録などを基にした再構成を行うことで，より有効な継承の媒体として機能するとも考えられる。

## 3．現状の教育指導案作成法の課題点

しかしながら，【単元・教材名】【単元設定の理由】（【教材の性質】【児童生徒の実態】）【単元全体の目標】【単元全体の計画】【本時の目標】【本時の展開】【本時の評価】といった見出しから成る指導案の書式について，相馬ら[17]は，慣習的なものはあっても，作成法そのものは指導教官によって大きく異なるため，各校で定め

られた書式に適合させる際に，整合性が取れなくなったり，記入ミスなどの不足事項が発生したりすると指摘している。また，三田[18]も，指導案の書式は，教材，学習者の状況によって様々なものが想定し得ると指摘している。これらのことからすれば，慣習的な書式に即して作成する指導案では，当該授業の専門性を理解するために必要な記述内容が不足する可能性があることから，指導案を実践知の継承の媒体として機能させることは困難であると考えられる。換言すれば，現状の指導案作成法は，内容的妥当性を満たすための明確な基準をもち得ていないのである。

これに加え，慣習的な書式の相違は，三田の指摘のように，教材，学習者といった要因を反映しているとも考えられるから，各々の状況によって変動するこれらの要因すべてを考慮した上で，指導案の書式を一律に定めることは困難であると考えられる。また，教科が異なればある程度書式も異なるだろうし，教科横断的な総合的な学習の時間のもの，教科ではない道徳のもの，教科指導を通して生活上の課題解決を図ろうとするものなどでは，書式も異なって当然であろう。すなわち指導案の書式は，作成者（指導者）のもつ関心や目的によって異なるといえる。

## 4．必要になる教育指導案作成法の枠組みとその意義

ここまでをまとめれば，現状の指導案作成法の課題を解消し，指導案を実践知の継承の媒体として機能させるためには，読み手となるだれもが，ある程度 (a) 授業の展開やそれがもたらす児童生徒の変容を「予測」できる，(b) 本案のように指導すれば，本案が目指す方向に児童生徒の変容を「制御」できる，(c) 授業を「再現」できる，(d) 授業の展開や指導法を「反証」できる，(e) 指導法を他の学級にも「転用」できる，ひいては，(f) 指導法を学年や教科を越えて「一般化」できる，といったように，広い意味での「科学性」の担保を，指導案の内容的妥当性を満たす基準とする必要があると考えられる。さらに，このことを踏まえれば，必要になる指導案作成法の枠組みは，広い意味での科学性の担保を「原則」とした上で，柔軟に指導案の書式を選択可能な，いわば，慣習的書式に即した作成法群の一段上に位置する，「教育指導案メタ作成法」というべきものであると考えられる。

このような方法論を体系化し，それによって作成された指導案を授業映像などとともにデータベース化した上で閲覧可能にすることは，教師が，自校での教育活動という時間的物理的制約の中で「指導力」の向上を図るために，一定の価値を見いだすことが可能であると考えられる。特に若手教師にとって，指導案に (b) が満たされていることは，指導案によって授業を模倣できるだけでなく，「なぜ，そのように指導することが有効であるのか」といった一見しただけでは理解の及ばない専門性を理解する上で有効に機能すると考えられる。さらに，このような方法論を用いて指導案を作成することが，指導法の開発をはじめとした教師個々の専門性の

探求を促進することによって指導力の向上に寄与するとともに，後進に対して，よりよく自らがもつ実践知を伝承すること，つまり，教師の「伝承力」の向上に寄与することも期待できる。これらのことから，教育指導案メタ作成法の体系化は，公教育の継承機能の強化に資するものになると考えられる。

## 6節
### 本稿の目的

よって本稿では，公教育の継承機能の強化に資するために，教育指導案メタ作成法の体系化を目的とする。

## 7節
### 目的の達成に当たる課題と解決の方向性——構造構成主義

しかし，教育指導案メタ作成法を体系化するに当たり，乗り越えなければならない課題がある。それは，広い意味であっても指導案に科学性を担保することは可能なのか，あるいはそれ自体必要なのか，ということから生じるものである。

#### 1．指導案に科学性を担保することは可能なのか

通常，科学という営みは，暗黙裡の内に「客観的であるべき」とされる。そして，科学性を担保するためには，厳密な条件統制による再現性を満たすことが求められる。この客観主義的な前提に立てば，まず指導案は，「主観を媒介にして作成する以上，科学的ではない」などと批判されることになる。

少なくとも，科学を「客観的であるべき」との立場を採る（協同）研究者にとっては，「本案には科学性を担保するように努めてあり，実践知の継承に貢献することができます」と説明したところで，納得・了解を得られる可能性は低いだろう。また，立場を問わず，「授業は一回起生のものであり，そもそも『再現』を問題にすること自体が間違っている」といった批判がなされることも予想できる。

#### 2．指導案に科学性を担保すること自体必要なのか

他方，「指導案に科学性を担保すること自体必要なのか」，あるいは，「指導案に科学性を担保することが不可能ならば，そもそも科学性を放棄してしまえばよいのではないか」，といった疑義が呈されることも予想できる。

しかし，科学性を全く問題にしなければ，結局のところ，「慣習的な書式に即してさえいれば内容はどうでもいい」といっているに過ぎない。仮に，再現性を全く

満たしていない指導案があったとすれば，それは，作成者自身にも再現不可能，言い換えれば，実践不可能な授業を構想したものにほかならないからである。よって，一回起生の授業を説明する指導案であっても，構想した授業の「実践可能性」を含意するものとして，ある程度再現性を満たすことは必要なのである。

### 3．教育指導案メタ作成法の体系化に当たる課題

　上記は，客観主義を背景とする自然科学の枠組み——主観とは完全に独立した客観的世界の存在を前提し，その法則に迫ること——に従えば，指導案に科学性を担保することが不可能になり，科学性を放棄すれば，いわば何でもアリの相対主義に陥る可能性を免れ得ないことを示唆している。また，前者に限って説明を補足しておくと，客観性の担保を第一義とし，主観性の排除に努めれば，教師の「願い」や子どもたちの「心情」といった主観的な事象を指導案で扱うことは不可能になる。これらのことから，教育指導案メタ作成法を体系化するにあたっては，主観的事象を内包する一回起生の授業を，作成者の主観を媒介として説明する指導案であっても，広い意味での科学性を担保可能であることを基礎付ける理路が必要になる。

### 4．課題解決の方向性——構造構成主義

　本稿では，上記の課題解決のために「構造構成主義」[19][20]を用いる。あらゆる立場を超えた共通地平となる方法概念としての「現象」を出発点として構造化された深い原理性，遠大な射程の説明は他にゆだね[21]，さしあたり構造構成主義の有効性を本稿の目的に沿って述べるなら，それは，一回起生の現象を扱うことが多く，主観的な説明様式を重視する質的研究においても，何でもアリの相対主義に陥らず，それでいて広い意味での科学性を担保可能にする理路を備える点にあるといってよいだろう。すなわち，構造構成主義の理路を教育指導案メタ作成法の理路として『継承』[22]することで，上記の課題解決が可能になると考えられるのである。

　次節では，構造構成主義が，なぜこのような理路となり得るのかを随時例証しながらその理路を『継承』し，教育指導案メタ作成法を体系化していく。

### 8節

## 教育指導案メタ作成法の体系化
### ——構造構成的—教育指導案構成法の提唱

### 1．科学性を担保するための理路の整備

　先に，客観主義を背景とする自然科学の枠組みでは，科学性を担保するために，厳密な条件統制による再現性を満たすことが求められると述べた。しかし，原理的

に考えれば，時空間を統制できない以上，授業に限らずどのような現象も完全な条件統制による再現性を満たすことはできないから，これを科学性担保の基準とすることはできない。よって，指導案に科学性を担保する理路を整備するに当たっては，まず，科学という枠組み自体を根底から基礎付け直す理路が必要である。

構造構成主義の科学論的基盤である「構造主義科学論」[23]では，科学を，あらゆる科学的営為に妥当する枠組みとして，「現象を上手に説明する構造を追及すること」と基礎付け直している。さらに西條[24]は，このことを出発点としつつ，人間科学の科学性を一層基礎付けるために，「構造化に至る軌跡の開示」という理路を導入した。すなわち構造構成主義は，これらの理路によって，一回起生の現象であっても，①現象（に内在する特定の事象群）を構造化し，②構造化に至る軌跡を開示することで，「広義の科学性」を担保することを可能にしたのである[25]。

以下では，このことを，「指導案の作成」という文脈において例証していく。なお，以下で示すように，「構造」とは［コトバとコトバの関係形式］のこと[26]であり，「コトバ」とは「言語」「記号」「数的記号」なども含むもの[27]である。

## (1) 科学性を担保するための条件1──現象の構造化

指導案の書式は，（単時間の授業なら）【教材名】【本時の目標】【本時の設定理由】（【教材の性質】【児童生徒の実態】）【本時の展開】【本時の評価】といった見出しから成る。このことは，指導案の中で，「授業」というコトバを，［授業は，教材（名），本時の目標，設定理由（教材の性質，児童生徒の実態），展開，評価から成る］という他の［コトバとコトバの関係形式］に置き換えているともいえるから，授業（現象）を，それに内在する特定の事象群に着眼して構造化している。すなわち指導案は，「授業を上手に説明する構造」ということができるのである。

よって指導案は，まず，「授業の展開」を構造化していくことで，科学性を担保していくことができる。このことの理解の補助線として，【本時の展開】という見出しにおいて授業の展開が構造化され，［1．本時のアウトラインを示し，学習の見通しをもたせる→2．本時の学習に対する意欲づけをする→〔中略〕→7．本時を振り返り，学んだことを書かせる→8．次時の学習のアウトラインを示す］[28]といった内容が記述された指導案を手にして授業観察に臨む状況を想定してみよう。指導案の読み手は，当該学級の教師や子どもたちの実態を全く知らなかったとしても，この記述を「視点」として，授業の展開やそれがもたらす子どもたちの変容を一定「予測」することができるはずである。さらに，「主発問」「予想される応答」が記述されていれば，教師の発問に対する子どもたちの応答を一定「予測」できるだけでなく，発問をある程度「再現」することも可能になるだろう。

また，ある発問が子どもたちの考えを上手に引き出すものであったとき，その「構造」（コツ）が「指導上の留意点」として記述されていれば，読み手は，それを踏

まえることで，子どもたちの考えを上手に引き出す，言い換えれば，子どもたちの応答を特定の方向に「制御」する発問を「再現」できる可能性も生まれてくる。このように指導案は，コトバによる記述を用いて授業の展開を構造化していくことにより，自然科学の枠組みで用いられてきた「予測性」「制御性」「再現性」といった「狭義の科学性」よりももう少し緩やかな，「予測可能性」「制御可能性」「再現可能性」といった「広義の科学性」を担保してくことが可能になるのである。

そして，こういった「コツ」（構造）こそが，酒井[16]の指摘する「一見しただけでは理解の及ばない専門性」であるといえる。ある日突然教室に立ち現れた「大きなポスター」が，本時教材の主題に迫るために事前に準備しておいた「補助教材」であったり，発言内容によって挙手した先の掌を「グー」（付け足しの意見）か「パー」（異なる意見）か使い分ける「ルール」を作ることで，子どもたちの「伝え合い」を促進したり，また，「黒板に正対して板書すること」が，子どもたちがノートに正対して姿勢よく文字を綴ることへの「感化行為」であったり，あるいは，「資料をきちんと手にもって発表するように促すこと」が，「ものを大切にする心」を育成するための指導であったり……と，授業に内在する専門性は無数に存在し，「視点」をもたずしては理解が困難なものばかりである。しかし，これらは，当該授業の「予測可能性」「制御可能性」「再現可能性」に影響する要因であるから，指導案に広義の科学性を担保しようとすれば，作成者は，これらを読み手に了解可能なものとして上手に記述する必要がある。よって指導案は，広義の科学性を担保できるだけでなく，作成の際，これを内容的妥当性を満たす基準（視点）とすることで，授業の専門性を記述する必要性を可視化することにもなるのである。

**(2) 科学性を担保するための条件2――構造化に至る軌跡の開示**

しかし，現象の構造化のみを科学性担保の条件とするなら，以下のような授業記録も条件を満たしていることになる。このような授業記録も，「対話」（発問・応答）という特定の事象に着眼し，授業の展開を構造化しているからである。

教師：では良いところを話し合ってください。　　　　　　　　〔中略〕
飯野：立野君は「本当の幸せ」という題で書いています。本文の中に二回も「本当の幸せ」と書いていてすごいなと思いました。
高橋：「本当の幸せ」という題は，私もすごいと思いました。　〔中略〕
教師：いい言葉で書いてくれたのね。皆「本当の幸せ」ってどんなことを思う？
古市：安心する。
志賀：もっと安心する。
井上：心が一つになって，寂しい気持ちがない。

　　　　黒田：皆の気持ちが合わさって一つになった。
　　　　寺川：悪い気持ちはみんな忘れてしまっている。
　　　　教師：いいことを言ってくれましたね。立野君の最後の文でよいお勉強をさ
　　　　　　　せてもらいました。（［立野君の感想文のまとめを］板書する）〔板書
　　　　　　　略〕
　　　　教師：今，皆の気持ちはかえると同じように嬉しいな，良かったなという心
　　　　　　　が重なり合っていて「本当の幸せ」で終わることができますね。［今
　　　　　　　日の授業は］これで終わりです。[29]

　しかし，このような記述のみでも科学的知見として成立するならば[30]，これと同型の記述形態を採用する「ドキュメンタリー」「ノンフィクション小説」といったものと科学的知見とを区別することは困難になる。反面，再び厳密な条件統制による再現性を問題にすれば，一回起生の授業という現象を構造化する指導案に，科学性を担保することは不可能である。

　ここで，【本時の目標】が「分数の乗法・除法の計算ができる」に設定されており，【本時の展開】が［1．分数の加法・減法の計算の復習をする（5分）］から開始する授業の指導案を手に取る状況を想定してみる。分数の加法・減法の復習がどの程度必要か，あるいはそれ自体必要なのか，といったことは，当然子どもたちのこれまでの学習状況による。すなわち指導案の読み手が，授業の展開を批判的に吟味して「反証」（修正・発展・棄却）したり，それを子どもたちの実態が異なる学級に「転用」したりするためには，授業の展開が構造化されているだけでは不十分であり，「指導目標」はもちろんのこと，「教材の性質」や「子どもたちの実態」といった，授業の展開を構造化（構想，と読み替えた方が理解が進むかもしれない）する過程で考慮した条件が開示されている必要がある。

　構造構成主義では，このような条件開示を科学性担保のもう一つの条件に位置付け，先に述べた②構造化に至る軌跡の開示という理路として導入している。すなわち指導案において，【本時の目標】【本時の設定理由】（【教材の性質】【児童生徒の実態】）といった見出しを設けるのは，授業の展開を構造化（構想）する際に考慮した条件を開示することで「反証可能性」「転用可能性」を満たそうとする試みであるともいえ，「科学的知見としての指導案」は，この点において対話のみの授業記録やドキュメンタリー，ノンフィクション小説といったものと差異化できる。また，授業の展開を構造化（構想）に至る軌跡の開示によって，指導案の読み手は，授業の専門性の中でも，どのような点に着眼して授業の展開を構想することが妥当なのかといったことを理解できよう。

## (3) 科学性を担保するための理路の『継承』

　以上，構造構成主義の理路を用いることで，指導案に広義の科学性を担保可能であることを例証してきた。しかしながら，ここで自然科学の側からは，「そんなものは科学ではない」といった批判がなされることも予想できる。しかし，例えば「水」を［$2H_2O = 2H_2 + O_2$］と記述することは，「水」（$2H_2O$）というコトバを，他の［コトバ（$2H_2$）とコトバ（$O_2$）の関係形式（＋）］に置き換え（＝），構造化していることにほかならない[31]。また，自然科学の枠組みで用いられてきた条件統制は，構造化に至る軌跡の開示を科学性担保の条件とすることで，「ある条件を統制した」という条件開示の一種として基礎付け直される[32]。すなわち，対象とする現象の性質によって用いるコトバや関係形式の作り方が異なるだけであり，自然科学も人間科学も，①現象を構造化し，②構造化に至る軌跡を開示するという営みは同型なのである。そして，これ以上厳密な条件を求めれば，指導案をはじめとする一回起生の現象から得る構造に科学性を担保することは不可能になり，この条件すら求めなければ何でもアリの相対主義に陥る可能性を免れ得ないことから，科学性担保の条件は，この二つから動かしようがなくなるのである[33]。

　よって教育指導案メタ作成法においては，①現象の構造化，②構造化に至る軌跡の開示，を構造構成主義から『継承』し，①授業の展開の構造化，②授業の展開を構造化に至る軌跡の開示，とした上で，指導案に広義の科学性を担保するための理路とする。この理路はまた，先述したように，授業に内在する一見しただけでは理解の及ばない専門性を，指導案の読み手に了解可能なものとして上手に記述する必要性を可視化する「視点」ともなるのである。

## 2．選択原理の整備――関心相関性の『継承』

　しかし，教育指導案メタ作成法を体系化するに当たり，もう一つ課題がある。授業の展開に内在する「専門性」は挙げだせば切りがなく，またそれを構造化（構想）する過程に影響する「条件」も，過去に学習したすべての単元・教材（学習内容），隣接する学級の状況，学校の風土，果ては学校の立地条件，地域の特性に至るまでほぼ無限に存在するから，これらすべてを指導案に記述することは不可能である。しかし，それらの選択を完全に個々人へとゆだね，「作成者が重要だと思ったものを記述する」とすれば，結局何でもアリの相対主義的枠組みに回収される危険性を否めない。よって本方法論においては，もう一つの課題として，指導案に記述する専門性や条件の選択行為を基礎付ける原理が必要なのである。

　さて，授業という営為を考えてみると，その骨子が，単元や本時の「指導目標」（目的）を設定し，それに応じた「展開」（方法）を構想して実践する点にあることは了解が得られるであろう。したがって授業は，設定した「指導目標」を達成する

ために実践する営為であるともいえるから，指導案に記述する専門性や条件についても，「指導目標」の設定・達成にあたって「強く影響したもの」「特に必要であったもの」などに限定すればよいといえる。そして，このことを基礎付ける原理性を有しているのが，構造構成主義の中核原理「関心相関性」である。

　関心相関性とは，現象するあらゆる「存在・意味・価値は，身体・欲望・目的・関心と相関的に規定される」という原理[34]である。例えば方法論としての「指導形態」を考えるとき，それが「一斉指導」であれ，「グループ指導」であれ，「個別指導」であれ，あるいは指導者が複数となる「ティーム・ティーチング」であれ，それらの「価値」（有効性や妥当性）を，「目的」から切り離して論じることはできない。すなわち関心相関性は，「Aという『目的』を満たすためには一斉指導が有効である」，「Bという『目的』の達成のためにはグループ学習が最も有効だが，子どもたちのこれまでの学習状況（現実的状況）を考慮すると個別学習が妥当である」，といったように，ある方法論が，現実的状況を踏まえ，「目的」に応じて選択されることを言い当てるのである。これは，当然のことを言ったに過ぎないとの批判もあろうが，方法論としては，何でもアリの相対主義的枠組に回収されないためにも，このことを自覚的に理路に組み込んでいることが重要になるのだ。

　関心相関性を教育指導案メタ作成法の選択原理として『継承』することで，授業の展開を構造化し，それに至る軌跡を開示する過程で指導案に記述する専門性や条件は，指導目標（目的）に応じて選択することが基礎付けられる。いくつか例を示すと，先述した「姿勢よく文字を綴ることへの感化行為」という専門性も，「書く活動」に直接関連する指導目標がない授業であれば指導案に記述する必要はないかもしれないし，「子どもたちの実態」という条件も，指導目標の設定・達成に際して特に考慮した要因についてのみ記述すればよいだろう。後者の例についてさらに述べるなら，仮にある授業が新学習指導要領[35]で強調された「言語活動の充実」を踏まえる指導目標を設定するものであれば，【児童生徒の実態】という慣習的見出しを【言語技能を中心とした児童生徒の実態】という新たな見出しに修正し，内容を記述することも，指導目標相関的な条件開示として妥当であるといえる。すなわち関心相関性は，数多ある指導案の（慣習的）見出し・書式についても，指導目標に応じた授業の展開の構造化，それに至る軌跡の開示と相関して，柔軟に修正・選択可能であることを基礎付けるのである。

　なお，本方法論の体系化を終えるにあたって付言しておくと，指導案の書式を成す各「見出し」は，指導目標に応じて授業の展開を構造化（構想）し，それに至る軌跡を開示する過程で着眼した「特定の事象」群に「名付け」をしたものであるといえる。換言すれば，指導案の見出しは授業構想の際の「着眼点」が記述されたものであるということができ，見出し（着眼点）が総体となる全体の書式には，三田[36]

が指摘するように，それを選び取った者の「授業観」が（関心相関的に）反映されるといえよう。すなわち読み手は，指導案の「記述内容」から授業に内在する「専門性」を理解できるだけでなく，「書式」から，どう授業を実践するのがよいと考えているのか，そもそも授業をどのような営為であるととらえているのか，といった，作成者（指導者）の様々な「授業観」を垣間見ることができるといえる。

## 3．構造構成的─教育指導案構成法の提唱

以上，教育指導案メタ作成法を体系化してきた。本方法論は，構造構成主義を『継承』したものであるから，それに至る軌跡を記すためにも，「構造構成的─」と冠することが望ましいだろう。よって本方法論を，［構造構成的─教育指導案構成法］と定式化し，ここに提唱する（図Ⅱ-5-2にはここまでに言及していない「一般化可能性」が組み込まれているが，実のところこれは，上述してきた理路によって半ば必然と導かれるものであるため，次の9節で言及することにする）。

なお，本方法論を［─作成法］ではなく［─構成法］と定式化したのは，以下の理由からである。西條[37][38]や池田[39][40]が指摘するように，「構造」とは，常に修正・発展・棄却される可能性に開かれた「仮構」であり，「構成」され続けるものである（このことは，構造構成的─教育指導案構成法にも当然該当する）。しかし，現状の指導案（構造）は，いったん作成されると，再構成されたり，活用され続けたりすることは少なかったように思う。よって本方法論においては，「指導案は，より上手に授業を説明する──そしてよりよい実践を導く──ための構造として

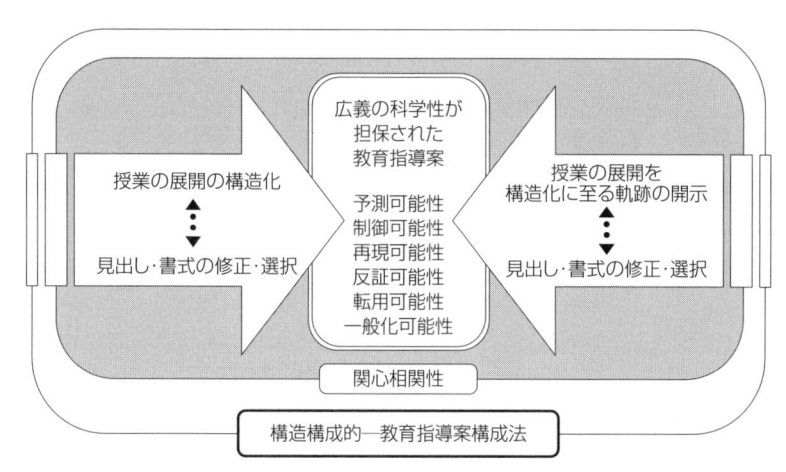

実践知の継承機能を備える
「広義の科学性が担保された教育指導案」を構成可能にする方法論

**図Ⅱ-5-2　構造構成的─教育指導案構成法**

『継承』され,『構成』され続ける」ということを含意するために,［構造構成的―教育指導案構成法］と定式化した。この名はまた,本方法論が,（次9節で述べるように）指導案の「再構成法」としても機能することを含意したものでもある。

### ◆◆◆ 9節 ◆◆◆
## 構造構成的―教育指導案構成法の射程――モデル提示を通して

本節では,後学者のために,構造構成的―教育指導案構成法のモデルを,実際の指導案を用い,授業の構想過程が孕む問題などについても言及しながら提示する。そしてこれを基に,本方法論の射程,すなわち意義と限界について述べる。

### 1．モデル提示

ここでモデルとして用いる指導案は,国語教育研究会「鷹の羽会」[41]塚田美和子教諭のものである（図Ⅱ-5-3）。なお,本案は,塚田教諭が,特に伝承する価値があると判断できる指導法を用いた授業のものを4点提供してもらい,（a）反復練習に終始しがちな語彙指導を,既習教材や子どもたちの生活体験と結び付け,語彙の意味や価値についても考えさせる指導法を用いて実践していたこと,（b）本案には一定広義の科学性が担保されていると判断したこと,を理由として選択したものである[42]。

以下では,（1）本案には,授業の展開を構想に至るまでの厚い記述によって,一定広義の科学性が担保されていること,（2）本案を実践知の継承の媒体としてより機能させるためには,どのような再構成の方向性が考えられるのかということ,を,構造構成的―教育指導案構成法を視点として本案を解釈し,論じていく。

#### (1) 構造構成的―教育指導案構成法を視点とした広義の科学性を担保する記述の解釈例

［下線①］　慣習的に記述する【授業の実施日時】【学校名・学年・組】【児童生徒数（内訳）】【指導者名】【所属】（下線①）などは,授業の展開の構造化（構想）過程に影響する重要な条件である。至極当然に思えるかもしれないが,例えば「学年」や「児童生徒数」が異なれば授業の展開も一定異なるだろう。よってこれらは条件開示となり,授業の展開の「転用可能性」を満たしていると解釈できる。

［下線③―⑥］　本案が他と比較して特に優れる点は,関心相関的観点から記された指導法に関する厚い記述だろう。【3．教材について】（下線③―⑥）では,指導法だけでなくその継承元についても記述し,「この語彙指導によって,教室に一種の美的情感が漂うだろう」「この授業で,子どもたちが自分の力で何かを作り上げていく生き方を自覚させることができる」「この指導法の有効性は確かに理解できる

国語科学習指導案

平成20年1月31日(木) 5校時
杉並区立松庵小学校 3年2組
男子22名 女子16名 計38名
指導者 塚田美和子(学級担任)
国語教育研究会「鷹の羽会」[下線①]

1．教材
　語彙「手」，丸山薫「手」(詩)
2．指導目標 [下線②]
　「手」について，語彙の拡充を図る。
3．教材について
(1)「語彙」の拡充について [下線③]
　「語彙」とは単語の集まりを言う。個人には個人の「語彙」があり，学級には学級の「語彙」がある。「語彙指導」の目的は，簡単に言えば，学級それぞれの子どもたちの「語彙」を豊かに育て，学級総体の「語彙」を豊かに育てることにある。学級の「語彙力」が豊かになれば，当然個々の子どもたちの「語彙力」は豊かになる。個々の「語彙力」が豊かになれば，学級の「語彙力」が豊かになるのは自然である。つまり，「読み」「書き」「聞き」「話す」いずれの学習においても活発な学習が展開される。「語彙の拡充」とはこういうことである。
　鷹の羽会の語彙指導は，語彙の拡充を目的としているのはもちろんであるが，ただそれだけでなく授業によって教室に一種の美的情感が漂い，その雰囲気の中で子どもたちが育っていく。この語彙指導の特徴である。
(2) 語彙指導の方法――「予習的復習」[下線④]
　主として既習教材の整理と統一という立場で行う。幾つかの既習教材を統一という意識で眺めてみると，そこに，何らかの法則の存在を発見するものである。「この法則を予見し，それを仮説として視点を定め，その視点から既習教材を整理し統一する」のである。このような学習を授業に組織するとき，当然の既習の文章の読解の整理が行われるし，また，かつての読解の授業の中で扱えなかった問題を，語彙指導の立場から，全く異なった視点で解決することも可能である。さらに，授業記録の整理統一や，短文指導の学習も含まれてくる。要するに，多彩な授業になるのである。
　こうして，既習教材は新しい光を浴び，甦る。既習の教材は面貌を一新して未習の教材と変わる。そして，次々と新たな問題を提示してくれるのである。
　　　　　　　　(古田　拡・野溝智雄　1971　国語教室の建設―授業展開の論理と方法　新光閣書店) [下線⑤]
(3)「手」の語彙指導について――「手」を取り上げたわけ [下線⑥]
　身体語彙の中でも「手」は大切な語彙である。それは，「手」が，一つには人間が物を作る道具であり，物を創造していく働き，すなわち人間の文化を創っていく働きをもっているからである。また，手で物を作り手で書くことにより「考える力」がついてくるのである。そしてもう一つは，「手」が，人と人との結び付きを作っていくコミュニケーションの道具にもなり，人間社会を築き上げていく上で大切なものだからである。「手」は，自分の心を表現し，人と人とのつながりをよいものにしていく働きをもっているのである。つまり「手」とは，人を支えたり与えたりする重要な語彙であると考える [下線⑦]。
　子どもたちは3年であるこれまでの学習の中でも，いくつもの「手」という言葉に出会ってきている。また，これまでの生活においても，様々な経験をもっていると思われる [下線⑧]。そこで，これらの経験を生かして，ここで「手」の大切さについて考えてみたい。「手」という語彙をより自分のものにしていくために，「手」という語彙が生きて心に残るために，ここで深く心に刻まれる必要があると考えた [下線⑨]。ここで，既習教材 [下線⑩] と子どもたちの経験を出し合って，子どもたちが「手」というものをどうとらえているか，認識を確認したい。そして，「自分の手」に着目し，「手」が「人を支えるものとしての手」「人に与えていくものとしての手」であり，これから先，自分の手で作り上げ，いろいろな人に支えられて生きていくことへの自覚にもつながっていくことを願っている [下線⑪]。
　さらに，語彙の拡充とは，一人ひとりの語彙の拡充と学級の語彙の拡充を意味し，その中でより深い学習ができる。語彙を拡充すれば，豊かに読み・書き・聞き・話すことができる。「手」について，みんなで話し合い考え合って，子どもたちの言葉に対する関心を高め，楽しい学習を行いたい [下線⑫]。
4．本時の展開 [下線⑬]

| 学習活動 | 指導事項および留意点 |
|---|---|
| 1．「手」の起源・読み方について復習する。<br>　ア　象形文字としての「手」　イ　訓読みと音読み | ○「手」に対する学習の意欲づけをする [下線⑭]。 |
| 2．「手を□□□」の言葉集めをする。<br>　手をあげる，手を合わせる，手をつなぐ，手を離す，手を振る　等 | ○「手」の動き・行為がよく出ている他動詞で，既習教材や生活体験の背景を意識させながら考えさせる。 |
| 3．「□□□の手」の言葉集めをする。<br>　自分の手，お母さんの手，お父さんの手，友達の手，お医者さんの手，救いの手　等 | ○既習教材や生活体験の中から思い出せる。<br>○職業(仕事)の手が，単純な物ではなく，人格や心の表れる言葉であることに気付かせる。 |
| 4．「□□□の手」を使った短作文を書き，発表する | ○心に残った手を選び，書かせる |
| 5．詩を読み味わう。 | ○自分の手を思いながら読む。 |

5．本時の評価 [下線⑮]
　・「手」という語彙について関心を高め，これまでの学習や生活と結び付けて，理解を深めることができたか。

図Ⅱ-5-3　モデル指導案：原案

ものの，一つの語彙に時間をかけ過ぎているともいえるから改善の余地がある」，といった「予測可能性」「反証可能性」を満たしていると解釈できる。

[下線⑦，⑧]：「語彙『手』」（下線⑦），「子どもたちの『手』に関わる経験」（下線⑧）は，「指導方法観」[43]を導く「教材（学習材）観」[44]「学習者観」[45]に該当する。同じ「指導法」を用いるとしても，「本時教材」が異なればそれと結び付く「既習教材」は異なるだろうし，本時教材について「生活体験が豊かな子どもたち」と「そうではない子どもたち」とでは，授業の展開も異なるだろう。よってこれらの記述は，授業の展開の「転用可能性」を満たしていると解釈できる。

[下線⑨，⑪，⑫]　ここでは，それ前までの記述を受けて，「『手』という語彙を深く心に刻む必要があること」（下線⑨）を説得的に論じ，「これから先，自分の手で作り上げ，いろいろな人に支えられて生きていくことへの自覚にもつながっていくことを願っている」（下線⑪），「話し合い考え合って，言葉に関する関心を高め，楽しく学習を行いたい」（下線⑫），と，指導方法観を確立している。これらは，塚田教諭の子どもたちへの「願い」を織り込みながら，［指導目標の設定→指導方法観の確立→授業の展開の構想］を行った軌跡の開示であると解釈できる。本案をモデルとして授業の展開を構想するに至る一連の軌跡を開示することは，以下で述べていくように，教師の願い（関心）のみで授業を展開しないためにも重要になるだろう。このことと関連して，苫野[46]は，構造構成主義（関心相関性）を用いて教育学研究のメタ方法論——関心相関的教育論：すべての教育論は関心相関的である——を提唱した論考中において，次のように述べている。

> かつてデューイは，われわれが社会やその中における教育（公教育）を論じるとき，あるべき思想の社会像からそのための社会理論を構築してはならないと論じた[47]。たとえば「多様な価値観をもった人間同士が共存しなければならない」とか，「教育によってすべての人が平等にならなければならない」とかいった「理想理念」をアプリオリに設定し，これを「正当性」の原理とすることは避けなければならない。〔中略〕したがってこうした「理想理念」は，構造化に至る軌跡を明示した上で構成された一つの「仮説的理念」として設定され直す必要がある。そうすれば，われわれはその軌跡を十分に吟味した上で，最も説得力のある「仮説的理念」を選び，そしてそのための「規範」を設定することが可能になるのである。〔中略〕公教育の「正当性」を何らかのアプリオリな理想理念によって措定することも，あるいはこれをただ相対化し続けることもせずに，この「正当性」を導き出した関心それ自体の妥当性を問うという仕方以外に，公教育の「正当性」を論じる「方法」はないであろう。[48]

——かつて，学校教育の状況をして「学級王国」と揶揄する時代があった。その意味するところは，「教室外からの『一切の干渉を排す』という教師の態度」[49]である。しかし，授業が，教育基本法や学校教育法，その他法令にある「教育の目的」「学校教育の目標」（本稿の主旨とは異なるため，これら自体の正当性は問わない）を実現・達成する枠組みとしての価値を帯びている以上，教師の願いのみで授業を展開することは容認されない。すなわち，苫野がいうところの公教育と同様に，教師は，自らの「願い」（ここに「理念」「授業観」などを代入することもできるだろう。以下では，これらをすべて「関心」に一元化する）をアプリオリに（したがって無批判に）構想した授業の「正当性」の原理としてはならないといえる。

このようなことをあえて論じるのは，認識が行動の方向性を規定する側面があることを言い当てた「認識の行動規定性」[50]を踏まえるからである。このことを，（苫野[48]に倣い）ある教師が「多様な価値観をもった子どもたちが共存してほしい」という関心を無批判に（したがって「理想理念」と同型のものとして）もつ状況を想定し，学習指導要領[35]に準拠して例示してみよう。この教師は，例えば社会科の授業研究などの場において，「（多様な価値観をもった子どもたち，ひいては人間同士が共存する）国際社会への参画の基盤として，本国，あるいは諸外国の歴史・文化・習慣・地理などの調べ学習ばかりに傾倒し，日常生活における政治の働きや我が国の政治の考え方についての学習内容を疎かにしている」といった批判を，無自覚の内に受けるかもしれない。すなわち関心もまた行動を規定する側面があると想定でき，教師が自らの関心に対して無批判であることは，子どもたちの学習内容だけでなく，ひいては，それによって養われる知識や技能，精神に，無自覚の内に偏りを生じさせる危険性を否定できないといえる。

では，どのようにして授業を構想すればよいか。その指針となるのが，「教育の目的」「学校教育の目標」，そしてこれらを実現・達成するための計画として教育課程を編成する際の基準ともなる「学習指導要領」（本稿の主旨とは異なるため，学習指導要領にある各教科の目標や各学年の目標及び内容などについても，正当性，また妥当性を問わない）に一定準拠して指導目標を設定することであり，授業の展開を構造化（構想）に至る軌跡として，指導目標と相関的に自らの「関心」を開示することであろう。この意味で本案は，教師の関心（願い）を織り込んだ授業の構想過程を検証の場に開く，「反証可能性」を満たしていると解釈できる。

また，授業の構想過程を検証の場に開くという点に関していえば，本案のように，教材（学習材）観，学習者観（下線⑦，⑧）を踏まえた指導方法観の確立過程（下線⑨，⑪，⑫）を開示することも重要だろう。この点について関口は，教材観を導く方法論の一つである「教材研究」と関連して，次のように指摘している。

過去の国語科指導においては、〔中略〕教師が素材を十分に研究し、理解しているならば、優れた授業・わかる授業が展開するものとされてきた。が、それはとかく学習者不在の、〔中略〕一方的伝達の授業となりがちであった。そうしたことの反省から、近年、教材研究のいま一つの要素として、学習者研究の必要性が強く叫ばれるようになった。〔中略〕〔すなわち〕教材研究の二つの重要な柱は、〔中略〕素材（作品）［教材観］の研究と学習者の実態［学習者観］をふまえた指導法の研究にある。[51]

　国語科，その中から「読みの指導法（理論）」一つをとっても，「文の形は想の形」とする「形象理論」，「通読・精読・味読」の段階から成る「三読法」，読み手が様々な教材（テキスト）と対話しながら様々な読みを創造していく「読者論」，といったように，多種多様な方法論的枠組みが存在する[52]。しかし，8節2項で述べたように，あらゆる方法論の価値（有効性や妥当性）は，目的だけでなく，「現実的状況」とも切り離して論じることはできない。つまり，いくら予習的復習といった指導法（理論）に長け，また，いくら綿密な教材研究によって教材観を確立しようとも，「子どもたちの実態」（学習者観）という現実的状況を踏まえずに指導方法観を確立すれば，たとえ指導目標を学習指導要領に一定準拠させたところで，当該授業が教師からの一方的伝達になる可能性を否定できないといえる。よって本案は，教材観，学習者観を踏まえた指導方法観の確立過程を開示しているという意味でも「反証可能性」を満たしていると解釈できる。
　ここまでの議論を踏まえれば，教師の関心を織り込んだ［指導目標の設定→指導方法観の確立→授業の展開の構想］過程は，関心相関性を基軸として，図Ⅱ-5-4のように基礎付けることができるだろう。よって，構造構成的―教育指導案構成法においては，本図を視点に指導目標に応じた授業の展開を構造化（構想）に至る軌跡を開示していくことで，指導案に「反証可能性」「転用可能性」を満たしていくことができるといえる。また，この軌跡を指導案に記述していくことは，教師が，授業の構想過程，その過程に影響する（無批判・無自覚の）願いや理念，授業観といった関心に自覚的になることで反省的思考を促すだけでなく，自らがもつ専門性への気付きを促し，それを後進へと伝承する力（伝承力）の向上にも寄与できよう。

### (2) 構造構成的―教育指導案構成法を視点とした再構成の方向性

　上述してきたように，本案には，授業の展開を構想に至るまでの厚い記述によって一定広義の科学性が担保されている。しかし本案は，以下で指摘するように，構造構成的―教育指導案構成法を視点とすれば，特に「制御可能性」「再現可能性」に関する記述ついては再構成の余地があるといえる。よってここでは，構造構成的―教育指導案構成法の立場から，本案を実践知の継承の媒体としてより機能させる

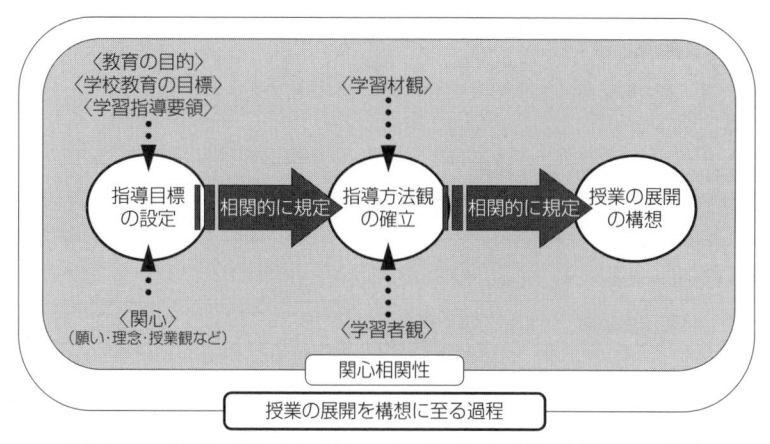

図Ⅱ-5-4 関心相関性を基軸とした，授業の展開を構想に至る過程

ためには，どのような再構成の方向性が考えられるのかを論じていく（図Ⅱ-5-5）。
[下線②，⑮]【2．指導目標】（下線②），【5．本時の評価】（下線⑮）は，「本時の指導を通して，子どもたちにどのような力が付くのか」といったことを読み手に伝える箇所である。また，これらは，「制御可能性」に関する記述と併せることで，「異なる授業の展開の方が，より指導目標の達成に適う」といった「反証可能性」を満たし，指導者自身にとっても「指導と評価の一体化」を実践可能にする。よって，例えば学習指導要領に一定準拠して「価値目標」「技能目標」「態度目標」（二重下線②）を設定，「指導目標に対応した評価」（二重下線⑮）を記述する必要があると考えられる[53]。指導目標を学習指導要領に一定準拠させることは，当該学年までに子どもたちに育てることを目標とする知識や技能，精神の定着度を判断する基準の一つとなるだけでなく，上述したように，教師の関心のみで授業を展開しないためにも重要であるといえる。

[下線⑩] 指導法として予習的復習を用いる以上，本時教材が，どのような既習教材と結び付くのか，あるいは結び付きやすいのか，といったことを記述しておく必要があるだろう。よって，「既習教材」（下線⑩）を，「既習教材（例えば，『手』が重要なキーワードとなる『ちいちゃんのかげおくり』）」などと修正することで，「本時は，語彙の拡充だけでなく，その過程で，『手』をキーワードとして結び付く『ちいちゃんのかげおくり』の読解の整理を行うことができる」といった「制御可能性」に資する記述とすることができると考えられる。あらかじめ本時教材と結び付ける既習教材を決定している場合，この記述は必須であろう。

[下線⑬，⑭]【4．本時の展開】（下線⑬）は，当該授業の展開が構造化された箇所である。しかし，例えば「○『手』に対する学習の意欲づけをする」（下線⑭）

2．指導目標［二重下線②］ ※参考
ア 価値目標：単元（教材）内容についての知識・理解，思考・判断に関すること
　（ア）「手」が，文化を創り，人との関係を築く働き（意味・価値）をもつ語彙であることを理解できる。
　（イ）「手」の成り立ちを理解でき，音読み・訓読み（表記・表音）を正しく用いることができる。
イ 技術目標：その単元（教材）で身に付ける言語活動能力に関すること
　（ア）詩を読む際に，作者が詩をどのような心情で執筆したか想像しながら読むことができる。（読むこと）
　（イ）接続語を用い，論旨の一貫した短作文を書くことができる。（書くこと）
　（ウ）自分の短作文と比較しながら友達の短作文の発表を聞くことができる。（聞くこと）
　（エ）抑揚を付け，「手」に対する考えや思いやが伝わるように短作文を発表することができる。（話すこと）
ウ 態度目標：関心・意欲・態度に関すること
　（ア）「手」をこれまでの学習や生活に結び付け，より身近なものとして意識することができる。
　（イ）（（ア）を受けて）意欲的に考え，自ら進んで発言することができる。

4．本時の学習活動と指導の展開，その留意点［二重下線⑬］

| 児童の学習活動（時間配分） | 教師の指導事項（発問計画と予想される児童の応答含），その留意点 | | |
|---|---|---|---|
| | 主発問（板書計画を含） | 予想される児童の応答 | 留意点 |
| 1．「手」の起源・読み方について復習する。(約5分)［二重下線ⓐ］<br>ア 象形文字としての「手」<br>イ 訓読みと音読み | （ア，イを板書）<br>※アの板書<br>（5本の指，手のひら，手首）<br>🖐→🖐→手 | | ○「手」が身近なものであることを意識させることで，学習への意欲づけをする［二重下線⑭］。 |
| 2．「手を□□」の言葉集めをする。(約15分) | （「手を□□」を板書して）「前に勉強したことや，生活を振り返って考えてみよう」 | 上げる<br>合わせる<br>つなぐ<br>取る<br>離す<br>振る　等 | ○「手」の動き・行為がよく出ている他動詞で，既習教材や生活体験の背景を意識させながら考えさせ，児童の応答順に板書。 |
| ちいちゃんのかげおくり」（既習教材）をざっと黙読。<br>※「予習的復習」の導入（既習教材の復習が，3．の学習活動の予習になる）。 | （ある程度応答があった時点で）「前に勉強したときに出てきた手あったよね。もう一度読んでみよう」「ちいちゃんの気持ちを思い出せたかな」 | | ○ちいちゃんの母の手に対する心情の変化（戦時下で離れてしまい，求め続けた母と天国で再会（手をつなぐ）場面）を意識させる。 |
| 3．「□□の手」の言葉集めをする。(約15分) | （「□□の手」を板書して）「どんな手がある？」「思い出に残っている手がある？」 | 自分，<br>お母さん，<br>お父さん，<br>友達，<br>お医者さん，<br>ピアニスト，<br>救い　等 | ○既習教材や生活体験の中から思い出させ，児童の応答順に板書する。<br>○職業（仕事）の手が，人格や心の表れる言葉であることに気付かせる。 |
| お母さん が出た時点で）ちいちゃんを自分に置き換えて，自分ならどんな気持ちになるかを（再度）考える。<br>※「予習的復習」の導入を受けて。 | 「自分がちいちゃんだったらどんな気持ちになったかな」「お母さんの手を見たことがあるかな。思い浮かべてみよう」 | | ○お母さんの手を契機として，自分が人の手に支えられて生きてきたことを意識させる。 |

5．本時の評価（2．指導目標と対応）［二重下線⑮］ ※参考
ア―（ア）手の働きに関係する内容を用いて短作文を執筆することができたか。
ア―（イ）「手」という語彙の音読み・訓読みを正しく用いて短作文を執筆することができたか。
イ―（ア）詩の内容の中心や場面の様子に合わせ，抑揚を付けながら朗読することができたか。
イ―（イ）論旨が一貫するように，正しく接続語を用いて短作文を執筆することができたか。
イ―（ウ）友達の発表を聞いて，自分の考えや思いと同じ・違うところに気付くことができたか。
イ―（エ）抑揚を付けて短作文を発表することができたか。
ウ―（ア）（イ）言葉集めの際に，指名を待たずに挙手し，自ら進んで発言しようとしていたか。

図Ⅱ-5-5　モデル指導案：再構成（部分的に提示）

という記述だけでは，どれくらいの時間を意欲づけに使えばよいのか，どのような指導が意欲づけになるのか，といったことを読み手が判断できない。よって，「制御可能性」「再現可能性」をより満たそうとするのであれば，<u>「時間配分」</u>（二重下線ⓐ）を加筆し，「<u>○『手』が身近なものであることを意識させることで，学習への意欲づけをする</u>」（[<u>手（教材）を身近に感じる→学習に対する意欲が高まる</u>]）（二重下線⑭），といった構造化をする必要があると考えられる。また，「制御可能性」「再現可能性」，さらに「反証可能性」を一層満たそうとするなら，【4．本時の展開】を，指導目標の達成に際して特に重要になると考えられる「板書計画」「発問計画」「応答予想」「予習的復習」といった専門性を小見出しとする<u>「新たな見出し」</u>（二重下線⑬）に修正し，内容を記述することもできるだろう。

　なお，上記は，あくまで授業「後」に再構成の方向性を示したものである。よってこれは，授業「前」に展開「案」として構成された原案の価値を否定するものではない。授業前に展開案として指導案を構成するのであれば，「子どもたちの興味・関心に基づく内発的な伝え合い・学び合いを促す」という指導目標と相関的に，学習活動や指導の「幅」を一定量担保して（換言すれば，「実践可能性」を含意する「再現可能性」を一定満たして）授業の展開を構造化（構想）するといった選択も可能だろう。（原案は，まさにこのような意図によって構成されたといえる。）何でもアリの相対主義に陥らないこのような柔軟な選択は，構造構成的‐教育指導案構成法が，関心相関性の原理性によって指導案の構成過程を基礎付けているからこそ可能になるのである。

[**全体の書式**]　最後に，上述した再構成の方向性，関心相関性によって基礎付けた授業の展開を構想に至る過程（図Ⅱ-5-4），を踏まえれば，各見出しから成る全体の書式は，【1．教材名】→【2．指導目標】→【3．本時の設定理由――「手」を取り上げたわけ】→【4．本時の指導について】（【（1）「語彙」の拡充について】【（2）語彙指導の方法――「予習的復習」】）→【5．本時の（学習活動と指導の）展開（，その留意点）】→【6．本時の評価】，といったように再構成することもできるだろう。これによって本案には，作成者（指導者）が授業を構想した過程を一定「再現」できる可能性が生まれ，より深い検証の場に授業の構想過程を開くことができるといえる。すなわち指導案は，見出しの「名付け」や「順列」から書式全体を整えていくことで，「授業の構想過程」についても「再現可能性」を満たしていくことができるのである。特に若手教師にとって，ベテラン教師の授業の構想過程が指導案を視点とする思考実験によって一定「再現」できることは，指導力の向上に対し，「授業の構想」という側面から寄与するものになろう。

**(3) 構造構成的―教育指導案構成法を視点とした再構成から得られる継承機能**

　以上，モデルを通して論じてきたように，構造構成的‐教育指導案構成法は，既

存の指導案を再構成する理路（視点）ともなる。これにより，既存の指導案は，実践知を後世へと伝承可能な継承機能を担保できるようになるのである。というのも，本方法論による再構成によって，当該指導案で構造化された授業や指導法は，(a) 目的，(b) 直接的類似性，(c) 構造の類似性，を満たすことを条件とする「アナロジーに基づく一般化」[54]を媒介とすることが可能になるためだ。

例えば，ある教師が (a)「『学び合い』を重視する『国語科』の研究授業をするに当たり，参考になる指導案を探したい」という目的をもつ状況を想定してみる。次に，この教師がある指導案を見付け，(b)「本案の指導法は『学び合い』の促進に資するものであること」（直接的類似性）を把握したとする。そして，この指導法が (c)「『数学科』のものであること」（構造の類似性）を把握すれば，それを国語科に援用できるかもしれない。広義の科学性が担保された指導案は，このようなアナロジーに基づく一般化を容易にし，共有財産化されているとはいい難い学校現場にある数多の創造的な実践知[55]を，「学年」「教科」「校種」，「時間」「場所」といった文脈（制約）を超えて「一般化」する可能性に拓くのである。また，このことは，指導案が「一般化可能性」[56]を満たせることの例証にほかならない。

## 2．構造構成的―教育指導案構成法の限界

しかしながら，本方法論は限界も有している。例えば授業の構想過程において，学習材観を導くためには「学習材研究の方法論」が必要になるし，学習者観を導くためには「児童生徒理解力」といったものも必要になる。よって本方法論は，授業の構想に必要なすべての要素を一括して提供するものではない。

また，指導案を媒体としてある指導法を継承し，自らの授業に援用したとしても，5節2項で述べたように，実際の授業の場においては，ときに指導案を「捨てる」柔軟性をもつ必要があることに留意しなければならない。三田[57]が指摘するように，指導案は，「型」にはまった無機質な授業をするためではなく，放任にならず，それでいて自由な展開を実現するための「足場」となる計画なのである。

これらに加え，授業の展開の構造化とは，授業に内在する特定の事象に関心相関的に着眼して行われるものであり，授業のすべてを写像するものではない。そして，教師と子どもたちの相互作用によって立ち現れる，一回起生，狭義の科学性を――あるいは広義の科学性ですら――担保できない「美的情感」といった現象は，モデル指導案にある「鷹の羽会」のそれのように，筆舌に尽くし難いものがある[58]。これらの意味で，授業の「息遣い」に直接触れることの大切さは決して忘れてはならない。構造構成的―教育指導案構成法が，継承環境の整備を補完する継承方法であることは，本方法論の限界として，最も留意しなければならない点だろう。

## 10節
## おわりに──公教育の「継承」と「恩送り」

　授業が一回起生の現象である以上，「継承環境」の中で記憶にとどめるだけでは，絶えず流転し，色褪せてしまう側面を否定できない。それを記録するにしても，観察者の視点から授業に内在する専門性を余すことなく汲み取ることは困難であろう。他方，構造構成的─教育指導案構成法は，授業を，その専門性とともに，構成者の主観性を排除しないコトバによって構造化する理路を提供し，広義の科学性が担保された指導案を媒体として後世へと伝える「継承方法」の一つとなる。そして，本方法論が，主として実践者のためのものであることを踏まえれば，今後の課題として，これを教師へと伝承していくことが何より求められるだろう。

　しかしながら，この際，本方法論は，「難解な枠組み」として懸念されることも十分予想できる。しかし，指導案の構成とは，それ自体高度な技術が要求される学校現場の優れた実践知なのである。そうでなければ，とうの昔に指導案構成法は体系化され，課題が残る現状には至らなかっただろう。この意味で，構造構成的‐教育指導案構成法は，指導案の構成という学校現場の優れた実践知を原理的に基礎付け，だれもが実践しやすい形に体系化したものであるということができる。

　──最後に，池田修の著書『教師になるということ』[59]から，以下を引用する。

> 　恩送り──いろいろな先生方から戴いたものに対して，恩返しをするなんて[大それた]ことを考えているわけではありません。〔中略〕そもそも，もう亡くなられている方にはどうやっても返すことはできません。
> 　しかし，日本語には，恩返しならぬ，「恩送り」という言葉があります。恩は返すものではなく，次の世代に送るものだという発想です。[60]

> 　私たちはいろいろなものを受け取ってきました。悪いものを取り除き，よいものを受け取り，私たちの世代で少し良いものを増やし，次の世代の子どもたちに伝えていく。それが教育を担う教師の仕事なのだと思うのです。[61]

　公教育の「継承」，その中でも「伝承」とは，まさに「恩送り」にあたるのだろう。そして，いま，公教育の継承機能の低下危機を受け，教育を担う教師間の「恩送り」（伝承）の力が，あらためて求められている。本稿は，このような状況の内において，構造構成主義から──それはとても自覚的に──継承した「恩」を，[構造構成的─教育指導案構成法]という「形」にし，学校現場に数多ある創造的な実

践知の伝承・継承・学び合いに資する方法論として，「次世代」（教師たち）へと，「送る」（伝承する）ものである。

## 【註および文献】

［1］Gardner, J. W. 1963 *Self-renewal*. New York: Harper & Row.
［2］以下では，伝承する（者），継承する（者），学び合う（者）という行為（者）を特別に記さない場合，「伝承」「継承」「学び合い」すべてを含めた概念として「継承」を用いる。
［3］苅谷剛彦　2006　第10章　義務教育の地殻変動と「学力」問題のゆくえ　階層格差拡大を導く「分権化」という名の地域格差拡大政策　基礎学力開発センター（編）　日本の教育と基礎学力―危機の構図と改革への展望　明石書店　pp.209-224. の p. 213
［4］佐藤　学　2006　第2章　転換期の教育危機と学力問題　学力論議と学校の変容　基礎学力開発センター（編）　日本の教育と基礎学力―危機の構図と改革への展望　明石書店　pp.35-50. の pp. 43-44
［5］［3］の p.210
［6］杉並区立済美教育センター・同区教育委員会では，退職教師を再雇用し，各種事業で現職教師の指導者として活用している。なお，本稿で体系化を試みる「教育指導案メタ作成法」（構造構成的／教育指導案構成法）は，これら「継承環境」の整備を補完する「継承方法」の一つでもある。杉並区の各種事業については，下記を参照していただきたい。
http://www.kyouiku.city.suginami.tokyo.jp/plan/pdf/ev_suisin20-22.pdf（2008年11月23日最終確認）
［7］［3］の pp.215-222
［8］［3］の pp.215-216
［9］［3］の pp.218-219
［10］このことと関連して，苅谷は，自身とは異なる方法で教員需給の将来予測を行っている潮木の論考（潮木守一　2005　大量教員不足時代の中での教員養成政策―国立大学法人はどこまで教員養成に責任を持つのか　大學教育研究, 13, 1-13.）を，以下のようにレビューしている。
　「潮木（2005）によれば，首都圏，京阪神，中京といった大都市圏を抱える11の都府県では，急増急減という極端な需給バランスの悪化を見る。これらの地域では，近いうちに大規模な教員不足を迎え，その後，すぐに需要減となる。ただし，需要の減少が起きても，2019年までは他地域に余剰分を回せるだけ減るわけではない。〔中略〕〔また〕埼玉，千葉，東京，神奈川の4都県で生じる教員不足は，茨城，栃木，群馬，山梨4県の教員養成課程の卒業生を1人残らず採用したとしてもなお足りない規模で発生し，しかもそれが19年まで続く。これに対し，東北，中国地方日本海側，四国，九州といった地域を中心に，18の県が2013年前後から教員不足が深刻化する「後期増加型」にあたる。〔中略〕そして2025年以後は，これらの県でも教員不足が顕著になる。その結果，2014年以後に人権費負担増がピークを迎える31県のうち，半数以上の17県〔中略〕では，その時期と同時に教員不足のピークが訪れるというのである」（［3］の p.223）　引用箇所の〔　〕内は著者が加筆した。
［11］秋田喜代美　2006　第9章　教員の力量形成　協働的な知識構築と同僚性形成の場としての授業研究　基礎学力開発センター（編）　日本の教育と基礎学力―危機の構図と改革への展望　明石書店　pp.191-208.
［12］現在の学校教育では，「教育指導案」を，「学習指導案」としている。しかし，本国の教育の目的である「人格の（育成と）完成」の実現を，集団生活を基本とする子どもたちの限りある学校生活の中で試みるのであれば，学習指導と生活指導間には，半ば必然と原理的不可分性が立ち現れると考えられる。よって本稿では，学習指導と生活指導を統合する意味で「教育指導」とし，この「案」として「教育指導案」という語を用いることにした。

[13]「学習指導案」は，教師主導の時代においては「教授案」と呼ばれていたが[14]，一つに，子どもを中心に据えた学習が目指されるようになって，「学習指導案」，すなわち「子どもが学習する」「教師が指導する」という意味を統合した名称で呼ばれることが一般的になったという背景がある。しかし，本論冒頭で言及したように，「教育」という営為においては，「教師が子どもから学ぶ」という状況も十分想定できると考えられる。よって本稿では，それに携わる者すべてが互いに学び合う「教育」という営為の中で，教師が子どもたちを対象として行う「指導」の「案」という意味でも「教育指導案」を用いる。

[14] 中谷雅彦 2007 103 学習指導案 田近洵一・井上尚美（編著）国語教育指導用語辞典 第3版 教育出版 pp.218-219.
[15] 教育課程審議会 2000 児童生徒の学習と教育課程の実施状況の評価の在り方について
[16] 酒井為久 1977 国語科学習指導案の諸問題について 名古屋大学教育学部附属中高等学校紀要, 22, 49-53. の p.53 引用箇所の［ ］内は著者が加筆した。
[17] 相馬孝行・河野真也・後藤貴裕・中村直人・宮寺庸造・横山節雄 1999 学習指導案作成支援システムの開発・評価 電子情報通信学会技術研究報告. ET, 教育工学, 99, 43-50.
[18] 三田誠司 2003 国語科学習指導案の書式について つくば国際短期大学紀要, 31, 117-128.
[19] 西條剛央 2005 構造構成主義とは何か—次世代人間科学の原理 北大路書房
[20] 西條剛央 2008 ライブ講義・質的研究とは何か SCQRM アドバンス編—研究発表から論文執筆，評価，新次元の研究法まで 新曜社
[21] 例えば，[19] の pp.206-236 などを参照されたい。
[22] ここでの『継承』は，西條によって提唱された方法概念であり，「研究対象とする現象に応じて，仮説をより細分化・精緻化していく従来の検証的方向性と，記述や解釈の多様性を拡大する発展的方向性の双方を柔軟に追及可能な枠組み」と定義されるものである（西條剛央 2002 生死の境界と「自然・天気・季節」の語り—「仮説継承型ライフストーリー研究」のモデル提示 質的心理学研究, 1, 55-69.）。なお，本稿における公教育の「継承」機能と区別するために，方法概念『継承』を用いる場合は，以後，二重鍵括弧を付した『継承』と記す。
[23] 池田清彦 1998 構造主義科学論の冒険（講談社学術文庫） 講談社
[24] [19] の pp.155-157
[25] [20] の pp.169-178
[26] [20] の p.140 なお，「構造」は［コトバとコトバの関係形式］（とその総体）であるから，枠組みや文脈によって，「原理」「理路」「理論」「仮説」「法則」「モデル」といったように様々な呼び方をされる。逆にいえば，これらはすべて「構造」として一元化できる。
[27] [20] の p.140
[28] 〔中略〕には，関心の高い教科などの授業の展開を構造化し，代入していただきたい。
[29] 小山春美 2005 シンフォニーのように—「鷹の羽会」の記録 近代文芸社 pp.65-72. 引用箇所の［ ］内は著者が加筆した。
[30] このことは，「対話のみの授業記録」の価値を否定するものではない。こういった授業記録は，例えば教師と子どもたちの社会的相互作用過程を対話分析によって明らかにする際に，有用なデータになるだろう。
[31] [20] の p.169
[32] [20] の pp.174-178
[33] [20] の p.187
[34] [20] の p.26
[35] 文部科学省 2008 小学校学習指導要領（平成20年3月）
[36] [18] の p.119
[37] [19] の p.187
[38] 西條剛央 2008 1章 構造構成的発達研究法とは何か？ 西條剛央（編著） 構造構成的発達研究法の理論と実践—縦断研究法の体系化に向けて 北大路書房 pp.2-35. の p.6

[39] 池田清彦　1988　構造主義生物学とは何か―多元主義による世界解読の試み　海鳴社　pp.219-237.
[40] 池田清彦　2007　構造主義科学論余話　現代のエスプリ　No. 475　至文堂　pp.33-42.
[41] 「鷹の羽会」については、例えば、[29][62]などを参照されたい。特に、文学教材の扱いを通した学級経営や人間形成などについて、貴重な示唆を得ることができるはずである。
[42] 本時の展開中には、「母親の手」を思い浮かべさせる場面がある。よって、本案の授業の展開を「転用」する際には、児童生徒の家庭環境などに十分配慮する必要があることに留意されたい。
[43] 教材観[44]と学習者観[45]から導かれるものを、授業の展開に沿って記述した「…だからこのように指導したい」という指導の方向性。「指導観」ともいう[14]。
[44] (国語科)教材の内容(・要約)、表現上の特色、価値[14]。本稿では、以後、国語科の教材に限定した意味で「教材観」、国語科に限らず各教科の教材や学習内容を含める意味で「学習材観」を、それぞれ用いることとする。
[45] 育成を目指す能力やこれまでの学習の経緯を踏まえた子どもたちの実態[14]。
[46] 苫野一徳　2008　構造構成主義による教育学のアポリアの解消―教育学研究のメタ方法論　構造構成主義研究, 2, 88-110.
[47] Dewey, J. 1980 *The quest for certainty : A study of the Relation of Knowledge and Action*, in *The Later Works* vol. 9. Carbondale : Southern Illinois University Press.
[48] [46]の p.105
[49] 佐藤　学　1999　「学級王国」の崩壊としての「学級崩壊」　日本教育心理学会第41回総会発表論文集, 41, 5．
[50] [20]の p.115
[51] 関口安義　2007　82　教材研究　田近洵一・井上尚美（編著）　国語教育指導用語辞典　第 3 版　教育出版　pp.174-175. 引用箇所の［　］内は著者が加筆した。
[52] 牛山　恵　2007　101　読みの指導理論　田近洵一・井上尚美（編著）　国語教育指導用語辞典　第 3 版　教育出版　pp.214-215.
[53] ここで示した【指導目標】【本時の評価】は、あくまで、学習指導要領に一定準拠した場合に考え得る再構成例を列挙したものである。よってこれらは、必ずこのとおりに【指導目標】【本時の評価】を設定しなければならないということを意味しない。例えば、これらの中から「重点指導目標」とそれに伴った「評価」を設定することや、【指導目標】【本時の評価】は原案のままとし、【本時の展開】で構造化されている各々の「学習活動」に、各々の「評価の観点（方法）」を設定するといったこともできるだろう。
[54] [20]の pp.102-110, 176
[55] 高垣マユミ　2005　序　高垣マユミ（編著）　授業デザインの最前線―理論と実践をつなぐ知のコラボレーション　北大路書房　pp. i - v. の p.ⅲ
[56] 本稿で提示している「一般化可能性」と「転用可能性」の違いを明確にするために、若干説明を補足しておくと、両者の違いは「射程」にある。具体的に述べると、「転用可能性」は、ある授業の展開や指導法を、同一「学年」「教科」の範囲で「転用」できる可能性、「一般化可能性」は、ある授業の展開や指導法を、「学年」「教科」、さらには「校種」を超えて「一般化」できる可能性、といった意図で用いている。すなわち「一般化可能性」は、「転用可能性」と比較してより広範な射程をもつ、ということである。
[57] [18]の p.118
[58] 著者は、実際にモデルとして用いた指導案の授業に参観したが、本時は、まさに「美的情感が漂う」との印象を受けたことも付記しておきたい。
[59] 池田　修　2007　教師になるということ　ひまわり社
[60] [59]の pp.61-62　[　]内は、池田氏に文意の確認をとって本稿著者が加筆した。
[61] [59]の pp.181-182
[62] 古田　拡・鷹の羽会　野溝智雄・吉川邦弘・金田志津枝・末永美代　1990　個を育てる感想文指導・その発見と展開―第一次感想文の第一次元的扱い　近代文芸社

## 【謝辞】

　杉並区立済美教育センターの坂田篤氏，三浦春江氏，吉川邦弘氏，小倉博義氏をはじめとする同センター・同区教育委員会の方々，同区立小学校の塚田美和子氏，田中耕一郎氏をはじめとする同区立学校の諸先生方からは，本文中にもある数多の創造的な実践知を継承させていただきました。また，早稲田大学大学院文学研究科での指導教授である松本芳之先生には，平素から御指導・御鞭撻をいただいています。加えて，ネキダリス研究会の皆様には，本稿に対して有意義なコメントを多数いただきました。これらの方々に，この場を借りて感謝申し上げたいと思います。ありがとうございました。

原著論文（啓蒙）

## II - 6 構造構成主義によるブルデュー理論の問題の克服試論
### ——社会学における信念対立の解消へ向けて

吉崎　一・苫野一徳

### 1節
### 社会学における信念対立

　ネグリチュード（Négritude）を巡る，サルトル（Sartre, J.）とレヴィ＝ストロース（Lévi-Strauss, C.）の次のような論争がある。本論に入る前に，現代社会学における信念対立の構造を，この論争を参照して取り出してみることにしよう。

　アフリカ黒人の文化や伝統の価値を積極的に評価するネグリチュードの思想を，サルトルは，黒人による白人の覇権への抵抗として，弁証法的観点から肯定的に捉える。サルトルからみれば，ネグリチュードは「人種のない社会での人間的なものの実現」のための手段である。

　　〈ネグリチュード〉は弁証法的進行の衰弱した時間〔一時的な契機〕のように見える。命題は白人の覇権の理論的実際的肯定だ。反命題的価値として〈ネグリチュード〉を定位することが，否定性の契機になる。しかし，この否定性の契機は，それ自体で充足するものではない。これを用いる黒人も，そのことを知り抜いている。否定性の契機が綜合を，つまり人種のない社会での人間的なものの実現を準備しようとしていることを，彼らは承知している。このように，〈ネグリチュード〉は己を破壊する性質のものであり，経過であって到達点ではなく，手段であって最終目的ではない。[1]

だが，もう一歩進めば，〈ネグリチュード〉は完全に消え失せるだろう。先祖から伝わる神秘的な，黒い血の泡立ちとされていたものを，ニグロ自身が，地理上の偶然，宇宙の決定作用の気まぐれな産物としてしまう。[2]

サルトルのネグリチュード理解は，弁証法的歴史観に基づいている。これは，白人の覇権に対する，否定性の契機なのである。

一方，レヴィ＝ストロースはこのサルトルの考えに一種の西欧中心主義を嗅ぎ取り，これを次のように批判する。

> 現在の地球上に共存する社会，また人類の出現以来いままで地球上につぎつぎ存在した社会は何万，何十万という数にのぼるが，それらの社会はそれぞれ，自らの目には―われわれ西欧の社会と同じく―誇りとする倫理的確信をもち，それにもとづいて―たとえそれが遊牧民の一小バンドや森の奥深くにかくれた一部落のようにささやかなものであろうとも―自らの社会の中に，人間の生のもちうる意味と尊厳がすべて凝縮されていると宣明しているのである。それらの社会にせよわれわれの社会にせよ，歴史的地理的にさまざまな数多の存在様式のどれかただ一つだけに人間のすべてがひそんでいるのだと信ずるには，よほどの自己中心主義と素朴単純さが必要である。人間についての真理は，これらいろいろな存在様式の間の差異と共通性とで構成される体系のなかに存するのである。[3]

レヴィ＝ストロースは，歴史を弁証法的には捉えない。歴史は，ある一方向に必然性をもって進展するものではない。未開社会にはまた独自の意味と尊厳があって，これを弁証法的歴史観における単なる否定性の契機と捉えるべきではないのである。レヴィ＝ストロースの目から見れば，黒人の文化・伝統はそれ自体で価値のあるものであって，ネグリチュードを白人の覇権を否定する手段と捉えるサルトルのような考えは，結局のところ，西洋社会の歴史的文脈の中に黒人文化を取り込む，自文化中心主義に他ならない。

サルトルとレヴィ＝ストロースの論争は，こうして，ネグリチュードを捉える際のその歴史観や文化観それ自体の根本的相違に由来する。両者はすでに，その思考の構造から異なっているのである。

さて，このような思考の構造それ自体の相違に起因する対立こそ，実は現代社会学において頻繁にみられる現象なのである。それはたとえば，量的調査法と質的調査法という，研究方法の相違による相互の無理解などにみられる。あるいは理論モデルの対立として代表的なものとしては，シュッツ（Schütz, A.）理論とパーソン

ズ（Parsons, T.）理論の対立があげられる。「現象学的社会学」(phenomenological sociology)と「構造機能主義的社会学」(いわゆる構造機能分析，Structural functional analysis）の，どちらが優位かをめぐって争われた二人の往復書簡[4]では，次のようなかみ合わない議論が続いている。

   パーソンズ　「私たちは意見の一致がえられそうにありません」
       「私はあなたの議論のなかに私の立場を揺るがすようなものを見いだせません」
       「現象学に懐疑的であることを私は告白しなければなりません」
   シュッツ　　「あなたの理論を徹底するには，二，三歩さらに前進しなければなりません」
       「議論は対話の貧弱な代替品にすぎません」

現象学的社会学と構造機能主義の対立は，今日の社会理論における避けることのできない問題となっている[5]。二人の論争について，浜[6]は次のようにいっている。

  今日現象学的社会学と構造機能主義の対立は，ミクロ社会学／マクロ社会学，「解釈的パラダイム」／「規範的パラダイム」といった軸上でとらえられている。こうしたとらえ方が両者の関係の重要な側面をとらえていることは間違いない。前者の軸上で両者の対立をとらえる場合には，ミクロとマクロとをつなぐ「失われた環」を見つけることが課題となるだろうし，後者の軸でとらえる場合には，「人間が社会をつくる」ということと「社会が人間をつくる」ということを媒介する論理を探し出すことが課題となるだろう。

現代社会学におけるさまざまな信念対立の根本にもまた，サルトルとレヴィ＝ストロースの間にみられたような，思考の構造（モデル）それ自体の相容れない相違があるのである。自らの拠って立つ思考モデルそれ自体が異なれば，そこから導出された結論同士が対立するのもまた当然のことである。たとえば，シュッツ派は「個人」から「社会」を捉え，他方のパーソンズ派は「社会」から「個人」を捉えようとするが，このアプローチのどちらが適切かを巡って，社会学においては長い間激しい対立が続いてきた。

そこで本稿では，以上のような信念対立が生じてしまう，その思考のモデルそれ自体を，どのように考えれば対立から和解へと，あるいは相補関係へと転換させることができるか，その理路を解明する端緒を開きたいと思う。

さて，しかし実のところこの課題は，社会学の領域においてはすでにブルデュー

(Bourdieu, P.) のハビトゥス (habitus) 理論によって先鞭がつけられているものである（ちなみに，ブルデューは上記論争について直接言及してはいないが，どちらの立場も取らないという姿勢を明確に打ち出している）。本論でみるように，ブルデューがハビトゥス理論を構築したその問題意識の根底には，社会学理論間の対立を，どう調整し克服していけるか，という動機があった。しかしわれわれの考えでは，ハビトゥス理論は，信念対立克服のツールとしてはいまだ不徹底の感を免れない。本稿の目的は，ブルデューの問題意識を継承しつつも，ハビトゥス理論が信念対立克服のためには不徹底であったこと，そして，むしろこの問題は，構造構成主義においてより徹底されて克服されることを明示することにある。

## 2節
## ハビトゥス理論とその問題

### 1．ハビトゥス理論とは何か

まずハビトゥス理論とは何か，ここでざっと概観しておくことにしよう。ブルデューは，ハビトゥスについて次のようにいっている。

> ハビトゥスとは身体化された必然，つまり道理にかなった慣習行動を生成し，またこうして生み出された慣習行動に意味を与えることができる知覚を生成する性向へと転換された必然（である）。[7]

あるいは彼は，次のようにもいう。

> ハビトゥスとは，持続性をもち移調が可能な心的諸傾向のシステムであり，構造化する構造 (structures structurantes) として，つまりプラチック（実践）と表象の産出・組織の原理として機能する素性を持った構造化された構造 (structures structurées) である。[8]

要するに，ハビトゥスとは身体化された行動様式のことであるといってよい。たとえば，大工としての父親の「顔」をみて育った子どもが，建築現場を「遊び」の環境として選んだりする。屋内よりも「自然」の中で遊ぶことを好んだり，そうして逞しい体になることを望んだりする。やがては早く社会に出ることを望み，「普通科」よりも「工学科」への進学を選んだりする。こうしたほとんど無自覚的にとられる行動様式のことを，ブルデューはハビトゥスと呼んだのである。

このハビトゥスによって階層が再生産されている，すなわち階層移動が困難にな

っている，ということを指摘したものが，ハビトゥス理論である．以下の先行研究の検討においても触れることになるが，ブルデューは，ハビトゥスが階層再生産を掻き立てていることを指摘したのである．

## 2．先行研究の批判的検討

ブルデュー研究は，これまで大きく，以下の二つの観点から行われてきた．一つは，ハビトゥス理論を用いた実証研究，もう一つは，ハビトゥス理論それ自体をどう解釈するか，というものである．前者からざっと概観してみよう．

日本のブルデュー研究の先駆けとなった藤田[9]は，ブルデュー再生産論について次のようにいっている．

> このテーマ自体は，いわゆる社会移動研究・位達成研究が一貫して行ってきたことである．しかし，ブルデューの理論の特徴は「ハビトゥス」という概念を用いることにより，個人的な学習過程と社会的な文化体系の再生産過程を同時に射程に入れ，社会過程を要素主義的に矮小化する危険性を回避している点にある．[10]

このような再生産論を活用して，たとえば片岡[11]は，女性の文化の再生産構造を調査している．あるいはブルデューの調査論に着目した北條[12]は，ブルデューの再生産論から，アンケートのとり方そのものが社会的地位の「再生産」につながっているのではないかと主張した．また宮島[13]は，女性の社会的地位そのものが，社会教育のあり方によって，ハビトゥスを通じ，社会的地位の維持と再生産に寄与しているのではないかと主張した．

もっとも，こうしたハビトゥス理論を実証的研究に援用した研究は，ハビトゥス理論それ自体の問題を克服しようとする本稿の目的からすれば，あまり関係の深いものではない．ハビトゥス理論，再生産論が，以上のように，社会学における重要な社会分析の理論として大きな成果を挙げていることが理解されればそれで十分であろう．

一方の，ハビトゥス理論を再解釈しようとした研究は，本稿の目的とより一層関係が深いといえるであろう．宇都宮，小松，山本，クロスリー（Crossley, N.），ノルマン（Nolman, G.），シュタインメッツ（Steinmetz, G.）らの研究が代表的である．

宇都宮のハビトゥス解釈は，これを「生活者」という視点からみるというものである．ここでいう「生活者」とは，「社会的に共有されている解釈図式と自分の生い立ちや個性的な条件に影響された図式との両方を，ものの見方の根底に地平とし

て持っている」[14]人々のことをさす。ハビトゥス理論は，生活者の普段は意識しない振る舞いや言語活動をハビトゥスとして捉えることを可能にする，というのが，宇都宮の考えである。

小松[15]のハビトゥス理論は，ブルデューハビトゥス理論の歴史をさかのぼり，ブルデューがどのように，「ハビトゥス」について述べてきたかを中心に検討したものである。いわば，ブルデューのハビトゥス理論の歴史論である。

また山本[16]は，ハビトゥス理論は「資本」(capital)，「場」(champ)，「プラチック」(実践) などの諸概念とセットで構成されているとしたうえで，そのセットを「資本×ハビトゥス＋場＝プラチック」と定式化している。「プラチック」の領域には，たんに身体化された（主観主義的な）ハビトゥスだけでなく，「資本」が入っている。資本は身体化された資本と客体化された資本（客観主義的な資本）から成り，ハビトゥスはそれらの資本を身体に刻印する，としている。

ノルマン[17]は，ハビトゥス理論を，ウェーバー行為論に着目して説明を試みた。ノルマンは，ハビトゥス理論に一定の規則正しい行動様式があるのではないか，と主張した。しかしここには，ハビトゥス理論の一番の特徴である，一定の行動様式ではとらえきれない何気ない振る舞いが階級文化を形成するという観点が抜け落ちている。

以上の研究は，ハビトゥス理論の内実を，より深く解釈し直そうとしたものだといえるだろう。しかしわれわれの観点は，ハビトゥス理論の再解釈にではなく，むしろブルデューがハビトゥス理論を提示した最大の動機とわれわれの解する，その動機をより十全に達成するため，この理論をさらに乗り越えていくところにある[18]。

この観点からすれば，ハビトゥス理論をより十全な理論として鍛え直そうとした以下の研究は重要であろう。

クロスリー[19]の研究は，メルロー＝ポンティ（Merleau-Ponty, M.）の身体論を援用することで，人々が抱える不安の様式が，ハビトゥス理論によって「計算可能」なものになることを示唆するものである。クロスリーは，階級から生まれる社会不安が，ある程度予測できるのではないだろうかと考えた。

あるいはシュタインメッツ[20]は，ハビトゥス理論に精神分析の概念を援用し，これをより十全なものとして鍛え直そうと試みている。身体や心をどのようにして考えるか，ということを述べたラカン（Lacan, J.）やフロイト（Freud, S.）の「自我」論に注目し，今までのハビトゥス理論は，社会階級などの「社会的事実」に注目するが，社会階級の影響によって形成される「自我」に着目していないのではないかと指摘している。

クロスリーやシュタインメッツは，身体論や精神分析を援用することで，ハビトゥス理論を個々人を捉える際のツールとして再構築しようとしたといえるであろう。

しかしわれわれの観点は，やはり彼らのそれとは異なったものである。ハビトゥス理論は確かに，個々人を捉える際のツールとしても利用可能ではあろう。しかしブルデューは，そもそもどのような動機からハビトゥス理論を構築したのであろうか。われわれが注目したいのは，その点である。そしてハビトゥス理論は，彼の動機に十分に応えうる理論といえるであろうか。

## 3．信念対立克服のツールとしてのハビトゥス理論とその限界

ブルデューには，それぞれの学者が自らの立場に拘泥することでさまざまな対立を起こしてしまう，その現状を克服しようとする構えがある。たとえば彼は次のようにいっている。

> 著作家たち——マルクス（Marx, K），デュルケイム（Durkheim, E），ウェーバー（Weber, M）等々——は，今日の理論空間とこの空間へのわれわれの知覚を構造化（qui structurent）している目印に他なりません。社会学的にものを書くということの難しさは，これこれの時点における理論的空間の中に刻みこまれた拘束と戦わなくてはならない，とくに私の場合でいえば，そうした拘束（tient）が生み出しがちの偽りの両立不可能性と戦わねばならない，という点から起因します。[21]

マルクス主義者はマルクスの理論，デュルケイム主義者はデュルケイムの理論，ウェーバー主義者はウェーバーの理論を金科玉条とする「知覚の拘束」こそが，社会学における創造的な議論を阻んでいる。そうブルデューは指摘する。このようにある知覚モデルに拘泥することを，彼は「馬鹿げた事実」といって批判し，ハビトゥス理論はこれを乗り越えるものだという。

> 規準的な対立（例えば，デュルケイムと，あるいはマルクスとウェーバー）を乗り越えようとするいかなる試みも教育学的ないし政治的退行（もちろん象徴的価値をもつ著作者や概念の政治的使用というのは主たる賭け金のひとつです）に晒されます。その最も典型的な例が個人と社会の対立という，科学的には全く馬鹿げた事実（fait absurde）でして，身体化された，ということはつまり，個体化された〈社会的なもの〉としてのハビトゥス理論は，これを乗り越えようと目指しています。[22]

ハビトゥス理論を使った「知覚の拘束」の克服は，どのように可能か。ブルデューはこれを，「客観化の客観化」として定式化している。たとえば彼は次のようにい

う。

> 大学を対象とするということは，通常は客観化するところのものの，つまり，客観化の行為，客観化を行なう正統性が与えられる根拠となる地位，こうしたものを対象とするものでした。……素朴な対象，外見上の対象（大学とは何か，それはどのように動いているのか）があり，他方では客観化するという独特の行為，客観性と普遍性を主張する客観化という作業を行なう資格があると社会的に認められている制度・機関を客観化するという行為が，対象となっていたのです。[23]

「社会宇宙一般についての，真理をめぐる闘争の場」[24]とされる大学で，これこそが客観的真理である，と，学者たちがさまざまにいい合っている。しかしわれわれは，この客観化をする行為（＝ハビトゥス）それ自体をみる必要がある。これこそが客観である，とするこの客観化の行為は，すでに「知覚の拘束」に縛られているのではないか。われわれはどのようなハビトゥスに基づいて客観化の作業を行ったのか，それを自覚的に認識するために，「客観化」の行為それ自体を客観化することで，自らのハビトゥスを浮き彫りにする。そうすることで，自らが暗黙のうちに依拠していた，理論的前提を自覚できるようになる。ブルデューはそのようにいう。

> 私は，個別的なものとして観察者を観察する——それ自体としては大して興味のあるものではありません——というよりは，観察者と言う立場が観察の上に，実践的，非参加的，非打ち込み的な見方に他ならない，理論的姿勢というものに内在するあらゆる前提事項を，明るみに出したいと思ったのです。[25]

各研究者のハビトゥスを観察することで，知覚の拘束を自覚する。この拘束に拘泥することがなければ，各理論は排他的ではなく相補的なものと考えることができるようになる。ブルデューは次のようにいう。

> 科学を生産しようとする。その際，必要な道具は随所から採用するのです。統計学の手法が必要なら採用する，現象学の手法が有用なら採用する，というやり方です。普通は混ぜませんよね。統計学を使えば現象学は無関係，現象学を使えばマルクス主義など聞きたくもない……私はそんなことはない。研究の対象が複雑なのだから，すべての道具は有用という立場です。色々な

> 手法を組み合わせて使います。[26]

こうして,「客観化の客観化」という視点を自らのうちに備えることで,われわれは,「知覚の拘束」に縛られることなく,自由にさまざまな「手法」を使いこなすことができるようになる。

> 実際には,社会学者にのしかかる社会的決定作用の力に対してどれだけ自由でいられるかは,社会学者が有する客観化の理論的・技術的道具が強力なものかどうか,特におそらくはそれらの道具をいわば自分自身に向け,自分自身の位置を客観化できる能力があるかどうかによって決まる。…さらにそれは,客観化の努力を,自分の軌道と位置によって研究者自身が身につけるようになった性向と関心の方に,自分自身の科学的実践の方に,そして,自分の用いる概念や問題系の中に,さらにはあらゆる倫理的ないし政治的目標の中に科学的実践によって持ち込まれる暗黙の前提の方へと向ける能力があるかどうかによって決まるのである。[27]

自らの客観化の努力それ自体を客観化することで,客観化の行為を相対化すること。これが,ハビトゥスを観察することで可能になる客観化の客観化の意味である。社会学における信念対立の文脈でいえば,ブルデューのハビトゥス理論を中核とした客観化の客観化(相対化)によって,われわれは,どの「信念」(理論)こそが正しいか,という対立問題を免れることができるようになる。

しかしブルデューは,この相対化の手法にのみとどまろうとはしない。そこから,なぜ自分がそのような客観化の努力をするようになったのか,その理由を,自らの「性向」や「関心」などに見出すことにまで注意を向ける。単なる相対化で終わるわけではない,という姿勢が,ブルデューの言葉から読み取れる。

とはいえ,ブルデューの考えはここまでである。彼の基本的構えは,結局のところ,われわれの客観化の行為は個々人の「性向」や「関心」を含むハビトゥスが契機となっているのであって,絶対的なものではありえない,すなわち相対的なものである,ということになる。もっとも彼も,あらゆる理論は性向や関心,あるいは倫理的,政治的実践感覚に拘束されているところまでいい当てることはできた。しかし彼は,この先どのようにすれば諸理論間の対立を建設的に解消し相補関係を作ることができるか,はっきりと明示しなかったのである。信念対立を克服するという目的からすれば,われわれはさらにこの先の道筋を明らかにしておく必要がある。

諸理論を相対化するという次のステップへと進む道筋を,ブルデューは言葉を尽くして論じなかった(おそらく彼は,直観的にはそれを理解しまた実践していたであ

ろう)。しかし社会学の諸理論がある一定の説得力をもって機能している以上，われわれは，単にこれらは皆相対的なものである，ということに，納得することはできないであろう。なぜ，どのように，これら諸理論が妥当性を担保し得ているのか，われわれは明らかにしておく必要がある。これはいい換えると，次のような問題として設定することができる。すなわち，諸理論の妥当性・価値を，われわれはどのように評価することができるのか，そしてまた，ブルデューが「色々な手法を組み合わせて使う」というその組み合わせ方を，われわれはどのように見出すことができるのか。ここに，われわれがブルデューを押し進めて拓くべき道がある。

以上の考察をまとめておこう。ブルデューにはそもそも，ハビトゥス理論によって社会学理論間の信念対立を克服しようという動機があった。そのために，われわれが知覚の拘束のゆえにある信念に固執することになったその事態を，客観化の客観化によって観察可能なものとし，そもそもわれわれの知覚を拘束していた自らのハビトゥスを自覚化するというプロセスを示したのであった。これを図示すると，図Ⅱ-6-1のようになる。

しかしハビトゥス理論は，再三述べてきたように，こうした信念対立が知覚の拘束によって生じた「馬鹿げた事実」であることを指摘するだけに留まっている。そこでわれわれは，こうした諸理論がどのように相補関係を築けるか，その道筋を明らかにする必要がある。

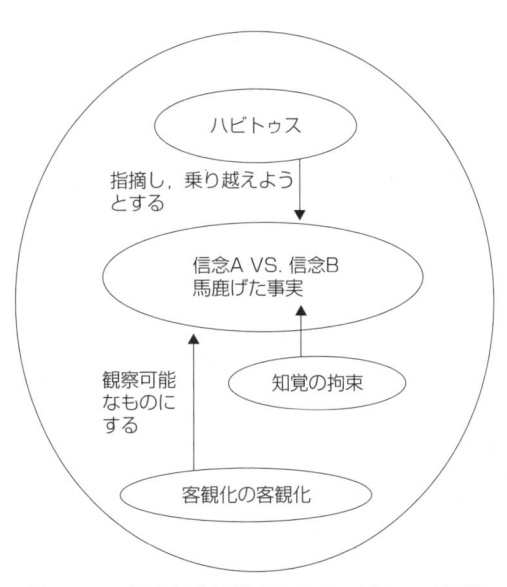

**図Ⅱ-6-1　信念対立克服のためのハビトゥス理論**

## ●●● 3節 ●●●
## 構造構成主義によるハビトゥス理論の克服

### 1．構造構成主義の中核原理——関心相関性の原理

　以下，上述した問題に解答を与えるにあたって，ハビトゥス理論の問題を構造構成主義によって克服することを試みる。

　構造構成主義は，客観主義や科学主義などのモダニズムと，それへの反省から出発した相対主義的なポスト・モダニズムの対立を超克し，双方の限界を補完し，これらを統合するという問題意識に基づいて体系化された「メタ理論」である。その原理性や有効性については，本誌を始めとする多くの研究によってすでに言及されているが，ここでもその中核原理である関心相関性の原理について，少し述べておくことにしよう。その過程で，ハビトゥス理論の問題が構造構成主義によって克服可能であることも理解されるであろう。

　関心相関性の原理は，「存在・意味・価値は主体の身体・欲望・関心と相関的に規定される」[28]という原理である。これはそもそもは，一切の現象は絶対的な客観たりえず，常にわれわれの関心に相関的に立ち現れているということをいい当てた認識論の原理であるが，構造構成主義においてはさまざまな形で応用されている。本稿にとって重要なのは，とりわけ関心相関的な価値評価の原理であろう。西條は次のようにいっている。

> 研究の『質』に焦点化して妥当な評価をするためにも関心相関的観点を身につける必要がある……みずからの関心を通して立ち現れた価値であることを認識することによって，逆算的により妥当な価値評価が可能になるということである。[29]

　ここには，ブルデューの考えをさらに押し進めた洞察がある。あるいは，ブルデューが定式化しなかった問題が，関心相関性の原理によって明示的に視覚化されたといってもよい。

　ブルデューは，ハビトゥスの観察による客観化の客観化の作業によって，それぞれの研究者が「客観的」だと考えていた理論もまた，無自覚に「知覚の拘束」に縛られていたことを明らかにする道筋を提示した。彼もまた，この客観化の客観化の過程において，自らの「性向」や「関心」に目を向ける必要性を論じている。構造構成主義は，これをはっきりと，一切の理論は関心相関的に構築・選択されていることをいい当て，したがってまた，逆にいえば，一切の理論は関心相関的にその妥

当性と価値を評価することができることをいい当てるのである。

　なおここで，関心相関性の原理の原理性について論じておこう。この原理もまた，無自覚に「知覚の拘束」を受けたある理論モデルなのではないかと反論があるかも知れないが，われわれの考えでは，関心相関性の原理は，「知覚の拘束」それ自体がどのように構造化されたかをいい当てる原理にもなっている。たとえば，一方で社会をシステムとして捉えようという関心が，他方で社会を生活世界として捉えようという関心が，社会の捉え方を拘束する。われわれの知覚は，常にすでに，関心相関的に「拘束」されているのである。関心相関性の原理は，ある「拘束」された知覚によって導出されたのではない。「知覚」それ自体を反省したとき，われわれはそれが常にすでに関心相関的に「拘束」されていることを知るのである。つまり「知覚の拘束」は，それ自体が関心相関性の原理によって基礎づけられるのである。このことについて，以下もう少し論じておこう。

　確かに，われわれの知覚はいつでも何らかの形で拘束されているものであろう。卑近な例を挙げれば，古代の生贄の供犠について，古代人であればこれを聖なる行いと見，仏教徒であればこれを殺生として忌避し，近代人であれば野蛮な行為と見なし，バタイユ（Bataille, G.）のような思想家なら，ここに人間の「蕩尽」の欲望を見るであろう[30]。その意味で，われわれの知覚はいつでも拘束されている，という指摘は極めて妥当である。しかしわれわれは，ただに「知覚の拘束」を指摘するに留まる必要はない。この「知覚の拘束」を反省してみたとき，それが古代人としての，あるいは仏教徒としての「関心」に相関的に拘束されているところまで，いい当てることができるのである。

　もっとも，古代人や仏教徒であれば必ず同じ「関心」を共有するということはできないし，そもそもわれわれの知覚を拘束する「関心」それ自体を絶対的に特定することもできない。しかしそれでもなお，われわれは，われわれの知覚が必ず何らかの関心に相関的に拘束されているということを，自らに問うという形で確かめることができるはずである。西條は，この理路は「信じることを要請していない」[31]がゆえに原理と呼ばれうるといっているが，実際われわれは，自らの「知覚」を反省することで，一切が常にすでに関心相関的に拘束されているということを検証し，「関心相関性」の原理の原理性を確かめることができるであろう。そして以上が了解されるなら，ブルデューもまた，社会学における信念対立が実は「馬鹿げた事実」であることを訴えたかったという，そのような「関心」から「知覚の拘束」という考えを構造化したのだということができる。関心相関性の原理は，「知覚の拘束」それ自体をも基礎づける原理なのである。

## 2．関心相関性の原理による社会学の信念対立克服の理路

　以上論じてきた関心相関性の原理を援用することで，実際にどのように社会学の信念対立を克服することができるか。その端緒を，以下で開いておくことにしよう。

　まず，関心相関性の観点からすれば，われわれはあらゆる理論を，「それも結局はあなたのハビトゥスによって構成されたのですよ」と，相対化に終始するに留まる必要はない。たとえば，先述したシュッツ理論とパーソンズ理論の対立克服の課題を浜は次のように述べているが，これもまた，関心相関的な理論選択の観点から整理することができるようになる。

> パーソンズ派理論の準拠点を「行為者」から「社会システム」へ移して構造機能主義を確立し，シュッツはのちに現象学的社会学を生むことになる「生活世界」の現象学的分析へ分け入っていった。……「システム」と「生活世界」の関係は，しばしば考えられているようにマクロ状況とミクロ状況の関係の同一ではない。むしろそれは経験のレベルを異にする二つの社会的全体像の関係としてとらえるべきである。すなわち，「システム」が科学的方法に媒介された科学的経験（Empirie）に属する社会像にあるに対して，「生活世界」は前科学的な世界における行為者の経験に（Erfahrung）に属している世界像なのである。……「システム」と「生活世界」を，このように経験のレベルと統一の原理を異にするふたつの社会的全体像とみなすなら，そのとき構造機能主義と現象学的社会学は，単に科学と学問論という関係にあるのではなく，それぞれ実証的な方向で企てられた二種類の社会学であることになる……「生活世界」と「システム」という二つの社会像の中で，途切れた対話を再開させることこそ今日の社会理論にとってもっとも重要な課題であると思われる。[32]

　これを構造構成主義的にいえば，「システム」としての社会を分析するという関心からすれば，パーソンズ理論を選択することが妥当であり，「生活世界」としての社会を分析するという関心からすれば，現象学的社会学を選択することが妥当である，ということになる。浜が，「途切れた対話を再開させること」として提示した課題を，構造構成主義は，諸理論を関心相関的に選択するという方法で可能にするのである。

　ブルデューの理路は，いわば，各人が「知覚の拘束」に不可避的に縛られているという「馬鹿な事実」を，ただそれが「馬鹿」だといい立てるに留まっている。それに対して構造構成主義は，「知覚の拘束」はわれわれが常にすでに関心相関的に現象を捉えているがゆえに当然であることを認めたうえで，しかしその関心に相関

的に各理論の妥当性は担保されうるし、また関心に相関的に、現象を説明するための理論を選択すればよいというところまでいい当てるのである。

　こうして、研究者は、自らの「立場」を現象学的社会学、構造機能主義的社会学などといった「決意表明」をしなくとも、関心相関的に理論を選択することができるようになる。どのような観点から、どのように社会を分析するか、それによってどのようなことを明らかにしたいのか、等々の関心に応じて、われわれは諸理論を選択、あるいは混合して社会を分析することができる。「システム」としての社会における社会構造を明らかにしたいときはパーソンズ理論を、「生活世界」としての社会におけるミクロな生活社会を動態的にうごめく社会現象を明らかにしたいときはシュッツ理論を選択することの妥当性が担保される。あるいはルーマン（Luhmann, N.）は、システム論に生物学の「オートポイエーシス」（autopoiesis）理論の観点を取り入れたが、これも、動態的にうごめく社会現象をより上手に理解・説明するという関心からの、社会システム論の鍛え直しであったと考えることができる[33]。

　以上、社会学における信念対立を克服するためには、ブルデューのハビトゥス理論はいまだ不徹底であり、これはむしろ、構造構成主義によってより十全に達成されるということを述べてきた。おそらくはブルデューも、関心相関性の原理を直観的には理解していたであろう。しかしこれを明示的に理論の中核として設定することは、ただ「知覚の拘束」や「客観化の客観化」といった方法概念に留まっていたときよりも、格段に問題解消のための理路を描きやすくさせるものである。関心相関性の原理は、ブルデューが設定した問題を、ハビトゥス理論以上にはっきりと解消するための概念装置なのである。われわれは、諸理論を排他的なものとして扱う必要はなく、常にある関心に応じて選択することが可能である。また諸理論およびそれら理論によって導出された研究結果の妥当性もまた、その関心において評価することができるのである。

## 4節
## 今後の展望と課題

　本稿では、ブルデューが諸理論間の信念対立を乗り越えるために構築したハビトゥス理論が、しかし結局のところはそれらを相対化するに留まっていたことを明らかにし、その上で、むしろこの問題は、構造構成主義の中核原理——関心相関性の原理——によって克服可能であることを示してきた。そこで今後、ブルデューの意図を継承しつつ、構造構成主義を援用し社会学の諸理論間の対立を解消しつつ、これらを目的・関心相関的に整理していくことができるであろう。

さて，ところが現代社会学は，本稿で述べてきた社会学諸理論間における信念対立に増して，さらに深刻な信念対立を経験している。「経済学」や「生物学」，あるいは「教育学」など，異なった学問領域との信念対立である。

たとえばルーマンが彼のシステム論に生物学の理論を導入したとき，そこで起きたのが，「社会学」と「生物学」との信念対立であった。あるいは教育学においても，今日社会学の実証研究に基づいた教育論が盛んに行われているが，その一方で，実際に教育を構想していく際，実証研究以上にわれわれはある教育的価値を明らかにしなければならないはずだという問題意識がある。ここには，社会事象を扱う社会学と，価値を扱う教育学との信念対立がある。もっとも現状は，むしろそうした価値を扱う教育哲学は，いまや社会学の強力な実証研究の背後において，ただ「語りえぬもの」を語りえぬといい続けていくところに意義がある，といった悲観的なものでもあるのだが[34]。われわれは今後，社会学内部における信念対立の克服の理路を整備すると同時に，こうした他の学問領域との間の信念対立についても，これを克服する理路を明らかにしていく必要があるだろう。

## 【註および文献】

[1] Sartre, P. 1964 *Situations III , V*. Paris : Gallimard. 海老坂武（他訳） 2000 植民地の問題 人文書院
[2] [1]のp.190
[3] Lévi-Strauss, C. 1962 *La pensée sauvage*. Paris : Plon. 大橋保夫（訳） 1976 野生の思考 みすず書房
[4] Sprondel, W. M. 1977 *Suhrkamp Alfed Schutz Talcoott Parsons ZUR Theorie sozialen Handelnns Ein*. Brifswechsel : Suhrkamp Verag. 1 Aufl. 佐藤嘉一（訳） 1980 シュッツ・パーソンズ往復書簡 社会理論の構成 木鐸社
[5] [4]を参照。
[6] 浜日出夫 1989 シュッツ＝パーソンズ論争 社会学ジャーナル 筑波大学社会学研究室, 14, 47-56.
[7] Bourdieu, P. 1979 *La distinction Critique sociale du jugement*. Paris : Editions de Minuit. 石井洋二郎（訳） 1990 ディスタンクシオンⅠ, Ⅱ 藤原書店
[8] Bourdieu, P. 1980 *Le sens pratique*. Paris : Editions de Minuit. 今村仁司（他訳） 1988 実践感覚1 みすず書房
[9] 藤田英典・宮島 喬・秋永雄一・橋本健二・志水宏吉 1987 文化の階層性と文化的再生産 東京大学教育学部紀要, 27, 51-90.
[10] [8]のp.52
[11] 片岡栄美 2003 「大衆文化社会」の文化的再生産 宮島 喬・石井洋二郎（編）文化の権力 藤原書店 pp.101-138.
[12] 北條英勝 2003 社会調査における無回答から声なき人々の社会分析へ 宮島 喬・石井洋二郎（編）文化の権力 藤原書店 pp.43-64.
[13] 宮島 喬 1994 文化的再生産の社会学 藤原書店
[14] 宇都宮京子 2004 生活者としての視線と社会学の問い 西原和久・宇都宮京子（編）クリティー

クとしての社会　東信堂　p.290.
[15] 小松秀雄　2000　ブルデューにおけるハビトゥス論の社会学的構築　神戸女学院論集, 47 (2), 209-230.
[16] 山本哲士　1994　ピエール・ブルデューの世界　三交社
[17] Nasse, A., & NoLLMann, G.（Eds.）2004　*BOURDIEU UND LUHMANN* : Frankfult am Main. 森川剛光（訳）2006　ブルデューとルーマン　新泉社
[18] 吉崎　一　2007　ハビトゥス概念と現象学―ブルデュー理論の再検討　広島国際学院大学現代社会学部（編）広島国際学院大学紀要, 8, 39-52.
[19] Crossley, N. 1996　*Intersubjectivity: The fabric of social becoming*. London : Sage.　西原和久（訳）2003　間主観性と公共性　新泉社
[20] Steinmetz, G. 2006　*Bourdieu's disavowal of Lacan : Psychoanalytic theory and the concepts of "Habitus"and "Symbolic Capital"*. 13　Michigan : Blackwell Publishing. pp.446-464.
[21] Bourdieu, P. 1987　*Choses dites*. Paris : Edition de Minuit.　石崎晴巳（訳）1988　構造と実践―ブルデュー自身によるブルデュー　新評論
[22] Bourdieu, P. 1987　*Choses dites*. Paris : Edition de Minuit. pp.42-43.（執筆者訳）
[23] [21] の p.148
[24] [21] の p.151
[25] [21] の p.97
[26] [21] の pp.32-33
[27] [7] の pp.52-53
[28] 西條剛央　2005　構造構成主義とは何か―次世代人間科学の原理　北大路書房
[29] [28] の p.55
[30] Bataille, G. 1967　*La Part Maudit*. Paris : Les Editions de Minuit.　生田耕作（訳）1973　呪われた部分　二見書房
[31] 西條剛央　2007　メタ理論を継承するとはどういうことか？―メタ理論の作り方　構造構成主義研究, 1, 11-27.
[32] [6] の pp.55-56
[33] 生物学者であるマラトゥーナ（Maturana, R.）とヴァレラ（Varela, F.）の二人によって定義された「オートポイエーシス」理論は，自己産出や自己制作といった意味で使われる。彼らは，生命体の組織の特性を記述するためにオートポイエーシス理論を創出した。つまり，生命の運動や繁殖などの組織原理を定式化したのである。

ルーマンは，「オートポイエーシス」理論を，既存の構造機能主義，すなわち「社会システム論」に応用して考えた。つまり，社会システムを固定的なものとしてではなく自己準拠的なもの――「オートポイエーシス的システム」――としてとらえて考えた。ここでいう自己準拠とは，システムが自己の構成要素を維持していることを意味している。つまり，自己の関係性を意味するだけでなく，システムが自分の構成要素を継続的に再生産することによって自己を製作し保存することを意味している。

これまでの社会システム論（構造機能主義）では，社会システムの中に個人が拘束されていると考えられたが，ルーマンのシステム論は，個人の関係性，つまりコミュニケーションからシステムが維持され構成されるという意味をもった理論である。ルーマンの「オートポイエーシス」を取り入れた社会理論は，個人間でのコミュニケーションが，社会システムの構成要素として働くことを意味している。個人という視点を社会システムの中に取り入れたことで，これまで捉えられなかった，動態的にうごめく社会現象を，より上手に説明することができるようになったのである。
[34] 2007年度の教育哲学会シンポジウムにおいて，この問題意識は特に顕著に現れている。教育哲学会（編）2007　研究討議―これからの教育哲学を考える　教育哲学研究, 97, 46-68.

# 第Ⅲ部
## 書籍紹介

## Ⅲ-1 『共存の哲学―複数宗教からの思考形式』

濱田　陽
弘文堂（2005年12月公刊）

紹介者：濱田　陽

　2008年1月に西條剛央氏とあるシンポジウムで知り合い、「構造構成主義」「関心相関性」のキータームに初めてふれたとき、筆者は、それらの意味するところを推し量ろうとしつつ、目新しい言葉に対して誰もがもつような初歩的な抵抗感を覚えた。同時に、共通性、あるいは親和性といってもいいような感覚ももった。なぜなら、筆者も、宗教をめぐって、既存の概念や学問の枠組みに飽き足らず、自身のとらえたものを言い当てるにふさわしいキータームを探求して来たからだ。

　その後、『構造構成主義とは何か』を読み、科学、哲学をはじめ諸学を見据えた人間科学の原理を打ち立てようとして、西條氏がいかに大それた展望のもとで思考実験に取り組んできたかを目の当たりにすることとなった。対する筆者は、宗教研究に軸を置きつつ、関心に応じて科学、哲学の議論を参照してきたにすぎないが、世界の宗教文化全てを、無宗教も含めて考察対象に入れるという、無謀な試みに手を染めてきた。

　西條氏の著作は周到に論理が積み重ねられており、拙著『共存の哲学』は宗教というテーマの性格上、経験と事例にかなりの比重が置かれている。そうした違いはあるが、以上の理由から「構造構成主義」と宗教研究の今後の交流を期待する気持ちが芽生えている。

　今回、自著紹介というかたちで場をいただいたが、『構造構成主義とは何か』で展開された議論について、とくに宗教の領域にあてはめたときにいかなる問題群が浮上するのかという点を、筆者なりにいずれ検討してみたいと思っている。

目次

序　章　宗教，文化，無宗教
第一章　複数宗教からの思考形式
第二章　宗教対話組織の批判的考察
第三章　複数宗教の多様性
第四章　インターレリジアス・エクスピアリアンス
第五章　アメリカとガンディーのIRE
第六章　マザー・テレサの先駆性
第七章　道の経験
結　章　共存の哲学

## 付　章　「無宗教」への「対話」

　拙著をまとめるとき，筆者は，三つのレベルの共存を念頭に置いた。人間間の共存，自然との共存，未知なるものとの共存である。人間にとって，この三つのレベルの共存のいずれもが欠かせない。そのような想いがいつしか胸中を占めるようになった。

　それぞれの共存は，互いに影響を及ぼし合う。たとえば，人間間の共存は平和，自然との共存は環境の課題に関わるが，この二つの課題は複雑に絡み合っている。また，未知なるものとの共存が崩れるとき，戦争や自然環境破壊などを誘発してしまう懸念が生じる。そして，宗教は，この三つのレベルの共存いずれにも関わっている。だからこそ，宗教にどのような思考形式を導入すれば，全体として共存の展望を切り開くことができるのか，ということにこだわった。

　また，当初から，宗教について考察する際には，無宗教についても思考していかなければならないと意識していた。なぜなら，特定の信仰をもつ人のみの議論では，トータルな共存は志向できないからである。

　そこで，筆者は，インターレリジアス・エクスピアリアンス（IRE=inter-religious experience）という思考形式を導き出した（第四章）。それは，「自らの宗教・無宗教に根ざしながら，必然的に他の宗教・無宗教に関わり，その過程で相互の限界を乗り越える，継続的な経験総合」と定義される。

　IRE は，複数宗教経験といってもいい。宗教の複数性を意識する限り，無宗教であって宗教に関わる場合もこれに含まれる。図で，IRE の領域を示しておこう。

　宗教的経験（religious experience）や宗教間対話（inter-religious dialogue）という言葉

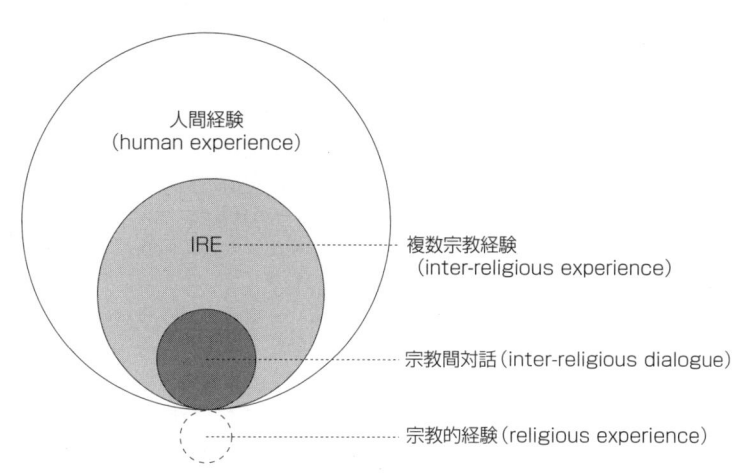

**図　IRE の領域**

濱田　陽　2008　インターレリジアス・エクスピアリアンスの学　間瀬啓允（編）
宗教多元主義を学ぶ人のために　世界思想社　p.260.

は，宗教学や宗教者会議で用いられてきたが，IRE という概念構成は，従来なされたことがなかった。宗教的経験は，通常の人間の知覚では認識できない，究極的な実在についての経験と考えられ，だからこそ，哲学，心理学などと別に宗教学という独立した学が必要だと主張されたのであるが，そのような実在があるのかどうかをめぐっては，当然のことながら批判は絶えることがない。また，宗教間対話で主体となるのは，ほとんどが宗教指導者や宗教の専門家であり，重要な営為ではあるけれども，一般人は蚊帳の外であり，神学論争に足をすくわれてしまう懸念もぬぐい去ることができない。

これに対して，IRE は，究極的な実在を概念の中心に据えることなく，瞬時の回心よりも継続性に注目している。IRE は人間の知覚で認識できないものを究極的な実在として普遍化することはないが，人間が多様な宗教文化の象徴言語体系のなかでそれぞれに未知なるものを見出してきた事実を尊重する。

また，宗教間対話より格段に広い営為を射程に収めている。対話のみならず，生活，学習，観光，仕事，婚姻（異宗間結婚）などが関係し，自主性をもちながらも他者性を含み，人間として成熟していく経験として構成している。

今日，私たちにとって，望むと望まざるとにかかわらず，ある時間・空間のなかで他の宗教（無宗教）に遭遇せざるをえない必然性は高まる一方である。インターネットやテレビなどメディアからの情報，留学・旅行・出張などの海外体験，外国人との交流から外交問題まで，海外の宗教文化に直面する機会が増大している。また，布教や他者の歓待など，自分の宗教のもつ内的必然性によって他の宗教に関わることもある。

そのようなとき，無関心，偏見，差別，衝突など共存の障害となっている限界を乗り越えていく創造性が必要である。拙著では，ガンディーの非暴力と IRE の関係について考察し（第五章），マザー・テレサの事例を詳細に分析した（第六章）。保守的なカトリック信仰を保持しながら，他の宗教の信者や無宗教者に積極的に関わったマザー・テレサの先駆性は，IRE の観点からとらえたときにより鮮明に浮かび上がってくる。また，環境問題についても，環境に関わる動機としての内的環境に注目し，さまざまな宗教文化の背景をもつ人間の共存を考えていく上で，IRE のような発想が欠かせないことを示した（第七章）。

筆者は，IRE に至るまで，内村鑑三，ヴィヴェーカーナンダ，ロマン・ロラン，遠藤周作，ダライ・ラマなどの事例を吟味し（第一章），宗教間対話に従事する非政府組織の事例を研究し（第二章），エルサレムでの宗教間対話プログラムを調査した（第三章）。また，多様な宗教間対話会議に参加し，日本及び世界の宗教伝統の聖地にできる限り足を運ぶよう努めてきた。その過程で，人は自らの宗教あるいは無宗教に根ざしていてよい，しかし，それだけでは足りない，他に関わり他を認める経験に成熟していかなければならない，と感じるようになった。

人間は，三つのレベルの共存について深刻な限界を示しながらも，ときに興味深い共存の事例を達成してきている。IRE の学は，そうした事例研究により発展していくものなのである。

## III-2 『看護における理論構築の方法』

中木 高夫・川﨑 修一（訳）
医学書院（2008年7月公刊）

紹介者：京極 真

**看護師間の共通認識を深めるために，わかりあえる看護を導くガイドブック[1]**

　理論研究とは，様々な信念を持つ看護師たちが「わかりあえる」，そんな実践・理論を創りだせる可能性の方法である，と評者は考えている。特に現代医療はチーム・アプローチを抜きには成りたたないため，看護師間の共通認識を深めることは重要となる。
　しかしながら，医療界において，これまで理論研究の方法を包括的，体系的に論じた書籍は極めて少なかった。つまり，看護師たちの間でわかちあえる実践・理論を作ろうと思っても，具体的な作業手順が明確でなかったのである。本書は，理論構築の方法を具体的にかつ体系的に概説しており，こうした現状に風穴を開けるものといえよう。
　本書が示す理論構築の方法は9つ（概念統合，概念導出，概念分析，立言統合，立言導出，立言分析，理論統合，理論導出，理論分析）である。著者らは「ふさわしい理論構築方法を決定するために，理論を構築する者は，まず自分の関心領域が何であるのかを明らかにしておかなければならない」と論じ，目的に応じて適宜上記の9つの方法を活用していくよう強調している。
　具体的に説明すると，たとえば，ある看護研究者が「『ケア』という概念が曖昧なため，『ケアとは何か』を巡って，多くの看護師がわかりあえないでいる。看護師であれば誰もが了解できるような『ケア』の概念を構築したい」という研究目的を持ったとしよう。著者らの議論に従えば，この研究目的に応じて，上記の9つの方法から概念の洗練化に役立つ「概念分析」が選択されることになる。概念が洗練されれば，そのぶん多様な解釈が成りたつ余地が減るため，多くの人がわかりあえる可能性も増す。評者は，方法とは目的を達成するためのツールであると考えるため，方法を選択する根拠を研究目的に設定する本書の提案は極めて妥当であると考えている。
　ただし，本書はあくまでも理論構築の方法を示したものであり，構築された理論を"どのように執筆すれば，査読者や読者を納得させる内容に仕上げられるか"については言及していない。評者はこれまで多くの理論研究を志す人たちに助言してきたが，たいてい理論研究の初心者は論文を執筆する段階でつまずく。理論研究の論文執筆は，量的研究や質的研究とは異なるノウハウが必要になることがあるため，読者は理論論文の書き方についてまた別に学ぶ必要があるだろう。

とはいえ，本書の登場は，理論研究を実践するための，非常によくまとまった強力なツールを手に入れることができる，ということを意味するものであり，その意義は強調しすぎることはないだろう。読者が本書を使い勝手の良い道具として活用し，多くの看護師たちが「わかりあえる」ような実践・理論を構築していくことを期待したい。

[1] 本稿の初出は以下。
　京極　真　2008　看護師間の共通認識を深めるために，わかりあえる看護を導くガイドブック　看護教育，49 (11)，1077.

# III-3 『ライブ講義 質的研究とは何か』ベーシック編／アドバンス編

西條 剛央
新曜社（2007年9月／2008年5月公刊）

紹介者：斎藤 清二

「構造化」と「明示化」の達人が説く最良の質的研究入門[1]

**医療における研究の意味とは？**

　評者（斎藤）は医療現場に身を置くものの一人として，「医療における研究とは，いったいなんであるのか？」という疑問を長い間抱き続けてきた。医療が「苦しむ患者を援助したいと願う医療者が行なう実践」であるならば，医療における研究とは，その実践現場において刻々と体験される現象を的確に説明し，ある程度の予測を可能にし，医療実践そのものに新しい意味を付与するような知の創造を目ざすものでなければならない。しかし，従来の客観主義的・仮説検証的な研究法は，医療の主観的・相互交流的側面を適切に扱うことができず，上述の目的に十分応えるものではなかった。

　近年，医療・医学においても急速に普及してきた「質的研究法」は，上記の目的の追求に益する，現場に密着した研究法としておおいに期待されるものである。元来，質的研究法は看護領域での発展が著しい。このことは，最も有名な質的研究法であるグラウンデッド・セオリー・アプローチ（GTA）が，そもそも看護学領域で創設され発展してきたということからもわかる。しかし一方で「そもそも質的研究とは何か？」「質的研究で何がわかるのか？」「質的研究は科学性を担保できるのか？」といった疑問に対して明確な回答がなされることは少なかった。特に研究の初心者にとって，「質的研究の実際」を学びつつ，上記のような質的研究の原理的な問題についても同時に理解することは至難の技であったと言える。

**「質的研究とは何か？」に答える好著**

　西條剛央氏が今回，SCQRM（スクラム）ベーシック編・アドバンス編の全2巻として公刊した『ライブ講義 質的研究とは何か』は，まさに上記の不可能を一挙に可能にするような著作であり，これから質的研究を学び，実践しようとする者にとって極めて有用な入門書であると同時に，質的研究の原理的な問題に関心をもつ研究者にとっても必読の好著である。

　本書は，個別の質的研究法であるKJ法やGTA法などを創造的につかいこなすためのメタ研究法である「構造構成的質的研究法（SCQRM）」の入門書でもあり，また専門的な解説書でもある。「質的研究とは何か？」という問いにSCQRMはどう答えるのだろうか？　その答えはベーシック編の「はじめに」において，著者によって以下のように明快に述べられ

ている。「質的研究とは，現象をうまく言い当てる（構造化する）言語ゲームの一種であり，質的研究法とは，研究者の関心に応じて現場に入ったり，観察したり，インタビューしたり，分析したり，解釈したりするために体系化されたツールである」。

このように質的研究の本質を言い当てる（構造化する）ことにより，「方法が手段である以上，いかなる研究法もその有効性は研究者の関心や目的に応じて（相関的に）判断されることになるため，多様な技法を目的によって使い分ければよい」という立場に立つことが可能になり，質的研究はかぎりない自由さを獲得するとともに，「何でもアリにはならないための最低限の秩序」を成立させることが可能になる。このような原理的な深みまで降りていくことによって初めて，具体的な個別の質的研究法を使いこなすことが可能になるのである。

さて本書は，上記のような原理的な基礎付けをベースに，実際に西條氏が大学院で行なった講義と演習の実際を再現しながら，M-GTA（修正版グラウンデッド・セオリー・アプローチ）を用いた質的研究の実際例を，読者がリアルタイムで追体験できるように，わかりやすく，かつユーモアに満ちた形式で書かれている。まさに，親しみやすさと深さを兼ね備えた記述であり，読者は実際の講義に参加しているかのような生き生きとした体験のなかで，SCQRMのエッセンスと，初心者に必要な，質的研究の具体的なコツを文字通り体得することが可能な構成になっている。もちろんどのような好著であっても，それを読むだけで暗黙知的な実践知を完全に体得できるというものではないにせよ，この2冊を座右に置いて自らの研究の参照枠として用いることにより，質的研究の初心者がその能力を著しく高めることを可能にするだろう。

**質的研究の科学性を担保する条件**

質的研究が科学性を担保するための条件は何か？という疑問は，長年質的研究者を悩ませてきた難問であった。著者は，この難問に対して，「それは『事象の構造化』と『構造化に至る軌跡の明示化』である」と明快に解答している。なぜそのように言えるのかという根拠については，アドバンス編に詳述されているのでここでは述べないが，評者（斎藤）は著者の西條氏はまさにこの「構造化」と「明示化」の達人であると感じている。

本書は質的研究法についての，西條氏による漸進的構造構成の最良の到達点であり，今後さらなる深化と発展が期待されるとはいえ，現時点での質的研究の最良の入門書として，多くの方々に自信をもって推薦するものである。

［1］本稿の初出は以下。
　斎藤清二　2008　「構造化」と「明示化」の達人が説く最良の質的研究入門　看護学雑誌, 72 (9), 786-787.

## 『構造構成主義研究』の投稿規定　2009年3月版

1. 本誌は投稿のための資格は特に必要なく，すべての学的探求者に開かれた査読付き学術雑誌である。
2. 投稿論文は研究倫理に抵触してはならない。
3. 本誌に掲載された論文の学術的な責任は著者にあるものとする。
4. 本誌は，構造構成主義とその周辺領域における理論研究，量的研究，質的研究のみならず，本誌の方針〈『構造構成主義研究』刊行にあたって"を参照〉に沿う以下のような多様なタイプの論文を歓迎する。
   ①原著論文：学術的オリジナリティが確認できるもの。
   　a) 研究論文：特定の問題を解決するなど学知の発展を目指した論文。
   　b) コメント論文：特定の論文に対する意見をコメントする論文。それへのリプライ論文も含む。
   　c) 啓蒙論文：難解な理論，最先端の知見などを専門外の人でも理解しやすいように書かれた論文など，啓蒙的な意義が認められる論文。
   ②再録論文：過去に著書や他の学術誌などに掲載された論考を再録するもの。ただし投稿の際は発行元の許諾を得ていること。
5. 本誌は，構造構成主義とその周辺領域に関する書籍紹介（書評，自著推薦），講演会・シンポジウム・勉強会などの参加報告を歓迎する。
6. 論文原稿は，標題，著者名，著者所属名，本文，註および引用文献，謝辞の順に記載すること。また，図表は本文中に挿入すること。本文以下通しのページ番号をつけて投稿する。
7. 論文はワープロデータで作成すること（Wordが望ましいが，txt可）。論文のフォーマットは，A4・37字×35行とする。論文本文の枚数は上記フォーマットで約20枚までとするが，頁数が足りない場合には適時相談に乗る。引用文献の書き方については，付記1に示す。
8. 投稿論文は『構造構成主義研究』編集委員会において審査を行う。
9. 投稿者は，論文原稿を編集委員会にe-mailで送付する。なお，e-mailの件名には「構造構成主義研究論文投稿」と明記し，本文には以下の情報を明記する。
   ・著者名（所属）
   ・連絡先（住所・電話・電子メール）
   ・標題（日本文）
10. 図表や写真等で転載等を必要とする際には，投稿者の責任と負担で論文掲載までに許可をとり，その旨を論文に記載する。
11. 投稿規定は随時改定するため，投稿する際にはその最新版を下記ホームページにて参照すること。
12. 『構造構成主義研究』編集委員会事務局は，下記に置く。
    連絡先　structuralconstructivism@gmail.com
    公式ホームページ　http://structuralconstructivism.googlepages.com/

『構造構成主義研究』編集委員会

(付記1)

## 記述にあたっての全体的な留意事項（原稿執筆要領）

[本書の基本統一事項]
- 本文基本字詰めは，1ページ＝ 37 字× 35 行 ＝ 1295 字となります。
- 見出しは，1節 → 1．→（1）の順にレベル分けをお願いします。
- 引用文献・参考文献は，本文原稿分量に含めてください。

[表記上の基本的取り決め]
- わかりやすさ・読みやすさを心がけ，簡潔にお書きください。
- 用字・用語については，常用漢字・新かなづかいで，お願いします（最終的には，出版社で調整統一させていただきますので，細部までの統一は必要ありません）。
- 句読点は，「，」と「。」を使用してください。
- 外国文字を使用する場合は，日本語のあとにかっこ書きしてください。
  〔例〕 規範（norm）とは，…
- 本文中の数字は，原則として，算用数字を用いてください。漠然とした数字は，5000～6000のように表記してください。
- 単位は，ＣＧＳ単位〔cm，kg…〕を用い，時間は，〔時，分，秒〕としてください。
- 年号は西暦を用い，特に必要なときに限り，元号をかっこ書きしてください。
  〔例〕 2005（平成17）年には……
- 外国人名は，カタカナ表記を原則としますが，初出箇所では「アルファベット表記」を入れてください。
  〔例〕 ソシュール（Saussure, F.）は……
- 日本人名は，姓を記し，原則として敬称は略してください。

[図・表の表記法]
- 図・表は，それぞれ通し番号を付してください。
- 図・表も原稿の総量の中に含めてお考えください。なお，図・表はデータファイル（xlsかcsv形式など）でも，画像ファイル（pptまたはjpgかpdf形式など）でもけっこうです。
- 図の標題は，図の下に，表の標題は，表の上にご記入ください。
- 写真・図の著作権・肖像権につきましては特にご留意いただき，投稿者自身でご確認くださいますようお願いいたします。

[註および文献の執筆規定]
　本文中で，注釈の必要な事項があった場合，その事項の右下あるいは該当文末の右下に番号を打ち，原稿末の「註および文献」（番号順）と照合できるようにしておいてください（番号は，「註」と「文献」を交えて通してください）。

■註
　註の文章についてとくに書き方の制約はありません。必要に応じて自由に書いていただければけっこうです。

■文献
　①引用文献は本文中および図・表の標題に，次のように，人名あるいは該当文末の右下に番号を打ち，原稿末の「註および文献」（番号順）と照合できるようしてください。

a）単著の場合
　　　［例］◇池田 [1] は，……。
　　　　　　◇フッサール（Husserl, E.）[2] は，……。
　　　　　　◇……であると報告している [3]。
　　　　　　◇図1　構造構成主義モデル2007 [4]
　　b）共著の場合
　　　2名の場合は「と，＆」でつなぎ，併記してください。3名以上の場合は，代表1名のみにして「……ら，et al.」と付けてください。
　　　［例］◇京極と西條 [5] は，……。
　　　　　　◇マホーニーら（Mahoney et al.）[6] は，……。
　　　　　　◇……であると報告している [7]。
　　　　　　◇表1　客観主義と構成主義と構造構成主義の対比 [8]
　　c）編書中の特定の章であっても，執筆者がはっきりしている場合は，担当執筆者を著者として扱ってください。
②引用文献は，本文中での出現順に，[1]，[2]……………，[n] というように，本文と対応するよう，一覧表にしてください。文献そのものの表記は，以下の点にご留意ください。
　　a）著者の氏名（フルネーム）を記載する。
　　b）共著等の場合は，代表者だけでなく，著者，編者，監修者全員を記載する。
　　c）雑誌論文，編書中の特定の章の場合は，ページの範囲を必ず記載する。
　　d）外国の著書の場合は，出版社の所在都市名も記述する。
　　e）本文中で直接引用する場合は，該当ページの範囲を必ず明記する。
　　　［例］◇新出の場合
　　　　　　［9］京極　真　2007　作業療法の超メタ理論の理論的検討─プラグマティズム，構成主義，構造構成主義の比較検討を通して　人間総合科学会誌，3（1），53.
　　　　　　◇既出の場合
　　　　　　［10］［9］の p.57
　　　　　　［11］［9］の pp.53-54
③英文の雑誌名，著書名はイタリック書体としてください。
●著書
　西條剛央　2005　構造構成主義とは何か─次世代人間科学の原理　北大路書房
　Kuhn, T. S. 1996 *The structure of scientific revolutions* (3rd ed.). Chicago : University of Chicago Press.
●編集書
　編書の場合，編者名のあとに（編）を，英語の文献の場合は（Ed.），編者が複数の場合は（Eds.）をつけてください。
　西條剛央・京極　真・池田清彦（編）　2007　構造構成主義の展開─21世紀の思想のあり方　現代のエスプリ475　至文堂
　Neimeyer, R. A., & Mahoney, M. J. (Eds.) 1995 *Constructivism in psychotherapy*. Washington, D C : American Psychological Association.
●翻訳書
　Burr, V. 1995 *An introduction to social constructionism*. London : Routledge.　田中一彦（訳）　1997

社会的構築主義への招待―言説分析とは何か　川島書店
●雑誌論文
　京極　真　2006　EBR（evidence-based rehabilitation）におけるエビデンスの科学論―構造構成主義アプローチ　総合リハビリテーション，34（5），473-478．
　Shimizu, T & Norimatsu, H. 2005 Detection of invariants by haptic touch across age groups : rod-length perception. *Perceptual and motor skills*. 100（2），543-553.
●編書中の特定の章
　無藤　隆　2005　縦断研究法のタイプ分類とその選択基準　西條剛央（編）　構造構成的発達研究法の理論と実践―縦断研究法の体系化に向けて　北大路書房　pp.36-73．
　Mahoney, M. J. & Mahoney, S. M. 2001 Living within essential tensions : Dialectics and future development. In K. J. Schneider, J. F. T. Bugental, & J. F. Pierson, （Eds.） *The handbook of humanistic psychology*. Thousand Oaks, CA : Sage. pp.659-665.


（付記 2 ）
### 本書を引用するにあたっての留意事項

　本書は副題に雑誌名およびその号数を明示しており，主題は適時各巻の特長を反映させたものにしています。そのため引用する際には，学術誌として引用したい場合は学術誌の形式で，書籍として引用したい場合は書籍の形式で引用してください。以下に本誌に引用する場合の具体例を示しますが，他誌に投稿する場合は，各媒体の規定に従ってください。

●書籍として引用する場合
　西條剛央・京極　真・池田清彦（編）　2007　現代思想のレボリューション―構造構成主義研究 1　北大路書房
●書籍として特定の頁を引用する場合
　池田清彦　2007　科学的方法について―構造主義科学論の考え方　西條剛央・京極　真・池田清彦（編）　現代思想のレボリューション―構造構成主義研究 1　北大路書房　pp.208-224．
●学術論文として引用する場合
　西條剛央　2007　メタ理論を継承するとはどういうことか？―メタ理論の作り方　構造構成主義研究，1，11-27．

## 編集後記

　構造構成主義が最も導入されている領域は，医療界である。実際に医学，看護学，精神医学，EBM，リハビリテーション，作業療法，理学療法，認知症アプローチ，介護，ソーシャルワーク，医療倫理，医療社会学，障害学，QOL理論などといった様々な領域・テーマに導入されている。そのため今回の特集は「なぜいま医療でメタ理論なのか」とした。

　本誌特集の第Ⅰ部には気鋭の感染症学者であり医師である岩田健太郎氏，また精神医療施設の第一線で活躍されている作業療法士の八杉基史氏，西條剛央の三人による鼎談「医療現場の諸問題を問い直す――構造構成主義は医療教育現場でどのように使えるか」が掲載されている。それに加え，"構造構成主義が医療実践とその教育にどのように役立つ可能性があるか"といった観点から書かれた構造構成主義関連のワークショップや勉強会に参加された方の参加体験記を掲載している。

　これらの特集記事には，医療において構造構成主義をどのように活用すればよいのか，医療現場や実践でどのような形で役立つのかを考えるヒントがたくさん詰まっている。構造構成主義に関心はあるが，いまひとつその使い方がわからない，あるいは，どう学べば使えるようになるのかわからないという方にとっては，医療関係者のみならず多くの方に役立つものになっていると思われるので，是非ご一読いただければと思う。

　第Ⅱ部には，6本の論文が掲載されている。そのうち原著論文（研究）は前回と同じ5本である。京極論文は，現在まで発表された医療における構造構成主義研究を整理したうえで，批判的検討を加え，構造構成主義が医療に与えた影響や研究遂行上の問題点と今後の方向性を示唆している総説論文である。これから構造構成主義研究を開始しようとする医療者にとっては必読の論文といえよう。

　苫野論文は，デューイ経験哲学の理論的問題は現象学によって克服可能であり，それによってデューイ教育理論をより原理的なものに編み変える可能性をもたらすものである。当該研究領域の専門家の方は，この論文の目的を踏まえたうえで，その理路が妥当なものかどうか批判的に吟味し，その有用性を検討してもらえたらと思う。

　甲田論文は，「妖怪」研究をめぐる民俗学，歴史学，臨床心理学，精神医学の動向を概観しながら，「妖怪」研究の現状とその問題点を把握したうえで，信念対立に陥っている当該研究領域を構造構成主義によって基礎づけ，今後の研究に有効な

メタ方法論として「関心相関的妖怪論」を提示するものである。「妖怪」研究に構造構成的転回をもたらす論文になることが期待される。

桐田論文は，構造構成主義が生成論的側面を直接基礎づける理路を備えていない点を指摘し，ロムバッハの議論を継承しつつ，原理的な生成論を定式化するものである。"その都度性"を担保する本論は，しなやかで柔軟な実践を理論的に基礎づける（正当化する）画期的な論文になっているといえよう。

山口論文は，公教育には教師間で実践知を伝承・継承し，学び合うという意味での継承機能の強化が求められていることを踏まえ，継承性を高めた「教育指導案のメタ作成法」を提示するものである。大掛かりなシステム論の開発など巨額の資金を必要とする方法ではなく，"いまあるもの"の価値を再度問い，その機能を高める具体的方法論を提示するという発想により提示されたこの枠組みは，教育現場にも直接資するものになっていると思う。教育に携わる人は是非，採用を検討してみてもらいたい。

原著論文（啓蒙）としては，吉崎・苫野論文がある。これは，ブルデューのハビトゥス理論の関心の一端が信念対立克服にあったが，そのための十分な理路は備えていなかったことを指摘したうえで，その問題は，構造構成主義において十全に克服されることを論証するものである。本論は，もともとは再録論文として投稿していただいたのだが，査読者とのやりとりを通して結果的にまったく別の論文になったことから啓蒙論文として掲載させていただいた。なお，本論は社会学の論文として本誌に掲載された最初の論文であることを申し添えておく。

今回も査読は建設的なものになるよう心がけたものの，査読のやりとりの度に膨大なコメントを付けさせていただくこともあり，厳しいものだったと思う。そのため掲載されている論文の斬新性は言うに及ばず，それらの平均的な学術的水準も十分に高いものになっていると思う。とはいえ，自戒を込めて言えば，査読を厳しくしすぎると，斬新な論文が掲載しにくくなるので，今後はその点も留意しつつ進めていきたいと思う。粘り強く修正していただいた投稿者の皆様に改めて感謝申し上げたい。反面，本号には掲載に至らなかった論文も少なくなかったが，諦めずに再投稿していただければと思う。

第Ⅲ部には，構造構成主義に関連する書籍の自著紹介や書評が掲載されている。今後も，本誌の方針に沿うものは掲載を検討させていただきたいと考えているので，自薦他薦を問わずご連絡いただければと思う。また構造構成主義の本誌の方針に適しているものであれば，他の媒体に掲載された書評も掲載させていただくことも可能なので，その場合，当該メディアに転載の許可を得てご投稿いただくようお願いしたい。

前号と重複するが，以下に，論文を査読させていただいて気がついた点をいくつ

かまとめておくので，投稿を考えている方は参考としていただければと思う。まず本誌は専門分野の壁を越えた学際的な論文を歓迎しているが，それだけに専門外の人でも当該領域の動向を把握し，論文の意義を了解できるような書き方に十分配慮しておく必要がある。本誌に掲載されている論文をみていただければわかるように，質の高い論文は，先行研究群にしっかり位置づけられ，論文の意義と限界が明示的に示されている。したがって，研究論文としては関連する先行研究を渉猟し，精査してあるかどうかというのは採否の大きなポイントといえると思う。

特に構造構成主義に関連する論文は多数公刊されているので，それらを精査し，関連する論考は書籍，論文の区別なく踏まえていただきたい。その際に，原典についてはできるだけ正確な引用（理解）を心がけることも，当然のことながら重要となる。また，形式に不備のある論文も少なくなかったので，投稿規定を参照の上，論文の形式を慎重にチェックしてもらいたい（ミスが多い人は複数の第三者に依頼してチェックしてもらうこともお勧めしたい）。

4号の特集は「環境問題」とする予定である。温暖化防止運動を推進する人々が多数を占める中で，それに異を唱える書籍も多数出版されているものの，公の場で両者の間でまっとうな議論が行われたことはない。様々な立場の討議者を確保できれば（これが難しそうだが），そうした研究者によって忌憚のない議論が交わされる座談会を組みたいと考えている。

4号の一般投稿の締め切りは2009年6月末とした。投稿が早いほど修正期間が長くなるため次号への掲載可能性が高まる。投稿を考えている方は早めに投稿していただければと思う（とはいえできる限り論文の質を高めることも忘れないでいただきたいが）。また他誌に掲載された論文をベースとした再録論文の投稿も受け付けているので，本誌のモチーフに適合する論文があればご一報いただきたい。また過去に掲載された論文を批判的に（建設的に）吟味するコメント論文なども歓迎している。その場合は当該論文の目的を十分踏まえたうえで，ご投稿いただければと思う。多くの投稿をお待ちしている。

『構造構成主義研究』編集委員会
西條剛央・京極　真・池田清彦

## 【編著者紹介】

**西條剛央**（さいじょう・たけお）　　　　　　［編集，Ⅰ-1］
saijotakeo@gmail.com
1974年，宮城県仙台市に生まれる。早稲田大学人間科学部卒業後，早稲田大学大学院人間科学研究科にて博士号（人間科学）取得。日本学術振興会特別研究員（DC・PD）を経て，2009年度から早稲田大学大学院商学研究科専門職学位課程（MBA）の客員講師（専任）。著書に『母子間の抱きの人間科学的研究』『構造構成主義とは何か』『構造構成的発達研究法の理論と実践』『科学の剣　哲学の魔法』『エマージェンス人間科学』（いずれも北大路書房），『構造構成主義の展開（現代のエスプリ）』（至文堂），『ライブ講義・質的研究とは何か』（新曜社）などがあり，その他にも分担執筆や学術論文多数。

**京極　真**（きょうごく・まこと）　　　　　　［編集，Ⅱ-1，Ⅲ-2］
kyougokumakoto@gmail.com
1976年，大阪府大阪市に生まれる。作業療法士。日本作業行動研究会理事・評議員。東京都立保健科学大学大学院保健科学研究科にて修士号（作業療法学）を取得。現在，首都大学東京大学院人間健康科学研究科博士後期課程に在学しつつ，社会医学技術学院で専任講師を務める。2008年4月より医学書院「看護学雑誌」で連載開始。編著書に『構造構成主義の展開（現代のエスプリ）』（至文堂），『エマージェンス人間科学』『現代思想のレボリューション』（いずれも北大路書房），『作業療法士・理学療法士　臨床実習ガイドブック』（誠信書房），分担訳に『人間作業モデル』（協同医書出版社）があり，その他にも学術論文多数。

**池田清彦**（いけだ・きよひこ）　　　　　　［編集］
1947年，東京都に生まれる。東京教育大学理学部卒業後，東京都立大学大学院博士課程修了。山梨大学教育人間科学部教授を経て，2004年4月から早稲田大学国際教養学部教授。構造主義生物学の地平から，多分野にわたって評論活動を行なっている。著書に『構造主義生物学とは何か』『構造主義と進化論』（いずれも海鳴社），『構造主義科学論の冒険』（毎日新聞社），『分類という思想』『他人と深く関わらずに生きるには』『正しく生きるとはどういうことか』（いずれも新潮社），『やぶにらみ科学論』『環境問題のウソ』（いずれも筑摩書房），『構造構成主義の展開（現代のエスプリ）』（至文堂）など他多数。


## 【執筆者紹介】

**岩田健太郎**（いわた・けんたろう）　　　　　　［Ⅰ-1］
神戸大学附属病院感染症内科　　E-mail : kiwata@med.kobe-u.ac.jp
［研究関心］これというのはなく，興味に任せて考えています。
［主要著書］『思考としての感染症，思想としての感染症』『オランダには何故MRSAがいないのか？』中外医学社，『悪魔の味方　米国医療の現場から』克誠堂出版，『感染症外来の事件簿』医学書院，など

**八杉基史**（やすぎ・もとし）　　　　　　［Ⅰ-1］
地方独立行政法人岡山県精神科医療センター　　E-mail : m-yasugi@popmc.jp
［研究関心］精神科病院における治療的環境を作業療法の視点で深めてみること。
［主要論文］精神科病院改築における作業療法部門の構想と保護室構想　作業療法おかやま　17：66-90　2007年

**石川かおり**（いしかわ・かおり）　　　　　　［Ⅰ-2］
千葉大学看護学部（2009年4月より岐阜県立看護大学）　　E-mail : kaorish@faculty.chiba-u.jp
［研究関心］精神看護学における実践，教育に関する研究。主として，病と共に生きる当事者や家族の強みや力を生かす看護の開発に取り組んでいる。
［主要論文］統合失調症をもつ人の地域生活におけるセルフマネジメントを支える看護援助の開発（第一報）──面接調査および文献検討による仮説モデルの考案　千葉看護学会会誌12（2），（第二報）──仮説モデルを用いた看護実践におけるセルフマネジメントの課題　千葉看護学会会誌13（1），（第三報）──仮説モデルを用いた看護実践の分析　千葉看護学会会誌14（1）

**井上恵世留**（いのうえ・えせる）　　　　［Ⅰ-3］
社会医学技術学院作業療法学科　　E-mail : eseru52@gmail.com
［研究関心］　クライエントの支援に役立ちそうなものであれば何でも。作業療法学全般，作業科学，構造構成主義，現代思想全般，宗教学，倫理学，人間工学，情報デザイン，在宅医療，チーム医療など。

**苫野一徳**（とまの・いっとく）　　　　［Ⅱ-2，Ⅱ-6］
早稲田大学助手　　E-mail : ittoku@aoni.waseda.jp
［研究関心］　多様で異質な人たちが，どうすれば互いに響き合い，了解し合い，承認し合うことができるのか。その社会的，教育的条件は何か。
［主要論文］　どのような教育が「よい」教育か──ヘーゲル哲学の教育学メタ方法論への援用　『ラチオ』第5号　講談社，構造構成主義による教育学のアポリアの解消──教育学研究のメタ方法論　『構造構成主義研究』第2号，新しい教育環境の夢へ　第23回昭和池田賞受賞論文集，など

**甲田　烈**（こうだ・れつ）　　　　［Ⅱ-3］
相模女子大学人間社会学部，河合文化教育研究所
［研究関心］　トランスパーソナル心理学・インテグラル理論を中心に，現代インド思想，比較哲学，妖怪研究，仏教心理学など，人間の霊性・宗教性が関わる思想の境界領域。
［主要著書］　『手にとるように哲学がわかる本』かんき出版，『ズバリ図解哲学』ぶんか社

**桐田敬介**（きりた・けいすけ）　　　　［Ⅱ-4］
早稲田大学第二文学部表現・芸術系専修　　E-mail : k.kirita01@suou.waseda.jp
［研究関心］　構造構成主義，構造存在論などを継承発展させた原理的生成論，「構造生成論（仮）」の体系化とその応用。芸術学，美学，美術史学，美術教育の原理構築。美術予備校も含めた美術教育における制作・鑑賞・教授過程の質的研究。

**山口裕也**（やまぐち・ゆうや）　　　　［Ⅱ-5］
E-mail : virginia@ruri.waseda.jp
［研究関心］　公教育の「正当性」の原理に基づく施策展開，実践知の継承問題，Self-efficacy 理論の再体系化と拡張，その実践的適用，など。
［主要著書］　Self-efficacy 理論の再考とその適用　早稲田大学大学院文学研究科2003年度修士論文，『シリーズ明日の教室　学級経営の基礎の基礎』（共著・印刷中）ぎょうせい，など

**吉崎　一**（よしざき・はじめ）　　　　［Ⅱ-6］
社会理論・動態研究所所員，広島大学大学院総合科学研究科博士課程　　E-mail : hyyoshi@yahoo.co.jp
［研究関心］　P・ブルデューを巡る社会学理論，現象学的社会学，ハンセン氏病者の社会学，社会学理論の構造構成主義的応用。詳しくは社会理論・動態研究所のHP（http : //www.geocities.jp/istdjapan/）をご覧ください。
［主要論文］　ハビトゥス概念と現象学──ブルデュー理論の再検討　広島国際学院大学社会学部　広島国際学院大学紀要　39-52頁　2007年5月，ハビトゥス概念の構造構成主義的再解釈──社会学における信念対立解消へ向けて　社会理論・動態研究所編『理論と動態』126-144頁　2008年11月

**濱田　陽**（はまだ・よう）　　　　［Ⅲ-1］
帝京大学文学部　　E-mail : tnhamada@main.teikyo-u.ac.jp
［研究関心］　宗教・文化の共存（平和，環境等にかかわる諸課題を宗教，国際日本研究から探求）。
［主要著書］　『共存の哲学』弘文堂，『宗教多元主義を学ぶ人のために』（分担執筆）世界思想社，『A New Japan for the 21st Century』（分担執筆）Routledge，『ラーニング・アロン』（分担執筆）新曜社，『環境と文明』（分担執筆）NTT出版，など

**斎藤清二**（さいとう・せいじ）　　　　［Ⅲ-3］
富山大学保健管理センター　　E-mail : sights@ctg.u-toyama.ac.jp
［研究関心］　内科学，臨床心理学，医学教育学。特に医療におけるナラティブ・アプローチの理論，実践，教育に関する研究。
［主要著書］　『はじめての医療面接』医学書院，『ナラティブ・ベイスト・メディスンの実践』金剛出版，『「健康によい」とはどういうことか？』晶文社，『ナラティブ・ベイスト・メディスン』（共訳）金剛出版，『ナラティヴと医療』（編著）金剛出版

構造構成主義研究 3
## なぜいま医療でメタ理論なのか

| 2009年3月10日 | 初版第1刷印刷 | 定価はカバーに表示 |
| 2009年3月20日 | 初版第1刷発行 | してあります。 |

編著者　西條　剛央
　　　　京極　　真
　　　　池田　清彦

発行所　（株）北大路書房

〒603-8303 京都市北区紫野十二坊町12-8
電　話　(075) 431-0361(代)
F A X　(075) 431-9393
振　替　01050-4-2083

ⓒ2009　印刷・製本　亜細亜印刷(株)
検印省略　落丁・乱丁はお取り替えいたします。

ISBN978-4-7628-2669-6 Printed in Japan